新编肿瘤药物手册

主　编

付桂英

副主编

温明铃

编著者

陈珊珊　　孙　燕　　付　聪

董　娜　　刘彦叶　　孙婷婷

李　影　　鞠　蕾　　孙旭婧

金盾出版社

内 容 提 要

本书共分为十一章,收载抗肿瘤药物 355 种,其中包括美国食品及药物管理局(FDA)批准的我国仍未上市的抗肿瘤药物 64 种。其所介绍的每种药物,均以药物名称、剂型规格、用法用量、适应证及注意事项等内容予以列出并说明。其内容丰富,简明实用,查阅方便,是指导广大读者了解肿瘤药物的必备用书,可供医务人员及医学院校学生阅读参考。

图书在版编目(CIP)数据

新编肿瘤药物手册/付桂英主编.—北京 :金盾出版社,2016.4

  ISBN 978-7-5082-9664-7

  Ⅰ.①新… Ⅱ.①付… Ⅲ.①抗癌药—手册 Ⅳ.①R979.1-62

中国版本图书馆 CIP 数据核字(2014)第 201544 号

金盾出版社出版、总发行

北京太平路 5 号(地铁万寿路站往南)
邮政编码:100036 电话:68214039 83219215
传真:68276683 网址:www.jdcbs.cn
封面印刷:北京凌奇印刷有限责任公司
正文印刷:双峰印刷装订有限公司
装订:双峰印刷装订有限公司
各地新华书店经销
开本:850×1168 1/32 印张:14.75 字数:350 千字
2016 年 4 月第 1 版第 1 次印刷
印数:1~3 000 册 定价:45.00 元

前　言

肿瘤(tumor),是机体在各种致癌因素作用下,组织细胞在基因水平上失去对生长的正常调控,导致其克隆性异常增生而形成的新生物。一般将肿瘤分为良性和恶性两大类。肿瘤的病因、发病机制、临床症状及患者的身体状况均十分复杂,单一的使用抗肿瘤药物治疗效果并不理想,而合理的、有计划的联合应用多种药物进行抗肿瘤治疗,则可以取长补短。

抗肿瘤药(Antitumor Drugs),是可抑制肿瘤细胞生长,对抗和治疗恶性肿瘤的药物。过去的药理学把抗肿瘤药物依据其性质和来源区分为6类,即烷化剂、抗代谢药物、抗生素、植物药、激素和杂类。但这种分类不能说明代表药物的作用机制,因为有些来源相同的药物可能作用机制完全不相同。所以,现在药理学多根据其作用机制分为细胞毒类药、改变机体激素平衡而抑制肿瘤的药物(激素类)、单克隆抗体、生物反应调节剂。随着治疗手段的进步,使癌症治疗出现了质的飞跃,已经有可能将肿瘤当成慢性病对待,就像糖尿病、高血压等慢性病一样,肿瘤患者也可带瘤长期生存。对中晚期肿瘤患者应以"提高患者生活质量,延长生命时间"为目标进行综合性药物治疗。

肿瘤综合治疗是一个系统工程,肿瘤内科治疗的实施也需要全面综合考虑。肿瘤科医生应对肿瘤的类型、特性、分期及发展趋势,患者的身体状况进行详细的了解,并考虑到患者的生理与心理,以及社会经济状况,根据现有的治疗手段制订合理的治疗方案,延长患者的生存时间,提高生活质量,使肿瘤患者获得最大的收益。近年来,伴随着生命科学研究的飞速进展,恶性肿瘤细胞内的信号转导、细胞凋亡的诱导、血管生成，以及细胞与胞外基质的相互作用等各种基本过程正逐渐被阐明。以一些与肿瘤细胞分化增殖相关的细胞信号转导通路的关键酶作为药物筛选靶点，发现选择性作用于特定靶位的高效、低毒、特异性强的新型抗癌药，即分子靶向药和抗体靶向药，已成为当今抗肿瘤药研发的重要方向。抗肿瘤药根据药物作用的分子靶点，分为细胞毒类药、激素类药物、生物反应调节药、靶向治疗用药、其他药物及辅助用药。

本书共分为十一章，收载抗肿瘤药物 355 种，每种药物均以药物名称、剂型规格、用法用量、适应证与注意事项等内容予以介绍。在编写过程中，还注意将每种药物的主要不良反应与防治原则列在其中，特别增写了获 FDA 批准在我国未上市的抗肿瘤药物等内容，使读者能够更多地了解抗肿瘤药物的最新进展。

本书在编写的过程中参照了大量的资料和文献，在此表示感谢。可能会出现遗漏，请大家给予批评指正。

作　者

目　　录

第一章　作用于 DNA 化学结构的药物

一、药物概述 ·· (1)

二、药物应用 ·· (1)

氮芥 ·· (1)

环磷酰胺 ·· (3)

异环磷酰胺 ·· (5)

苯丁酸氮芥 ·· (6)

噻替哌 ·· (8)

白消安 ·· (9)

六甲密胺 ·· (11)

美法仑 ·· (12)

氮甲 ·· (13)

卡莫司汀 ·· (14)

司莫司汀 ·· (16)

福莫司汀 ·· (17)

尼莫司汀 ·· (20)

洛莫司汀 ·· (21)

硝卡芥 ·· (23)

顺铂 ·· (24)

卡铂 ·· (26)

奥沙利铂 ·· (27)

第二章　影响核酸合成的药物

一、药物概述 ……………………………………………………… (32)

二、药物应用 ……………………………………………………… (32)

甲氨蝶呤 ………………………………………………………… (32)

氟尿嘧啶 ………………………………………………………… (35)

尿嘧啶替加氟 …………………………………………………… (37)

去氧氟尿苷 ……………………………………………………… (38)

替加氟 …………………………………………………………… (40)

卡莫氟 …………………………………………………………… (41)

替加氟-尿嘧啶 ………………………………………………… (42)

卡培他滨 ………………………………………………………… (43)

巯嘌呤 …………………………………………………………… (47)

硫鸟嘌呤 ………………………………………………………… (49)

羟基脲 …………………………………………………………… (50)

阿糖胞苷 ………………………………………………………… (51)

吉西他滨 ………………………………………………………… (53)

氟达拉滨 ………………………………………………………… (54)

第三章　作用于核酸转录和阻止
RNA 合成的药物

一、药物概述 ……………………………………………………… (57)

二、药物应用 ……………………………………………………… (57)

阿柔比星 ………………………………………………………… (57)

安吖啶 …………………………………………………………… (59)

吡柔比星 ………………………………………………………… (60)

表柔比星 ……………………………………（62）

多柔比星 ……………………………………（66）

放线菌素 D …………………………………（69）

米托蒽醌 ……………………………………（71）

柔红霉素 ……………………………………（73）

丝裂霉素 ……………………………………（75）

博来霉素 ……………………………………（77）

平阳霉素 ……………………………………（80）

伊达比星 ……………………………………（81）

第四章　抑制拓扑异构酶的药物

一、药物概述 ………………………………（84）

二、药物应用 ………………………………（84）

伊立替康 ……………………………………（84）

羟喜树碱 ……………………………………（87）

第五章　影响微管蛋白的药物

一、药物概述 ………………………………（89）

二、微管蛋白活性抑制药 …………………（91）

长春地辛 ……………………………………（91）

长春碱 ………………………………………（93）

长春瑞滨 ……………………………………（94）

长春新碱 ……………………………………（97）

紫杉醇 ………………………………………（100）

三、其他影响微管蛋白的药物 ……………（103）

斑蝥素 ………………………………………（103）

高三尖杉酯碱 ···（104）

门冬酰胺酶 ···（106）

培门冬酶 ···（109）

去甲斑蝥素 ···（111）

第六章　调节体内激素平衡的药物

一、药物概述 ··（112）

二、药物应用 ··（114）

阿那曲唑 ···（114）

氨鲁米特 ···（116）

奥曲肽 ···（117）

苯丙酸诺龙 ···（119）

比卡鲁胺 ···（120）

丙酸睾酮 ···（122）

布舍瑞林 ···（123）

达那唑 ···（124）

地塞米松 ···（126）

氟他胺 ···（129）

福美坦 ···（129）

复方睾酮酯 ···（131）

戈那瑞林 ···（132）

戈舍瑞林 ···（133）

黄体酮 ···（135）

己烯雌酚 ···（136）

甲地孕酮 ···（139）

甲睾酮 ···（141）

甲泼尼龙 ···（143）

甲羟孕酮 ·· （146）

甲状腺片 ·· （148）

左甲状腺素钠 ·· （150）

来曲唑 ·· （152）

亮丙瑞林 ·· （153）

米托坦 ·· （155）

氯烯雌醚 ·· （156）

螺内酯 ·· （157）

那法瑞林 ·· （161）

尼鲁米特 ·· （162）

泼尼松 ·· （163）

泼尼松龙 ·· （164）

氢化可的松 ·· （168）

曲普瑞林 ·· （172）

炔雌醇 ·· （173）

他莫昔芬 ·· （176）

酮康唑 ·· （178）

托瑞米芬 ·· （181）

依西美坦 ·· （183）

第七章　靶向抗肿瘤药物

一、药物概述 ·· （184）

二、药物应用 ·· （185）

巴利昔单抗 ·· （185）

贝伐珠单抗 ·· （186）

硼替佐米 ·· （188）

拉帕替尼 ·· （189）

利妥昔单抗 ……………………………………………（191）

帕尼单抗 ………………………………………………（194）

曲妥珠单抗 ……………………………………………（195）

舒尼替尼 ………………………………………………（197）

替伊莫单抗 ……………………………………………（199）

西妥昔单抗 ……………………………………………（200）

第八章　其他抗肿瘤药

一、药物概述 …………………………………………（203）

二、药物应用 …………………………………………（204）

白细胞介素-2 …………………………………………（204）

贝沙罗汀 ………………………………………………（209）

重组人腺病毒 …………………………………………（211）

达沙替尼 ………………………………………………（212）

靛玉红 …………………………………………………（214）

厄洛替尼 ………………………………………………（215）

氟维司群 ………………………………………………（217）

基因工程干扰素 α ……………………………………（218）

基因工程干扰素 β-1a …………………………………（220）

吉非替尼 ………………………………………………（224）

甲异靛 …………………………………………………（226）

来那度胺 ………………………………………………（227）

氯法齐明 ………………………………………………（229）

氯膦酸二钠 ……………………………………………（230）

氯氧喹 …………………………………………………（232）

米替福新 ………………………………………………（233）

帕米膦酸二钠 …………………………………………（234）

培美曲塞 ……………………………………………（236）

三氧化二砷 ………………………………………（238）

石蒜内铵 …………………………………………（241）

索拉非尼 …………………………………………（241）

维 A 酸 ……………………………………………（243）

胸腺素 ……………………………………………（247）

胸腺喷丁 …………………………………………（248）

血管内皮抑素 ……………………………………（249）

伊班膦酸 …………………………………………（250）

伊马替尼 …………………………………………（252）

唑来膦酸 …………………………………………（256）

第九章　抗肿瘤辅助药

一、药物概述 ………………………………………（259）

二、镇痛药物 ………………………………………（260）

阿司匹林 …………………………………………（260）

布桂嗪 ……………………………………………（266）

布洛芬 ……………………………………………（267）

对乙酰氨基酚 ……………………………………（271）

二氢埃托啡 ………………………………………（275）

氢吗啡酮 …………………………………………（277）

高乌甲素 …………………………………………（277）

可待因 ……………………………………………（278）

吗啡 ………………………………………………（280）

美沙酮 ……………………………………………（284）

哌替啶 ……………………………………………（287）

喷他佐辛 …………………………………………（290）

曲马朵 ……………………………………………（293）

酮咯酸氨丁三醇 …………………………………（295）

吲哚美辛 …………………………………………（297）

英卡膦酸二钠 ……………………………………（303）

三、止吐药物 ………………………………………（304）

阿立必利 …………………………………………（304）

阿瑞吡坦 …………………………………………（306）

昂丹司琼 …………………………………………（308）

纳必隆 ……………………………………………（310）

格雷司琼 …………………………………………（311）

甲氧氯普胺 ………………………………………（313）

雷莫司琼 …………………………………………（315）

托烷司琼 …………………………………………（316）

阿扎司琼 …………………………………………（318）

帕洛诺司琼 ………………………………………（319）

千金藤碱 …………………………………………（320）

四、其他辅助治疗药物 ……………………………（321）

A 群链球菌制剂 …………………………………（321）

阿米福汀 …………………………………………（323）

丙种球蛋白 ………………………………………（325）

重组人粒细胞集落刺激因子 ……………………（326）

^{131}I 肿瘤细胞核人鼠嵌合单克隆抗体 …………（328）

短棒状杆菌制剂 …………………………………（329）

粉防己碱 …………………………………………（330）

干扰素 ……………………………………………（331）

谷胱甘肽 …………………………………………（333）

榄香烯 ……………………………………………（334）

利血生 ……………………………………………（336）

氯膦酸二钠 ·· （336）

美司钠 ·· （338）

纳米炭 ·· （340）

凝血酶原复合物 ··· （340）

帕利夫明 ·· （342）

人纤维蛋白原 ··· （343）

沙利度胺 ·· （344）

鲨肝醇 ·· （345）

维生素 B_4 ·· （346）

香菇多糖 ·· （346）

亚叶酸钙 ·· （347）

右雷佐生 ·· （350）

第十章　抗肿瘤中成药

一、药物概述 ··· （353）

二、药物应用 ··· （354）

（一）颗粒剂 ··· （354）

复方木鸡颗粒 ··· （354）

化滞柔肝颗粒 ··· （354）

槐耳颗粒 ·· （355）

健脾益肾颗粒 ··· （356）

强力康颗粒 ··· （356）

参芪十一味颗粒 ··· （357）

生白颗粒 ·· （357）

生血宝颗粒 ··· （358）

血速升颗粒 ··· （358）

益肺清化颗粒 ··· （359）

贞芪扶正颗粒 …………………………… (360)

（二）片剂 ………………………………… (360)

地榆升白片 ………………………………… (360)

复方黄黛片 ………………………………… (361)

复生康片 …………………………………… (361)

肝复乐片 …………………………………… (362)

鹤蟾片 ……………………………………… (362)

葫芦素片 …………………………………… (363)

华蟾素片 …………………………………… (363)

化症回生片 ………………………………… (364)

螺旋藻片 …………………………………… (364)

平消片 ……………………………………… (365)

施保利通片 ………………………………… (366)

十一味参芪片 ……………………………… (367)

五苓片 ……………………………………… (367)

仙蟾片 ……………………………………… (368)

香菇多糖片 ………………………………… (368)

消癌平片 …………………………………… (369)

消症益肝片 ………………………………… (370)

新癀片 ……………………………………… (370)

血复生片 …………………………………… (371)

紫龙金片 …………………………………… (372)

（三）胶囊剂 ……………………………… (372)

艾愈胶囊 …………………………………… (372)

安多霖胶囊 ………………………………… (373)

安康欣胶囊 ………………………………… (373)

安替可胶囊 ………………………………… (374)

百令胶囊 …………………………………… (374)

博尔宁胶囊 ……………………………………… （375）

慈丹胶囊 ………………………………………… （376）

复方斑蝥胶囊 …………………………………… （376）

复方红豆杉胶囊 ………………………………… （377）

复方天仙胶囊 …………………………………… （377）

复方万年青胶囊 ………………………………… （378）

复生康胶囊 ……………………………………… （378）

肝复乐胶囊 ……………………………………… （379）

华蟾素胶囊 ……………………………………… （380）

灰树花胶囊 ……………………………………… （380）

健延龄胶囊 ……………………………………… （381）

金菌灵胶囊 ……………………………………… （382）

金龙胶囊 ………………………………………… （382）

金水鲜胶囊 ……………………………………… （383）

康莱特软胶囊 …………………………………… （383）

康力欣胶囊 ……………………………………… （384）

莲芪胶囊 ………………………………………… （384）

蓼参胶囊 ………………………………………… （385）

芦笋胶囊 ………………………………………… （385）

平消胶囊 ………………………………………… （386）

芪珍胶囊 ………………………………………… （386）

乳增宁胶囊 ……………………………………… （387）

参丹散结胶囊 …………………………………… （387）

参红祛瘀散结胶囊 ……………………………… （388）

参莲胶囊 ………………………………………… （388）

参一胶囊 ………………………………………… （389）

十一味参芪胶囊 ………………………………… （389）

天蟾胶囊 ………………………………………… （390）

威麦宁胶囊 ……………………………………… (391)

五苓胶囊 ………………………………………… (391)

西黄胶囊 ………………………………………… (392)

香菇多糖胶囊 …………………………………… (392)

鸦胆子油软胶囊 ………………………………… (393)

益血生胶囊 ……………………………………… (393)

银耳孢糖肠溶胶囊 ……………………………… (394)

贞芪扶正胶囊 …………………………………… (395)

珍香胶囊 ………………………………………… (395)

至灵胶囊 ………………………………………… (396)

志苓胶囊 ………………………………………… (396)

（四）口服液 …………………………………… (398)

扶正散结合剂 …………………………………… (398)

复方木鸡合剂 …………………………………… (398)

华蟾素口服液 …………………………………… (399)

回生口服液 ……………………………………… (399)

金复康口服液 …………………………………… (400)

生白口服液 ……………………………………… (401)

生血宝合剂 ……………………………………… (401)

香茯益血口服液 ………………………………… (402)

消癌平口服液 …………………………………… (402)

鸦胆子油口服乳液 ……………………………… (403)

益气养血口服液 ………………………………… (403)

（五）丸剂 ……………………………………… (404)

复方皂矾丸 ……………………………………… (404)

臌症丸 …………………………………………… (405)

健康补脾丸 ……………………………………… (405)

抗癌平丸 ………………………………………… (406)

清肺散结丸 …………………………………（406）

五海瘿瘤丸 …………………………………（407）

西黄丸 ………………………………………（407）

消癌平滴丸 …………………………………（408）

（六）注射剂 ……………………………………（408）

艾迪注射液 …………………………………（408）

白花蛇舌草注射液 …………………………（409）

得力生注射液 ………………………………（410）

复方苦参注射液 ……………………………（411）

华蟾素注射液 ………………………………（412）

黄芪注射液 …………………………………（413）

康艾注射液 …………………………………（413）

康莱特注射液 ………………………………（414）

榄香烯注射液 ………………………………（415）

参麦注射液 …………………………………（416）

参芪扶正注射液 ……………………………（418）

香菇多糖注射液 ……………………………（418）

消癌平注射液 ………………………………（419）

鸦胆子油乳注射液 …………………………（419）

猪苓多糖注射液 ……………………………（420）

（七）膏剂 ………………………………………（421）

阿魏化痞膏 …………………………………（421）

蟾乌凝胶膏 …………………………………（422）

复方蟾酥膏 …………………………………（422）

散结乳癖膏 …………………………………（423）

益肺清化膏 …………………………………（423）

（八）其他 ………………………………………（424）

食道平散 ……………………………………（424）

五苓散 ……………………………………………………（425）

第十一章　FDA 已批准我国未上市
的抗肿瘤药物

阿巴瑞克 ……………………………………………………（426）

乙酸阿比特龙酯 ……………………………………………（426）

曲妥珠单抗-Emtansine 偶联物 ……………………………（427）

阿法替尼 ……………………………………………………（427）

阿仑单抗 ……………………………………………………（427）

阿利维 A 酸 …………………………………………………（428）

菊欧文菌门冬酰胺酶 ………………………………………（428）

阿西替尼 ……………………………………………………（429）

阿扎胞苷 ……………………………………………………（429）

盐酸苯达莫司汀 ……………………………………………（430）

蓓萨罗丁胶囊 ………………………………………………（430）

蓓萨罗丁凝胶 ………………………………………………（431）

波舒替尼 ……………………………………………………（432）

Brentuximab Vedotin ………………………………………（433）

Buffered Intrathecal Electrolyte/Dextrose ………………（433）

卡巴他赛 ……………………………………………………（433）

卡博替尼 ……………………………………………………（434）

卡非佐米 ……………………………………………………（434）

胆碱 C11 ……………………………………………………（434）

盐酸西那卡塞 ………………………………………………（435）

氯法拉滨 ……………………………………………………（435）

达拉非尼 ……………………………………………………（436）

地加瑞克 ……………………………………………………（436）

地尼白介素 2 ·· (436)

狄诺塞麦 ··· (437)

恩扎鲁胺 ··· (437)

甲磺酸艾日布林 ·· (437)

谷卡匹酶 ··· (438)

替伊莫单抗 ··· (438)

依鲁替尼 ··· (438)

易普利姆玛 ··· (439)

伊沙匹隆 ··· (439)

米托坦 ··· (439)

奈拉滨 ··· (440)

99-锝标记抗癌单抗 ··· (441)

Obinutuzumab ·· (441)

奥法木单抗 ··· (441)

美琥他辛 ··· (442)

帕尼单抗 ··· (442)

帕唑帕尼 ··· (443)

培加酶 ··· (443)

喷司他汀 ··· (443)

帕妥珠单抗 ··· (444)

泊马度胺 ··· (444)

帕纳替尼 ··· (444)

卜吩姆钠 ··· (445)

普拉曲沙 ··· (445)

氯化镭-223 ··· (445)

拉布立酶 ··· (446)

瑞格非尼 ··· (446)

罗米地辛 ··· (446)

胰泌素 ·· （447）

无菌滑石粉 ·· （447）

链佐星 ·· （447）

Tbo-filgrastim ····································· （448）

Technetium Tc 99m tilmanocept ········· （448）

替西罗莫司 ·· （448）

曲美替尼 ·· （449）

戊柔比星 ·· （449）

凡德他尼 ·· （450）

维罗非尼 ·· （450）

维莫德吉 ·· （450）

伏立诺他 ·· （451）

阿柏西普 ·· （451）

第一章 作用于 DNA 化学结构的药物

一、药物概述

作用于 DNA 化学结构的药物主要包括烷化剂、铂类化合物及蒽环类药物等。由于这类药物的作用靶为细胞 DNA，因此对多种生长活跃的正常组织和重要器官都将产生明显毒性，常见不良反应包括骨髓抑制、消化道反应、心脏毒性、皮肤黏膜毒性、脱发、神经毒性、肺毒性，以及肝肾功能损伤等。在临床应用过程中，应该权衡利弊、合理选择，必要时根据药物毒性情况酌情减少药物剂量，甚至停药。

二、药物应用

氮芥 Chlormethine

【其他名称】 安小辛、恩比兴、肿瘤良、双氯乙基甲胺、恩比新、恩经兴、盐酸氮芥。

【药代动力学】 静脉注射后，迅速分布于肺、小肠、脾、肾和肌肉中，脑中含量最少。由于氮芥迅速被体液和组织去除活性，所以半衰期很短。

【适应证】 用于霍奇金病、恶性淋巴瘤与肺癌，腔内注射用于控制癌性胸水。

【用法用量】 静脉给药:每次 5～10mg(0.1～0.2mg/kg),每周 1～2 次,1 个疗程总量 30～60mg;因有蓄积毒性,故疗程间歇不宜少于 2～4 周。腔内注射:每次 10～20mg(0.2～0.4mg/kg),溶于 0.9%氯化钠注射液 20～40ml 中,尽量抽去腔内积液后注入,注射后 5 分钟内应多次变换体位,以使药液在腔内分布均匀,每 5～7 日 1 次,4～5 次为 1 个疗程。动脉给药:每次 5～10mg(0.1～0.2mg/kg),以 0.9%氯化钠注射液稀释,每日或隔日 1 次,总量可较静脉给药量稍高。创面冲洗:每次 5～10mg,稀释后冲洗手术创面。

【剂型规格】 盐酸氮芥注射液:1ml∶5mg;2ml∶10mg。

【不良反应】 骨髓抑制可引起显著的白细胞及血小板减少,严重者能使全血细胞减少;白细胞下降最低值一般在注射后第 7～15 日,停药后 2～4 周多可恢复;恶心、呕吐,常出现于注射 3～6 小时后,可持续 24 小时,使用本品前宜加用镇静止吐药;对局部组织的刺激作用较强,多次注射可引起静脉血管硬、疼痛及血栓性静脉炎,如药物外溢可致局部组织坏死;高浓度局部灌注,可导致严重的外周静脉炎、肌肉坏死及脱皮。还可有月经不调、卵巢功能衰竭、睾丸萎缩、精子减少等。剂量超过 0.6mg/kg 可导致中枢神经系统毒性,也可引起低钙血症及心脏损伤。少见头晕、乏力及脱发等,局部应用常产生迟发性皮肤过敏反应。霍奇金病患者应用含有氮芥的 MOPP 方案,在 2～3 年后急性非淋巴细胞性白血病及非霍奇金型淋巴瘤发病率明显增加。

【禁用慎用】 严重骨髓抑制者及其他不适合化疗者禁用。对本品过敏者慎用。

【药物相互作用】 烷化剂的耐药性与 DNA 受损后的修复能力有关,咖啡因、氯喹可阻止其修复,故可增效。本品与氯霉素及磺胺类药合用可加重骨髓的抑制作用。使用本品前宜加用止吐药如恩丹西酮或格雷司琼等,以减轻消化道反应。

【特别提示】

(1)本药注射勿漏于血管外;一旦漏出血管外应立即局部皮下注射 0.25％硫代硫酸钠或 0.9％氯化钠注射液及冷敷 6～12 小时。

(2)用药期间应每周查白细胞、血小板 1～2 次。

(3)氮芥溶解后极不稳定,使用时需新鲜配制,溶入 0.9％氯化钠注射液 10ml 后立即静脉冲入。

(4)烷化剂有致突变或致畸胎作用,孕妇慎用。

(5)氮芥有致癌性,长期应用可有继发性肿瘤发生的危险性。

(6)本品可使血及尿中尿酸增加,血浆胆碱酯酶减少而干扰诊断。

(7)本品应新鲜配制,在 10 分钟内使用,且不能用于皮下注射、肌内注射和口服。

环磷酰胺 Cyclophosphamide

【其他名称】 环磷氮芥、癌得散、癌得星、安道生、CPM。

【药代动力学】 环磷酰胺口服易吸收,迅速分布全身,约 1 小时后达到血浆峰浓度,在肝脏转化释出,去代谢产物约 50％与蛋白质结合。静脉注射后血浆半衰期 4～6 小时,48 小时内经肾脏排出 50％～70％,其中 68％为代谢产物,32％为原形。

【适应证】 用于恶性淋巴瘤、急性或慢性淋巴细胞白血病、多发性骨髓瘤、乳腺癌、睾丸肿瘤、卵巢癌、肺癌、头颈部鳞癌、鼻咽癌、神经母细胞癌、横纹肌肉瘤及骨肉瘤。

【用法用量】 成人:单药静脉给药按体表面积每次 500～1 000mg/m²,加 0.9％氯化钠注射液 20～30ml,静脉给药,每周 1 次,连用 2 次,休息 1～2 周重复。联合用药 500～600mg/m²。儿童:静脉给药,每次 10～15mg/kg,加 0.9％氯化钠注射液 20ml 稀释后缓慢注射,每周 1 次,连用 2 次,休息 1～2 周重复。也可肌内注射。

【剂型规格】 注射用环磷酰胺：100mg；200mg；500mg。

【不良反应】 常见白细胞减少，用药后 1～2 周可降至最低值，2～3 周可恢复；食欲减退、恶心、呕吐，停药 1～3 日可恢复；大剂量使用，缺乏有效预防措施，可致出血性膀胱炎；表现少尿、血尿、蛋白尿，因其代谢产物丙烯醛刺激膀胱所致；脱发、口腔炎、中毒性肝炎、皮肤色素沉着、肺纤维化、月经紊乱、无精或少精、不育症。

【禁用慎用】 ①孕妇用药须慎重考虑，特别在妊娠初期的 3 个月，由于环磷酰胺有致突变或致畸胎作用，可造成胎儿死亡或先天性畸形。本品可在乳汁中排出，在开始用环磷酰胺治疗时必须终止哺乳。②下列情况应慎用，骨髓抑制、有痛风病史、肝功能损害、感染、肾功能损害、肿瘤细胞浸润骨髓、有泌尿系结石史、以前曾接受过化疗或放射治疗。肝病患者慎用。本品不论对人体或是动物均有明显的致畸、致突变作用，特别是在妊娠胚胎的分裂相和器官的发生相造成胚胎吸收，发育迟缓，畸形如肢端异常、腭裂等，但对妊娠的毒性可能不是终生的。

【药物相互作用】 环磷酰胺可使血清中假胆碱酯酶减少，使血清尿酸水平增高。因此，与抗痛风药如别嘌呤醇、秋水仙碱、丙磺舒等同用时，应调整抗痛风药物的剂量。此外，也加强了琥珀胆碱的神经肌肉阻滞作用，可使呼吸暂停延长。环磷酰胺可抑制胆碱酯酶活性，因而延长可卡因的作用并增加毒性。大剂量巴比妥类、皮质激素类药物可影响环磷酰胺的代谢，同时应用可增加环磷酰胺的急性毒性。

【特别提示】 本品的代谢物对尿路有刺激，故应用时应鼓励病人多饮茶水。

异环磷酰胺 Ifosfamide

【其他名称】 和乐生。

【药代动力学】 异环磷酰胺代谢特征呈剂量和治疗方案依赖性。一次大剂量,消除呈双指数形式,主要经肾脏排出。

【适应证】 肺癌、卵巢癌、睾丸肿瘤、软组织肉瘤、乳腺癌、肾上腺癌、子宫内膜癌及恶性淋巴瘤。

【用法用量】 单药治疗:每日 $1.2 \sim 2.4 \text{g/m}^2$,静脉滴注30~120 分钟,连续 5 日为 1 个疗程。联合用药:每日 $1.2 \sim 2\text{g/m}^2$,静脉滴注,连续 5 日为 1 个疗程。每疗程间隔3~4 周。给异环磷酰胺的同时及其后第 4,8,12 小时各静脉注射美司钠 1 次。一次剂量为本品的 20%,并需补充液体。

【剂型规格】 注射用异环磷酰胺:0.5g;1g。

【不良反应】 骨髓抑制:白细胞减少、血小板减少为常见,最低值在用药后1~2 周,多在 2~3 周后恢复。对肝功能有影响。胃肠道反应:食欲减退、恶心、呕吐,一般停药 1~3 日即可消失。泌尿道反应:可致出血性膀胱炎,表现为排尿困难、尿频和尿痛;可在给药后几小时或几周内出现,通常在停药后几日内消失。若给保护药美司钠,分次给药和适当水化,可减少此不良反应发生率。出现急性输尿管坏死少见。中枢神经系统毒性:与剂量有关,通常表现为焦虑不安、神情慌乱、幻觉和乏力等;少见晕厥、癫痫样发作甚至昏迷;可能会影响患者驾车和操作机器的能力。少见的有一过性无症状肝肾功能异常;若大剂量用药可因肾毒性产生代谢性酸中毒。罕见心脏和肺毒性。其他反应包括脱发,注射部位可发生静脉炎;长期用药可产生免疫抑制、垂体功能低下、不育症和继发性肿瘤。

【禁用慎用】 肝、肾功能不良者禁用,一侧肾切除、肿瘤脑转移者应慎用。

【药物相互作用】 异环磷酰胺与甲氨蝶呤、氟尿嘧啶及阿糖胞苷有协同作用,但与洛莫司汀无协同作用。异环磷酰胺与环磷酰胺等常用烷化剂无完全的交叉耐药性,异环磷酰胺与磺脲类降糖药同用可增加降血糖作用。异环磷酰胺被广泛地应用于癌症的化疗方案,但由于化疗存在着比较严重的骨髓抑制,胃肠道反应和肝肾损伤等,故需配合同时服用人参皂苷 rh2,其作为一种 BRM,在化疗时与化疗药物同时服用,可以有效地增进淋巴因子 il-12 等的活性,提升免疫,同时能刺激骨髓,恢复骨髓的造血功能。另外,更能提升细胞对化学药物毒性的耐受性,减少不良反应,增强化疗效果。

【特别提示】 以往应用化疗曾引起骨髓明显抑制的病例应适当减量。

苯丁酸氮芥 Chlorambucil

【其他名称】 苯丁酰氮芥、瘤可然、氯氨布布西、氯氨布西、瘤可宁、流克伦。

【药代动力学】 口服吸收完全,生物利用度大于 70%,在 1 小时内肝脏可达最高的组织浓度。其代谢产物苯乙酸氮芥于用药后 2～4 小时在血浆中达峰值,其血浆浓度与原形相当,半衰期 1～2 小时,用药时曲线下面积大,具有双功能烷化剂作用。24 小时内 60% 的药物随尿排出,其中 90% 为苯丁酸氮芥和苯乙酸氮芥的水解物。部分的药物分子有亲脂肪特性而储存于脂肪中,从而延长本品的临床作用时间。本品及其代谢物与血浆蛋白结合广泛,蛋白结合率约 99%。$t_{1/2}$ 为 1.5 小时。由肾排泄,50% 在 24 小时内随尿液排出。

【适应证】 慢性淋巴细胞白血病、恶性淋巴瘤、多发性骨髓瘤、巨球蛋白血症、卵巢癌。

【用法用量】 成人:每日按体重 0.2mg/kg,每 3～4 周连服

10～14 日（可一次或分次给药）。儿童：每日按体重 0.1～
0.2mg/kg。

【剂型规格】　苯丁酸氮芥片：2mg。苯丁酸氮芥纸型片：每
格 2mg。

【不良反应】　胃肠道反应较轻，较大剂量也可产生恶心、呕
吐；长期服用本品可产生免疫抑制与骨髓抑制；少见的不良反应
有肝毒性、皮炎；长期服用本品，在白血病病人中易产生继发性肿
瘤；青春期病人长期应用可产生精子缺乏或持久不育；长期或大
剂量应用可导致间质性肺炎。

【禁用慎用】

(1)禁用：对本品过敏者、妊娠及哺乳期妇女、严重骨髓抑制、
感染者。

(2)慎用：骨髓抑制、有痛风病史、感染或泌尿系结石史者。

【药物相互作用】　其产生的免疫抑制作用能降低疫苗的反
应，还可能导致给予活体疫苗后出现的全身感染，所以应避免活
体疫苗。苯丁酸氮芥可与其他药物相互作用，可与其他骨髓抑制
药合用，但应调整剂量。因保泰松加强本药的毒性，合用时剂量
应酌减。

【特别提示】

(1)本品是一种活性细胞毒类药物，仅限于在有经验的医师
指导下应用。

(2)对免疫受损患者接种活疫苗有引发感染的潜在可能性。
因此，对于该类病人不推荐使用活疫苗进行免疫接种。

(3)本药片不可分割。

(4)由于本品可造成不可逆转的骨髓损害，在治疗期间应密
切监测血细胞计数。

(5)本品治疗剂量仅抑制淋巴细胞，对中性粒细胞、血小板和
红细胞的影响很小。当中性粒细胞开始降低时无须停药，但须强

调,停药后 10 日甚至更长时间,中性粒细胞仍可下降。

(6)近期曾接受放射治疗或其他细胞毒类药物治疗的病人不宜使用本品。当出现骨髓淋巴细胞浸润或骨髓增生时,每日剂量不应超过 0.1mg/kg。

(7)患肾病综合征的儿童,间歇大剂量苯丁酸氮芥治疗的病人和有癫痫史的患者用药时应严密监测后续用药情况,因其发生癫痫的危险性增加。与任何潜在的致癫痫药物一样,当本品应用于有癫痫史的患者、头部有外伤的患者,或使用其他潜在致癫痫药物的患者时,应格外谨慎。

(8)由于氮质血症也可引起骨髓抑制,故更应注意监测。

噻替哌　Thiotepa

【其他名称】　三胺硫磷、三乙烯硫代磷酰胺、乙硫磷胺。

【药代动力学】　本品在酸中不稳定,故不能口服。静脉注射后在肝脏被细胞色素酶 P_{450} 氧化成替哌,在血浆中消失呈二室模型 $T_{1/2\alpha}$ 为 6 分钟,$T_{1/2\beta}$ 为 10 分钟。迅速在血中消失,$1\sim4$ 小时内血浆浓度降低 90%。$24\sim48$ 小时大部分以代谢物形式由尿中排出,原药不足 1%。本品可透过血脑屏障,脑脊液中的浓度为血浆中的 60%～100%。

【适应证】　乳腺癌、卵巢癌、癌性体腔积液的腔内注射、膀胱癌的局部灌注、胃肠道肿瘤。

【用法用量】　静脉或肌内注射(单一用药):每次 10mg (0.2mg/kg),每日 1 次,连续 5 日后改为每周 3 次,1 个疗程总量 300mg,如血常规良好,在第 1 个疗程结束后 1.5～2 月后可重复疗程。胸腹腔或心包腔内注射:每次 10～30mg,每周 1～2 次。膀胱腔内灌注:排空尿液后将导尿管插入膀胱腔内每次注入 50～100mg(溶于 0.9%氯化钠注射液 50～100ml 中),每周 1～2 次,10 次为 1 个疗程。动脉注射:每次 10～20mg 用法同静脉注射。

瘤内注射:开始按体重 0.6~0.8mg/kg 向瘤体内直接注射,以后维持治疗根据患者情况按体重 0.07~0.8mg/kg 注射,每1~4周重复。儿童用量:肌内或静脉注射,根据体重每次 0.2~0.3mg/kg,每日1次,连用5次后改为每周1次,25~40mg 为1个疗程。

【剂型规格】　塞替派注射液:1ml:10mg。

【不良反应】　骨髓抑制是最常见的剂量限制毒性,多在用药后1~6周发生,停药后大多可恢复;有些病例在疗程结束时开始下降,少数病例抑制时间较长;有食欲减退、恶心、呕吐和腹泻等,少见过敏,个别有发热及皮疹;出血性膀胱炎,注射部位疼痛,头痛、头晕,闭经及影响精子形成。

【禁用慎用】　对本药过敏者、有严重骨髓抑制者、妊娠初期的3个月应禁用。骨髓抑制、肝功能损害、感染、肾功能损害、肿瘤细胞浸润骨髓、有泌尿系结石或痛风病史者慎用。

【药物相互作用】　与放疗同时应用时,应适当调整剂量。与琥珀胆碱同时应用可使呼吸暂停延长,在接受本品治疗的病人应用琥珀胆碱前必须测定血中假胆碱酯酶水平。与尿激酶同时应用可增加本品治疗膀胱癌的疗效,尿激酶为纤维蛋白原的活化剂,可增加药物在肿瘤组织中的浓度。

【特别提示】　用药期间应严格检查血常规。稀释后若发现混浊则不得使用。在白血病、淋巴瘤病人中为防止尿酸性肾病或高尿酸血症,可给予大量补液或别嘌醇。

白消安　Busulfan

【其他名称】　白血福恩、马利兰。

【药代动力学】　本品口服吸收良好,迅速分布到各组织中去,$t_{1/2}$ 为2~3小时。几乎所有药物经代谢后均以甲烷磺酸形式自尿中缓慢排出。24小时排出不足 50%,反复用药可引起蓄积。但5例患者服用本品 1mg/kg 每6小时1次,连服4日,首剂后

$t_{1/2}$ 为 3.4 小时,末剂后 $t_{1/2}$ 约 2.3 小时。说明长期用药可促进自身代谢。

【适应证】 慢性粒细胞白血病的慢性期,亦可用于治疗原发性血小板增多症、真性红细胞增多症等慢性骨髓增殖性疾病。

【用法用量】 成人:慢性粒细胞白血病,每日总量按体表面积为 $4\sim6mg/m^2$,直至白细胞计数下降至 $15\times10^9/L$ 以下停药。如服药 3 周,白细胞计数仍不见下降,可适当增加剂量。对缓解期短于 3 个月的患者,可给维持量每周 2 次,每次 2mg 以维持白细胞计数在 $10\times10^9/L$ 左右。真性红细胞增多症,每日 $4\sim6mg$,分次口服,以后根据血常规、病情及疗效调整剂量。儿童:诱导剂量为按体重每日 $0.06\sim0.12mg/kg$,或按体表面积每日 $1.8\sim3.6mg/m^2$。以后根据血常规、病情及疗效调整剂量,以维持白细胞计数在 $20\times10^9/L$ 以上。

【剂型规格】 白消安片:0.5mg;2mg。

【不良反应】 粒细胞缺乏、血小板减少,长期用药可产生骨髓抑制、并发药物性再生障碍性贫血,严重者需及时停药;肺纤维化、皮肤色素沉着、高尿酸血症及性功能减退、男性乳腺发育女性化、睾丸萎缩、女性月经不调等;罕见白内障、多型红斑皮疹、结节性多动脉炎。

【禁用慎用】 急性白血病、再生障碍性贫血或其他出血性疾病患者、妊娠及哺乳期妇女禁用。

【药物相互作用】 苯妥英钠使本品的清除率增加。当硫鸟嘌呤联合本品用于治疗慢性白血病时,出现了多例肝结节再生性增生,伴肝功能检测异常、门静脉高压和食管静脉曲张。单独使用本品没有出现上述情况。使用大剂量本品作为干细胞移植前清髓治疗的患者,使用甲硝唑显著增加了本品的血浆浓度和相关毒性反应。使用本品和干扰素-α 的患者出现严重血细胞减少。

【特别提示】 于开始治疗前及疗程中要每周 $1\sim2$ 次定期密

切随访血常规与肝肾功能的动态变化,以便及时调整药物剂量。应定期检查肾功能(血尿素氮、肌酐清除率)、肝功能(血清胆红素、丙氨酸氨基转移酶)及测定血清尿酸量。用药期间应严格检查血常规。

六甲密胺　Altretamine

【其他名称】　舒佐。

【药代动力学】　体内需经肝脏微粒体 P450 活化后,发挥细胞毒效应,口服血浆 T_{max} 2～3 小时,血浆 $t_{1/2}$ 为 13 小时,主要代谢物经尿排出。

【适应证】　卵巢癌、小细胞肺癌、恶性淋巴瘤、子宫内膜癌的联合化疗。

【用法用量】　口服:按体重每日 10～16mg/kg,分 4 次服,21 日为 1 个疗程,或每日 6～8mg/kg,90 日为 1 个疗程。联合方案中,推荐总量为 150～200mg/m^2,连用 14 日,耐受好。餐后 1～1.5 小时或睡前服用能减少胃肠道反应。

【剂型规格】　六甲密胺片:50mg;100mg。六甲密胺胶囊:50mg;100mg。

【不良反应】　严重恶心呕吐为剂量限制性毒性,骨髓抑制轻至中度,以白细胞降低为著,多发生于治疗 1 周后,3～4 周达最低点;中枢或周围神经毒性出现于长期服用后,为剂量限制性毒性,停药 4～5 月可减轻或消失;偶有脱发、膀胱炎、皮疹、瘙痒、体重减轻等。

【禁用慎用】　对本品过敏者、妊娠及哺乳期妇女、严重骨髓抑制和神经毒性患者禁用。

【药物相互作用】　与单胺氧化酶抑制药、抗抑郁药合用可导致严重的直立性低血压,应慎用。与甲氧氯普胺合用可致肌张力障碍。与维生素 B_6 同时使用,可能减轻周围神经毒性。

【特别提示】

(1)在用药期间,应定期查血常规及肝功能。

(2)本品有刺激性,避免与皮肤和黏膜直接接触。

(3)大于 65 岁老年患者应减量。

美法仑　Melphalan

【其他名称】　爱克兰。

【药代动力学】　13 位病人口服美法仑(0.6mg/kg)后发现,药物个体吸收差异很大,表现在血浆中首先出现药物的时间(由 0~336 分钟)和药物的血浆峰浓度值(70~630ng/ml)两个方面。5 位患者静脉注射相同剂量的美法仑后,平均绝对生物利用度为 $56\pm27\%$。终末血浆半衰期为 90 ± 57 分钟,在 24 小时内尿中发现 11% 的药量。在一项研究中,18 例患者口服美法仑(0.2~0.25mg/kg)后,达最大血药浓度(87~350ng/ml)的时间为 0.5~2 小时,平均清除半衰期为 1.12 ± 0.15 小时。进食后立刻口服美法仑可延迟血药达峰时间,并降低药时曲线下面积至 39%~45%。

【适应证】　多发性骨髓瘤、晚期卵巢癌、晚期乳腺癌、真性红细胞增多症。

【用法用量】　成人用于多发性骨髓瘤,每日 0.15mg/kg,分次服,连续 4 日,6 周后重复治疗 1 个疗程。卵巢癌,每日 0.2mg/kg,连续 5 日,每 4~8 周重复疗程。晚期乳腺癌,每日 0.15mg/kg 或每日 $6mg/m^2$,连续 5 日,6 周后重复疗程。真性红细胞增多症,诱导缓解期每日 6~10mg,共 5~7 日,之后可每日 2~4mg,直至控制症状。维持剂量,每次 2~6mg,每周 1 次。

【剂型规格】　美法仑片:2mg。

【不良反应】　骨髓抑制,白细胞降低,血小板降低,溶血性贫血,恶心,呕吐,食欲减退,胃炎,腹泻,肝功能异常,肝炎,黄疸,复发性脉管炎,间质性肺炎,肺纤维化,荨麻疹,水肿,皮疹,过敏性休克,斑丘疹,瘙痒,脱发,黏膜炎。

【禁用慎用】 对本品过敏者、妊娠及哺乳期妇女禁用。

【药物相互作用】 曾有接受大剂量静脉注射美法仑与萘啶酸合并治疗的儿童患者,因出血性小肠结肠炎而死亡的报告。骨髓移植患者由于术前采用静脉注射大剂量美法仑控制病情,术后再接受环磷酰胺防止宿主排斥反应而引起肾功能损伤。

【特别提示】

(1)长期应用增加致癌风险。

(2)对性腺功能有抑制作用。

(3)密切观察肾功能不全的骨髓瘤患者可能发生的尿毒症、骨髓抑制。

(4)对近期接受过放疗和化疗的患者应注意骨髓毒性。

(5)可引起血与尿尿酸增加及羟基吲哚醋酸增加,干扰诊断。

(6)有痛风史、泌尿道结石者慎用。

(7)定期检查白细胞、血小板、血尿素氮、血肌酐、血尿酸。

氮甲 N-Formylmerphalan

【其他名称】 甲酰溶肉瘤素。

【药代动力学】 人体口服吸收迅速,口服后 30 分钟即在尿中出现,1 小时后血药浓度达到高峰,8 小时后即不能测出,血中的生物半衰期为 15 分钟。在 24 小时内由尿排出服用剂量的10%,尿中代谢产物为羟基水解物。吸收后分布于各脏器和组织中,以肾脏含量最高,肝、脾、肺脏和血液次之。

【适应证】 本品对睾丸精原细胞瘤的疗效最好,多发性骨髓瘤、恶性淋巴瘤也有效。

【用法用量】 口服:成人每日按体重 3～4mg/kg,加碳酸氢钠 1g 同服,睡前 1 次或分 3 次口服,总剂量为 5～7g。儿童每日按体重 3～4mg/kg,睡前 1 次或分 3 次口服。80～160mg 为 1 个疗程。

【剂型规格】 氮甲片:50mg。

【不良反应】 食欲减退、恶心、呕吐、腹泻;对骨髓的抑制也较其他细胞毒素药轻缓;白细胞下降多在治疗开始后 2～3 周出现;在停药后 2～4 周左右即可恢复,此药对血小板的影响比对白细胞影响轻;乏力、头晕及脱发,对肝肾功能则无明显影响。

【禁用慎用】 妊娠及哺乳期妇女禁用。骨髓抑制、严重感染、肿瘤细胞浸润骨髓、以前曾接受过化疗或放射治疗等慎用。

【药物相互作用】 尚不明确。

【特别提示】 在用药期间,应定期检查白细胞计数及分类,测定血清尿酸水平。

卡莫司汀 Carmustine

【其他名称】 卡氮芥、氯乙亚硝胺、氯乙亚硝脲、双氯乙亚硝脲。

【药代动力学】 静脉注射入血后迅速分解。化学半衰期 5 分钟,生物半衰期 15～30 分钟。本品可通过血脑屏障。由肝脏代谢,代谢物可在血浆中停留数日,造成延迟骨髓毒性。可能有肝肠循环。96 小时有 60%～70% 由肾排出(其中原形不到 1%)。1% 由粪排出。10% 以二氧化碳形式由呼吸道排出。由于脂溶性好,可通过血脑屏障。脑脊液中的药物浓度为血浆中的 50% 或以上。

【适应证】 脑瘤(恶性胶质细胞瘤、脑干胶质瘤、成神经管细胞瘤、星形胶质细胞瘤、室管膜瘤),脑转移瘤,脑膜白血病,恶性淋巴瘤,多发性骨髓瘤,与其他药物合用对恶性黑色素瘤有效。

【用法用量】 静脉给药:按体表面积 100mg/m², 每日 1 次,连用 2～3 日;或 200mg/m²,用 1 次,每 6～8 周重复。溶入 5% 葡萄糖注射液或 0.9％氯化钠注射液 150ml 中,快速静脉滴注。

【剂型规格】　卡莫司汀注射液:2g:125mg。

【不良反应】　每次静脉注射后,骨髓抑制经常发生在用药后4～6周,白细胞最低值见于5～6周,在6～7周逐渐恢复,但多次用药,可延迟至10～12周恢复。每次静脉注射后,血小板最低值见于4～5周,在6～7周内恢复,血小板下降常比白细胞严重。静脉注射部位可产生血栓性静脉炎;大剂量可产生脑脊髓病;长期治疗可产生肺间质或肺纤维化;有时甚至1～2个疗程后即出现肺并发症,部分患者不能恢复;恶心、呕吐等消化道反应,用药后2小时即可出现,常持续4～6小时;对肝肾均有影响,肝脏损害常可恢复,肾脏毒性可见氮质血症、功能减退、肾脏缩小;继发白血病,致畸胎,可抑制睾丸或卵巢功能,引起闭经或精子缺乏。

【禁用慎用】

(1)本品可致畸,孕妇及哺乳期妇女宜禁用,特别是妊娠初期3个月内。

(2)老年人易有肾功能减退,可影响排泄,应慎用。

(3)下列情况应慎用,骨髓抑制、感染、肝肾功能异常、接受过放射治疗或抗癌药治疗的患者、有白细胞低下史者。

【药物相互作用】　以本品组成联合化疗方案时应避免合用,有严重降低白细胞、血小板作用,或产生严重胃肠反应的抗癌药。

【特别提示】

(1)对诊断的干扰,本品可引起肝肾功能异常。

(2)用药期间应注意检查血常规、血小板、肝肾功能、肺功能。

(3)本品可抑制身体免疫机制,使疫苗接种不能激发身体抗体产生。化疗结束后3个月内不宜接种活疫苗。

(4)预防感染,注意口腔卫生。孕妇使用会出现严重问题,如果使用或在使用过程中怀孕,患者应知道其潜在的危险,应禁用。哺乳期妇女亦禁用。

(5)有感染的患者应先治疗感染。本品有延迟骨髓抑制作用,两次给药间歇不宜短于 6 周。

司莫司汀　Semustine

【其他名称】 甲基环己氯乙亚硝脲、西氮芥、甲环亚硝脲。

【药代动力学】 本品入血后迅速分解,口服 $0.12\sim0.29g/$m^2 用 14C 分别标记氯乙基部分及 4-甲基环乙基部分的本品 10 分钟后血浆中即可以测到两部分放射性物质,氯乙烯部分 6 小时达峰浓度,环乙基部分 3 小时达峰浓度。本品与血浆蛋白结合,存在肝肠循环,故口服 34 小时后血中仍可测到放射性,代谢产物在血浆中保持时间长,这可能是该药延迟性毒性的原因。给药 30 分钟及可在脑脊液中测到相当强的放射活性,为血浆中浓度的 15%～30%。24 小时内约有 47% 的标记物从尿中排泄,<10% 自呼吸道排出,粪便排泄<5%。

【适应证】 脑部原发肿瘤(如胶质细胞瘤)及继发肿瘤;与氟尿嘧啶合用治疗胃癌及直肠癌;治疗霍奇金病。

【用法用量】 口服:成人和儿童均按体表面积每次 80～100mg/m^2,间隔 6～8 周。

【剂型规格】 司莫司汀胶囊:10mg;50mg。

【不良反应】 恶心、呕吐,肝脏与肾脏均可因与较高浓度的药物接触而影响器官功能;血小板减少,白细胞降低,由于本品对造血干细胞亦有抑制,可在服药后第 1 周及第 4 周先后出现两次,第 6～8 周才恢复正常,但骨髓抑制有累积性;全身性皮疹,有致畸可能,亦可能抑制睾丸或卵巢功能,引起精子缺乏或闭经。

【禁用慎用】 对本药过敏的病人、孕妇及哺乳期妇女禁用。

【药物相互作用】 选用本品进行化疗时应避免同时联合其他对骨髓抑制较强的药物。

【特别提示】

(1)骨髓抑制、感染、肝肾功能不全者慎用;用药期间应密切注意血常规及血尿素氮、尿酸、肌酐清除率、胆红素、氨基转氨酶的变化,肺功能。

(2)老年人易有肾功能减退,可影响排泄,应慎用。

(3)本品可抑制身体免疫功能,使疫苗接种不能激发体内抗体产生。用药结束后 3 个月内不宜接种活疫苗。

(4)预防感染,注意口腔卫生。

福莫司汀 Fotemustine

【其他名称】 武活龙。

【药代动力学】 人体静脉输注后,血浆消除动力学呈单指数或双指数消除,终末半衰期短。药物分子几乎完全被代谢。血浆蛋白结合率低(25%~30%)。福莫司汀可以穿过血脑屏障。用 14C 标记后,有 50%~60%放射活性在尿中检测到(其中 30%~40%是在 24 小时检测到的),在尿中未检测到代谢物。约 5%的发射活性在粪便中检测到,不到 0.2%以 CO_2 形式排除。

【适应证】 原发性恶性脑肿瘤和播散性恶性黑色素瘤(包括脑内部位)。

【用法用量】 在使用前立即配制溶液。溶液一经配制,必须在避光条件下给予;静脉滴注控制在 1 小时以上。用 4ml 无菌乙醇溶液将福莫司汀溶解,然后计算好用药剂量,将溶液用 5%等渗葡萄糖注射液 250ml 稀释后,用于静脉滴注。

(1)单一药剂化疗:包括诱导治疗:每周 1 次连续 3 次后,停止用药 4~5 周。维持治疗:每 3 周治疗 1 次。通常使用剂量 $100mg/m^2$。

(2)联合化疗:去掉诱导治疗中的第 3 次给药,剂量维持 $100mg/m^2$。

【剂型规格】 注射用福莫司汀:208mg。

【不良反应】 血小板、白细胞减少,发生时间较晚,最低水平分别在首剂诱导治疗后的4～5周和5～6周出现;若在注射用福莫司汀治疗前,进行过化学治疗及(或)本品与其他可以诱导造血毒性的药物联合应用时,会增加血液系统的不良反应;恶心及呕吐,多出现在注射后2小时内;氨基转移酶、碱性磷酸酶和血胆红素有中度的、暂时性、可逆性的增高;发热、注射部位静脉炎、腹泻、腹痛、尿素暂时性增加、瘙痒及暂时性、可逆性的神经功能障碍(意识障碍、感觉异常、失味症)等;与达卡巴嗪联合应用时(参见药物的相互作用),观察到有极少发生的肺毒性(成年人呼吸窘迫综合征)。

【禁用慎用】

(1)妊娠、哺乳期妇女禁用。

(2)禁用于合并使用黄热病疫苗和采用苯妥英钠作为预防治疗。

(3)本品通常不推荐与减毒活疫苗联合使用。

【药物相互作用】 与所有细胞毒药物有相同的相互作用。

(1)因为肿瘤增加了血栓的危险,通常采用抗凝血治疗。肿瘤病例中血液凝固性存在很大的个体间差异,从而增加了口服抗凝血药与抗肿瘤化疗之间相互作用的不测事件。因此,如若决定患者口服抗凝血药治疗,需要增加INR检验的次数。

(2)联合用药禁忌:①应用苯妥英钠(为了预防某些抗肿瘤药物诱发的惊厥)、阿霉素、柔红霉素、卡铂、顺铂、卡莫司汀、长春新碱、长春碱、博来霉素、甲氨蝶呤时,由于细胞增殖抑制剂导致苯妥英钠在消化道吸收的减少从而诱发惊厥的发作,可短时间与抗惊厥的苯二氮䓬类药合用。②黄热病疫苗有引致广泛致命的疫苗疾病的危险。

(3)联合用药需考虑:①环孢素类(阿霉素、依托泊苷)。可能有过度的免疫抑制,导致淋巴组织增生的危险性。②免疫抑制药（由环孢素外推法得出）。过度的免疫抑制,可导致淋巴细胞增生的危险性。

（4）本品与达卡巴嗪特定的相互作用：当本品与大剂量达卡巴嗪在同 1 日同时应用时,偶尔会发生肺毒性（成年人呼吸窘迫综合征）,注意避免此种给药方法。

应根据下述推荐方法进行联合用药：①诱导治疗。福莫司汀每日 $100mg/m^2$,在第 1 日和第 8 日。达卡巴嗪每日 $250mg/m^2$,在第 15、16、17 和 18 日。5 周的治疗休息期。②维持治疗。福莫司汀每日 $100mg/m^2$,在第 1 日。达卡巴嗪每日 $250mg/m^2$,在第 2、3、4、5 日。

【特别提示】 福莫司汀应该仅在具有癌症治疗经验的医生指导下,并在有条件进行监控和处理任何意外情况的医疗单位使用。

（1）不推荐将本品用于过去 4 周内接受过化疗（或 6 周内用过亚硝基脲类药物治疗）的患者。

（2）只有患者在血小板和/或粒细胞计数分别≥$100\,000/mm^3$ 和 $2\,000/mm^3$ 的情况才考虑使用本品。

（3）每次新给药前均需进行血细胞计数,并根据血液学状态调整用药剂量。

（4）建议从诱导治疗开始和维持治疗开始之间推荐的间隔期是 8 周,每两次维持治疗周期之间间隔期是 3 周。

（5）只有在血小板和（或）粒性白细胞计数分别达到 $100\,000/mm^3$ 和 $2\,000/mm^3$ 时,才考虑进行维持治疗。

（6）建议在诱导及其后治疗期间进行肝功能检查。

（7）当动物血浆浓度相当于人静脉滴注治疗剂量的浓度时,大鼠可出现视网膜萎缩,猴子可出现视网膜脱落,这个变化对人的影响还不清楚。在治疗期间应常规进行眼底检查。

(8)配制的溶液应避免接触皮肤和黏膜,以及任何药物溶液吸收的可能性,建议配制溶液时戴口罩和保护手套,如果意外溅出,用水彻底冲洗。

(9)污染的物品应在保证安全的条件下予以废弃。

尼莫司汀　Nimustine

【其他名称】　盐酸尼氮芥、盐酸嘧啶亚硝脲、宁得朗。

【药代动力学】　消除半衰期为 $20\sim25min$。K10 为 $0.03ml/min$。CLs 为每千克体重 $56\sim78ml/min$,迅速消失是因为代谢和分解,以及高亲脂性药物迅速分布至组织。Vd 很大为 $3.3\sim5.11/kg$,血浆蛋白结合相对较高,为 77%。代谢物经尿排泄,48 小时内排出 60%,多数在 24 小时内排出。

【适应证】　脑肿瘤、胃癌、肝癌、结直肠癌、肺癌、恶性淋巴瘤、慢性白血病。

【用法用量】　本品按每 5mg 溶于 1ml 注射用蒸馏水的比例溶解,供静脉或动脉给药。

(1)每次给药 $2\sim3mg/kg$ 体重,其后根据血常规停药 $4\sim6$ 周。

(2)每次给药 $2mg/kg$ 体重,隔 1 周给药每次,给药 $2\sim3$ 周后,根据血常规停药 $4\sim6$ 周。应随年龄及症状适当增减。

(3)不得皮下或肌内注射。与其他药物配伍,可能会引起某些理化改变,故应注意。溶解后应尽快使用。静脉给药时,若药液漏于血管外,会引起注射部位硬结及坏死,故应慎重,以免药液漏于血管外。

【剂型规格】　注射用盐酸尼莫司汀:25mg。

【不良反应】　骨髓抑制、全血细胞减少、贫血,有时出现出血倾向等。因此,每次给药后至少 6 周应每周进行周围血液检查,若发现异常应做适当处理。偶尔出现间质性肺炎及肺纤维化,变态反应,皮疹;少见 AST 及 ALT 升高、BUN 升高、蛋白尿,以及呕吐、食欲减退、恶心、欲吐、腹泻和口腔炎、脱发、发热、全身乏力、头痛、眩晕、痉挛等。

【禁用慎用】

(1)禁用:①严重过敏史者。②骨髓功能抑制者。③妊娠及哺乳期妇女。

(2)慎用:①肝损坏患者、肾损坏患者、并发感染症患者、水痘患者。②长期用药会加重不良反应,患者骨髓受损后易形成MDS 症候群、急性白血病等,因此应慎重给药。③儿童因代谢系统尚未成熟,易出现不良反应(白细胞减少等),故低体重新生儿、新生儿、乳儿、幼儿及儿童给药时,应注意观察,慎重给药。儿童及育龄患者用药时,应考虑对性腺的影响。

【药物相互作用】　与其他抗恶性肿瘤药、放疗合用,有时会加重骨髓抑制。

【特别提示】

(1)不得用于皮下或肌内注射。

(2)静脉用药时,若药液漏于血管外,有时会引起注射部位硬结、坏死,故慎重注射以免药液漏于血管外。

(3)本品遇光易分解,水溶液不稳定,溶解后应速使用。

(4)与他剂混合,有时会引起变化。

洛莫司汀　Lomustine

【其他名称】　环己亚硝脲、罗氮芥、洛莫司丁、氯乙环己亚硝脲、氯乙环亚硝脲、Lomustinum。

【药代动力学】　口服易吸收,体内迅速变为代谢产物。分布于肝(胆汁)、肾、脾为多,次为肺、心、肌肉、小肠、大肠等。能透过血脑屏障,脑脊液中药物浓度为血浆浓度的 15%～30%。可经胆汁排入肠道,形成肝肠循环,故药效持久。血浆蛋白结合率为

50%（代谢物）。$t\frac{1}{2}$ 为 15 分钟，但代谢物血浆 $t\frac{1}{2}$ 为 16～48 小时。其持久存在可能引起迟发性骨髓抑制。尿、血浆、脑脊液均无原形药存在。口服 24 小时内，本品的 50% 以代谢物形式从尿中排泄，但 4 日排泄量小于 75%；从粪中排泄少于 5%；从呼吸道排出约 10%。

【适应证】 脑部原发肿瘤（如胶质细胞瘤）及继发肿瘤；与氟尿嘧啶合用治疗胃癌及直肠癌；与甲氨蝶呤、环磷酰胺合用治疗支气管肺癌；治疗霍奇金病。

【用法用量】 口服：成人和儿童均按体表面积每次 80～100mg/m^2，间隔 6～8 周。

【剂型规格】 洛莫司汀胶囊：40mg；50mg；100mg。

【不良反应】 口服后 6 小时内可发生恶心、呕吐，预先用镇静药或甲氧氯普胺空腹服可减轻症状；少见胃肠道出血及肝功能损害；服药后 3～5 周可见血小板减少，白细胞降低可在服药后第 1 及第 4 周先后出现两次，第 6～8 周才恢复；骨髓抑制有累积性；偶见全身性皮疹，有致畸胎的可能，亦可能抑制睾丸或卵巢功能，引起精子缺乏或闭经。

【禁用慎用】

（1）禁用：肝功能损害者，严重骨髓抑制者，妊娠及哺乳期妇女。

（2）慎用：骨髓抑制、感染、肾功能不全、经过放射治疗或化疗的患者，或有白细胞低下、有溃疡病或食道静脉曲张者。

【药物相互作用】 以本品组成联合化疗方案时，应避免合用有严重降低白细胞和血小板作用的抗癌药。

【特别提示】

（1）在用药期间，应注意检查血常规及血尿素氮、尿酸、肌酐清除率、胆红素、丙氨酸氨基转移酶。

（2）本品可引起肝功能一过性异常。

（3）有感染的患者应先治疗感染。

（4）本品有延迟骨髓抑制作用，两次给药间歇不宜短于 6 周。

硝卡芥　Nitrocaphane

【其他名称】　邻丙氨酸硝苄芥、硝卡芒芥、消瘤芥、Nitro-caphanum。

【药代动力学】　注射后在血中维持时间较长，24 小时后减少54％。分布以胆囊和肾脏最多，肝、肺次之，脑中最少。能通过血脑屏障，肿瘤内含量高。静脉注射 1 小时后药物分布至全身各个组织，口服 24 小时后药物分布至全身。主要通过肾脏排泄，24 小时后排出 53％。

【适应证】　肺癌、恶性淋巴瘤、头颈部癌、宫颈癌及癌性腔内积液。

【用法用量】　静脉给药：每次 20～40mg，用 0.9％氯化钠注射液溶解后缓慢注射，每日或隔日 1 次，总量为 200～400mg。动脉给药：剂量与静脉给药同。腔内注射：每次 40～60mg，每周 1～2 次。外敷：用 70％二甲基亚砜溶液将硝卡芥溶解为 20～30mg/ml，每日 1～2 次，做肿瘤局部外敷。瘤内注射：每次 20～40mg，溶于氯化钠注射液中，于肿瘤四周分点缓慢注入。

【剂型规格】　注射用硝卡芥：20mg；40mg。

【不良反应】　可见恶心、呕吐、食欲减退。多数病例有白细胞及血小板减少，少数较严重者有脱发、乏力、皮疹。

【禁用慎用】　妊娠及哺乳期妇女禁用。骨髓抑制、严重感染、肿瘤细胞浸润骨髓、以前曾接受过化学治疗或放射治疗、肝肾功能损伤者慎用。

【药物相互作用】　尚不明确。

【特别提示】　在用药期间，应密切监测血常规和血小板。本品可能引起心肌损伤，应注意。

顺铂 Cisplatin

【其他名称】 顺氯氨铂、DDP。

【药代动力学】 静脉注射时在肝、肾、膀胱中分布最多。在血浆中迅速消失,呈双相型,快相 $t\frac{1}{2}$ 为 41～49 分钟,慢相 $t\frac{1}{2}$ 为 57～73 小时。静脉注射后 1 小时血浆含量为 10% 左右,90% 与血浆蛋白结合。排出较慢,每日尿中排出 19%～34%,4 日内尿中仅排出 25%～44%。

【适应证】 小细胞与非小细胞肺癌、睾丸癌、卵巢癌、宫颈癌、子宫内膜癌、前列腺癌、膀胱癌、黑色素瘤、肉瘤、头颈部肿瘤及各种鳞状上皮癌和恶性淋巴瘤。

【用法用量】 顺铂仅能由静脉、动脉或腔内给药。通常采用静脉滴注方式给药。给药前 2～16 小时和给药后至少 6 小时之内,必须进行充分的水化治疗。

本品需用 0.9% 氯化钠注射液或 5% 葡萄糖溶液稀释后静脉滴注,剂量视化疗效果和个体反应而定。以下剂量供参考(适用于成年人及小孩):单次化疗(每 4 周 1 次),每次用量 50～120mg/m²;化疗每周 1 次,共 2 次,每次用量 50mg/m²;化疗每日 1 次,连用 5 日,每次用量 15～20mg/m²。疗程依临床疗效而定,每 3～4 周重复疗程。本品可与其他抗癌药联合使用,单一使用亦可。联合用药时,用量需随疗程做适当调整。

【剂型规格】 注射用顺铂:10mg;20mg;50mg。顺铂注射液:6ml∶30mg。

【不良反应】 肾脏毒性:单次中、大剂量用药后会出现轻微、可逆的肾功能障碍,可出现微量血尿。多次大剂量和短期内重复用药会出现不可逆的肾功能障碍,严重时肾小管坏死,导致无尿和尿毒症。消化系统:恶心、呕吐、食欲减低和腹泻等,反应常在给药后 1～6 小时内发生,最长不超过 24～48 小时。偶见肝功能障碍、血清氨基转移酶增加,停药后可恢复。造血系统:白细胞和(或)血小板减少,一般与用药剂量有关,骨髓抑制一般在 3 周左右达高峰,4~6 周恢复。耳毒性:耳鸣和高频听力减低,多为可逆性,不须特殊处理。神经毒性:多见于总量超过 $300mg/m^2$ 的患者,周围神经损伤多见,表现为运动失调、肌痛、上下肢感觉异常等;少数病人可能出现大脑功能障碍,亦可出现癫痫、球后视神经炎等。过敏反应:心率加快,血压降低、呼吸困难、面部水肿、变态性发热反应等。心脏毒性:少见心律失常、心电图改变、心功能不全等。免疫系统:会出现免疫抑制反应。牙龈变化:牙龈会有铂金属沉积。患者接受动脉或静脉注射的肢体可能出现局部肿胀。疼痛、红斑及皮肤溃疡、局部静脉炎等少见。也有可能出现脱发,精子、卵子形成障碍和男子女性化等现象。继发性非淋巴细胞性白血病的出现与顺铂化疗使用有关。血管性病变,如脑缺血、冠状动脉缺血、外周血管障碍类似 Ravnaud 综合征等不良反应少见,可能与顺铂使用有关。其他:高尿酸血症,常出现下肢肿胀和关节痛。血浆电解质紊乱,如低镁血症、低钙血症、肌肉痉挛。

【禁用慎用】　对顺铂和其他铂化合物制剂过敏者、妊娠及哺乳期、骨髓功能减退、严重肾功能损害、失水过多、水痘、带状疱疹、痛风、高尿酸血症、近期感染及因顺铂而引起的外周神经病等患者禁用。下列情况慎用:既往有肾病史、造血系统功能不全、听神经功能障碍,用药前曾接受其他化疗或放射治疗,以及非顺铂引起的外周神经炎等。

【药物相互作用】　本品可减少 BLM 的肾排泄而增加其肺毒性。与氨基糖苷类抗生素合用可发生致命性肾衰竭,并可能加重其毒性。与呋塞米或依他尼酸合用可增加对耳的损害,抗组胺类、吩噻嗪类药等可能会掩盖本品的耳毒性。

【特别提示】

(1)治疗前后、治疗期间应做如下检查:肝肾功能、全血计数、血钙,以及听神经功能、神经系统功能等检查。此外,在治疗期间,应每周检查全血计数。通常需待器官功能恢复正常后,才能重复下 1 个疗程。

(2)化疗期间与化疗后,男女病人均需严格避孕。治疗后若想怀孕,需事先进行遗传学咨询。

(3)顺铂可能影响注意力集中,影响驾驶和机械操作能力。

(4)本品应避免接触铝金属(如铝金属注射针器等)。

(5)在化疗期间与化疗后,病人必须饮用足够的水。

卡铂　Carboplatin

【其他名称】　伯尔定、碳铂。

【药代动力学】　在体内大部分不与血浆蛋白结合,稳定性较高。主要经肾小球滤过排出。在体外人血浆中半衰期较长,t½为 29 小时。70% 在 1 小时内,大部在 4 小时内排出。

【适应证】　卵巢癌、小细胞肺癌、非小细胞肺癌、头颈部鳞癌、食管癌、精原细胞瘤、膀胱癌、间皮瘤等。

【用法用量】　用 5% 葡萄糖注射液溶解本品,浓度为 10mg/ml,再加入 5% 葡萄糖注射液 250～500ml 中,静脉滴注。成人:按体表面积每次 200～400mg/m², 每 3～4 周给药 1 次;2～4 次为 1 个疗程。也可采用按体表面积每次 50mg/m², 每日 1 次,连用 5 日,间隔 4 周重复。

【剂型规格】　卡铂注射液:10ml：100mg;15ml：150mg。注射用卡铂:50mg;100mg。

【不良反应】　骨髓抑制为剂量限制毒性,白细胞、血小板在用药 21 日后达最低点,通常在用药后 30 日左右恢复;粒细胞的最低点发生于用药后 21～28 日,通常在 35 日左右恢复;白细胞与血小板减少与剂量相关,有蓄积作用。注射部位疼痛;过敏反应(皮疹或瘙痒,偶见喘咳),发生于用药后几分钟之内;指或趾麻木或麻刺感;高频率的听觉丧失首先发生,耳鸣偶见;视物模糊、黏膜炎或口腔炎;恶心、呕吐、便秘、腹泻、食欲减退、脱发及头晕,偶见变态反应和肝功能异常。

【禁用慎用】　有明显骨髓抑制和肝肾功能不全者,对顺铂或其他铂化合物过敏者,对甘露醇过敏者,妊娠及哺乳期妇女禁用。水痘、带状疱疹、感染、肾功能减退,老年患者慎用。

【药物相互作用】　本品通常与其他药物联合应用,因此必须警惕毒性的相加,特别是与有骨髓抑制或肾毒性的药物合用时。本品与氨基糖苷类药物联合应用时,可导致耳毒性和肾毒性增加。本品与其他致呕吐药物联合应用时,呕吐增加。本品应避免与其他有肾毒性的药物联合应用。

【特别提示】

(1)应用本品前应检查血常规及肝肾功能,治疗期间至少每周检查 1 次白细胞和血小板。

(2)用药期间应随访检查:听力,神经功能,血尿素氮、肌酐清除率与血清肌酐测定,血细胞比容、血红蛋白测定、白细胞分类与血小板计数,血清钙、镁、钾、钠含量的测定。

(3)静脉注射时应避免漏于血管外。

(4)本品溶解后应在 8 小时内用完。

(5)静脉滴注及存放时应避免直接日晒。

奥沙利铂　Oxaliplatin

【其他名称】　草酸铂、OXA。

【药代动力学】　符合二室模型,在 15 分钟内完成全部 DNA 结合,排出相很慢,半衰期为 24 小时,给药 3 周后仍可测出残余量,终末半衰期为 230 小时。蛋白结合率为 90%。给药 48 小时内,尿排出率为 40%～50%,粪便排出很少。

【适应证】　与氟尿嘧啶和亚叶酸联合应用:一线治疗转移性

结直肠癌;辅助治疗原发肿瘤已完全切除后的Ⅲ期结肠癌术后的辅助治疗。

【用法用量】 只限成人使用。辅助治疗时奥沙利铂的推荐剂量为 $85mg/m^2$,加入 5% 葡萄糖溶液 $250\sim500ml$ 中静脉滴注 $2\sim6$ 小时,每 2 周重复,共 12 个周期(6 个月)。治疗转移性结直肠癌,奥沙利铂的推荐剂量为 $85mg/m^2$ 静脉滴注,每 2 周重复 1 次。应按病人的耐受程度进行调整剂量。奥沙利铂和氟尿嘧啶联合使用,必须在氟尿嘧啶前使用。

【剂型规格】 注射用奥沙利铂:50mg;100mg。

【不良反应】 贫血、粒细胞减少、血小板减少,有时可达 3 级或 4 级。当与氟尿嘧啶联合应用时,中性粒细胞减少及血小板减少等血液学毒性增加。恶心、呕吐、腹泻症状有时很严重。当与氟尿嘧啶联合应用时,这些不良反应显著增加。建议给予预防性和(或)治疗性的止吐用药。以末梢神经炎为特征的周围性感觉神经病变。有时可伴有口腔周围、上呼吸道和上消化道的痉挛及感觉障碍,喉痉挛,可自行恢复而无后遗症,这些症状常因感冒而激发或加重。感觉异常可在治疗休息期减轻,但在累积剂量大于 $800mg/m^2$(6 个周期)时,有可能导致永久性感觉异常和功能障碍。在治疗终止后数月之内,3/4 以上患者的神经毒性可减轻或消失。当出现可逆性的感觉异常时,并不需要调整每次本品的给药剂量。给药剂量的调整应以所观察到的神经症状的持续时间和严重性为依据。当感觉异常在两个疗程中间持续存在,疼痛性感觉异常和(或)功能障碍开始出现时,本品给药量应减少 25%(或 $100mg/m^2$),如果在调整剂量之后症状仍持续存在或加重,应停止治疗。在症状完全或部分消失之后,仍有可能全量或减量使用,应根据医师的判断做出决定。用药后可出现发热、便秘和皮疹;轻度肝功能改变,但对心、肾功能无影响;脱发,耳毒性,本品渗漏在血管外可以引起局部疼痛和炎症;罕见过敏,出现皮肤红斑,偶见过敏性休克、肺纤维化、间质性肺病。

【禁用慎用】 对铂类衍生物有过敏者、骨髓抑制患者、第一疗程开始前有周围感觉神经病变伴功能障碍的患者,有严重肾功能不全者、妊娠及哺乳期妇女禁用。

【药物相互作用】 本品与伊立替康合用时发生胆碱能综合征的危险性增高,应注意观察并应用阿托品预防。联合氟尿嘧啶有协同抗癌作用。

【特别提示】

(1)奥沙利铂应在专门的肿瘤机构内应用,并在有经验医生的监督下使用。

(2)对中度肾功能不全病人应用尚缺乏足够的安全性研究的资料。因此,此类病人用药前应该权衡利弊。此种情况下,必须密切监测肾功能,并按照毒性大小调整剂量。

(3)对于有铂类化合物过敏史的病人,应严密监测过敏症状。一旦发生任何过敏反应,应立即停止给药,并给予积极的对症治疗,并禁止在这些患者中再用奥沙利铂。

(4)如有外渗发生,应立即停止滴注并采取局部处理措施以改善症状。

(5)应仔细监测奥沙利铂的神经系统毒性,特别是与其他有神经系统毒性的药物合用时。每次治疗前都要进行神经系统检查,以后定期复查。

(6)如果以 2 小时内滴注完奥沙利铂的速度给药时,病人出现急性喉痉挛,下次滴注时,应将滴注时间延长至 6 小时。

(7)如果病人出现神经系统症状(感觉障碍、痉挛),依据症状持续的时间和严重程度推荐以下方法调整奥沙利铂的剂量。①如果症状持续 7 日以上而且较严重,应将奥沙利铂的剂量从 $85mg/m^2$ 减至 $65mg/m^2$(晚期肿瘤化疗)或至 $75mg/m^2$(辅助化疗)。②如果无功能损害的感觉异常一直持续到下一周期,奥沙

利铂的剂量从 $85mg/m^2$ 减至 $65mg/m^2$（晚期肿瘤化疗）或至 $75mg/m^2$（辅助化疗）。③如果出现功能不全的感觉异常一直持续到下一周期，应停止应用奥沙利铂。④如果在停止使用奥沙利铂后，这些症状有所改善，可考虑继续奥沙利铂治疗。

（8）应告知病人治疗停止后，周围感觉神经病变症状可能持续存在。辅助治疗停止后，局部中度感觉异常或影响日常活动的感觉异常可能持续 3 年以上。

（9）胃肠道毒性，主要表现为恶心和呕吐，建议给予预防性和（或）治疗性止吐用药。

（10）严重的腹泻和（或）呕吐可能会引起脱水、麻痹性肠梗阻、肠闭塞、低血钾、代谢性酸中毒及肾功能损伤，特别当奥沙利铂与氟尿嘧啶联合应用时，发生这些情况的可能性更大。

（11）如果出现血液学毒性（中性粒细胞 $<1.5\times10^9/L$ 或血小板 $<50\times10^9/L$），下一周期的治疗应推迟，直到血液学指标恢复到正常的水平。在奥沙利铂初次治疗前或新一周期奥沙利铂治疗前要进行血常规检查。

（12）应告知患者服用奥沙利铂和氟尿嘧啶后发生腹泻/呕吐、黏膜炎/口腔炎及中性粒细胞减少等情况的危险性，并与他们的医师有密切接触以保证一旦发生问题时能采取适当的措施处理之。

（13）如果发生黏膜炎/口腔炎，伴有或不伴有中性粒细胞减少，下次服药应推迟至黏膜炎/口腔炎恢复到至少 1 级，和/或中性粒细胞水平 $\geqslant1.5\times10^9/L$。

（14）奥沙利铂与氟尿嘧啶（联合或不联合亚叶酸）合用时，应根据氟尿嘧啶相关的毒性对其剂量做相应的调整。

（15）当腹泻达到 4 级、中性粒细胞减少症达到 3～4 级（中性粒细胞 $<1\times10^9/L$）或血小板减少症达到 3～4 级（血小板 $<50\times10^9/L$）时，须将奥沙利铂临床应用剂量从 $85mg/m^2$ 降到 $65mg/$

m²(晚期肿瘤化疗)或至 75mg/m²(辅助化疗),并且相应调整氟尿嘧啶应用的剂量。

(16)如果有无法解释的呼吸系统症状发生,如无痰性干咳、呼吸困难、肺泡啰音或可有放射影像学依据的肺浸润,应立即停止应用该药,直到肺部检查确定已排除发生间质性肺炎的可能为止。

(17)如果不能确定肝功能检查结果的异常或门静脉高压症是由肝转移引起的,应考虑有奥沙利铂引起的极少见的肝血管异常的可能性。

第二章　影响核酸合成的药物

一、药物概述

这类药属细胞周期特异性抗肿瘤药,其化学结构与体内某些代谢物相似,但不具备其功能,干扰核酸蛋白质的生物合成和利用,在不同环节阻止核酸代谢,抑制细胞分裂、增殖,导致肿瘤细胞死亡,属于抗代谢药物,如二氢叶酸还原酶抑制药、胸腺核苷合成酶抑制药、嘌呤核苷酸合成酶抑制药、核苷酸还原酶抑制药、DNA 多聚酶抑制药。

二、药物应用

甲氨蝶呤　Methotrexate

【其他名称】　氨甲蝶呤、氨甲基叶酸。

【药代动力学】　用量小于 $30mg/m^2$ 时,口服吸收良好,1～5小时血药浓度达最高峰。部分经肝细胞代谢转化为谷氨酸盐,另有部分通过胃肠道细菌代谢。主要经肾(40%～90%)排泄,大多以原形药排出体外;小于 10% 的药物通过胆汁排泄,$t_{1/2}\alpha$ 为 1 小时;$t_{1/2}\beta$ 为二室型:初期为 2～3 小时,终末期为 8～10 小时。少量甲氨蝶呤及其代谢产物可以结合型形式贮存于肾脏和肝脏等组织中长达数月,在有胸腔或腹腔积液情况下,本品的清除速度明显减缓。清除率个体差别极大,老年患者更甚。

【适应证】　消化道肿瘤、绒毛膜上皮癌、乳腺癌、卵巢癌、肺癌、宫颈癌、膀胱癌及皮肤癌。

【用法用量】

(1)治疗白血病:通常成人口服每日 2.5～10mg,总量为 50～150mg。儿童每日 1.5～5mg。

(2)治疗绒毛膜上皮癌:每日 10～20mg,肌内注射或口服,亦可做静脉滴注,连用 5～10 日,疗程量为 80～100mg。

(3)治疗头颈部癌或妇科癌症:每次 10～20mg,动脉插管给药,每日或隔日 1 次,7～10 日为 1 个疗程。

(4)治疗一般实体瘤:肝、肾功能正常者,每次 30～50mg,静脉滴注,5～10 日 1 次,5～10 次为 1 个疗程;也可每次 0.4mg/kg,静脉滴注,每周 2 次。

(5)解救疗法:先静脉注射长春新碱 1～2mg/次,半小时后,用甲氨蝶呤 1～5g/m^2,静脉滴注 6 小时。4～6 小时后开始肌内注射亚叶酸钙,每次 6～12mg(～15mg),以后每 6 小时肌内注射 1 次,用到 72 小时。依情况可每月用药 1 次。

【剂型规格】　注射用甲氨蝶呤:5mg;0.1g;1g。甲氨蝶呤注射液:2ml:50mg;20ml:0.5g;10ml:1g。

【不良反应】

(1)骨髓抑制:白细胞减少、血小板减少、贫血、丙种球蛋白减少、多部位出血、败血症,这些不良反应与剂量和使用时间有关。

(2)皮肤系统:红斑、瘙痒、荨麻疹、光敏感、脱色、瘀斑、毛细血管扩张、痤疮和疖痈,同时采用紫外线照射后银屑病的皮损可能会加重,还可发生脱发,但通常可再生。

(3)消化系统:牙龈炎、咽炎、胃炎、恶心、厌食、呕吐、腹泻、呕血、黑便、消化道溃疡和出血、肠炎,肝脏毒性可表现为急性肝萎缩和坏死、脂肪变性、门静脉纤维化或肝硬化。

(4)泌尿系统:肾衰竭、氮质血症、膀胱炎、血尿、卵子或精子减少,短期精液减少、月经不调、不育、流产、胎儿先天缺陷和严重的肾病。

(5)中枢神经系统:可发生头痛、眩晕、视物模糊、失语症、轻度偏瘫和惊厥。

(6)其他:肺炎、代谢改变、糖尿病加重、骨质疏松作用、组织细胞异常改变,甚至有突然死亡的报道。

【禁用慎用】

(1)禁用:①对本药高度过敏者。②孕妇及哺乳期妇女。

(2)慎用:①银屑病患者。②所有伴有血液病的患者,如骨髓再生障碍、白细胞减少、血小板减少、贫血。③肝肾功能不良患者。

【药物相互作用】

(1)乙醇和其他对肝脏有损害药物如与本品同用,可增加肝脏的毒性。

(2)由于用本品后可引起血液中尿酸的增多,对于痛风或高尿酸血症患者应相应增加别嘌呤醇等药剂量。

(3)本品可增加抗血凝作用,甚至引起肝脏凝血因子的缺少或(和)血小板减少症,因此慎与其他抗凝药同用。

(4)与保泰松和磺胺类药物同用后,因与蛋白质结合的竞争,可能会引起本品血清浓度的增高而导致毒性反应的出现。

(5)口服卡那霉素可增加口服本品的吸收,而口服新霉素钠可减少其吸收。

(6)与弱有机酸和水杨酸盐等同用,可抑制本品的肾排泄而导致血清药浓度增高,继而毒性增加,应酌情减少用量。

(7)氨苯喋啶、乙胺嘧啶等药物均有抗叶酸作用,如与本品同用可增加其不良反应。

(8)先用或同用时,与氟尿嘧啶有拮抗作用,如先用本品,4～

6 小时后再用氟尿嘧啶则可产生协同作用。本品与门冬酰胺酶合用也可减低药效，如用后者 10 日后用本品，或于本品用药后 24 小时内给门冬酰胺酶，则可增效而减少对胃肠道和骨髓的不良反应。有报道，如在用本品前 24 小时或 10 分钟后用阿糖胞苷，可增加本品的抗癌活性。本品与放疗或其他骨髓抑制药同用时应谨慎。

氟尿嘧啶　Fluorouracil

【其他名称】　2,4-二羟基-5-氟嘧啶、5-FU、5-氟-2,4(1H,3H)-嘧啶二酮。

【药代动力学】　本品口服吸收不完全且难以预测，故注射给药，静脉注射后迅速分布到全身各组织、脑脊液和肿瘤组织中。如上所述，5-FU 在体内才转化成活性核苷酸代谢产物而起作用。代谢降解可在许多组织中进行，尤其是在肝脏。5-FU 在肝、肠黏膜和其他组织内的二氢嘧啶还原酶的作用下，嘧啶环被还原为 5-氟-5,6-二氢尿嘧啶而失活。如若因遗传而缺乏此酶，则对该药的敏感性大大增加，极少数人可因缺乏此酶而对常用剂量的 5-FU 表现出很强的药物毒性。5-FU 最终的代谢产物为 α-氟-β-丙氨酸。快速静脉注射 5-FU 血浆浓度可达 0.1～0.3。

【适应证】　本品的抗癌谱较广，主要用于治疗消化道肿瘤，或较大剂量氟尿嘧啶治疗绒毛膜上皮癌。亦常用于治疗乳腺癌、卵巢癌、肺癌、宫颈癌、膀胱癌及皮肤癌等。

【用法用量】

(1)静脉注射：500～700mg，隔日 1 次；或每日 12～15mg/kg，连续 4～5 日后改为隔日 1 次，出现毒性反应后剂量减半；亦可 500～600mg/m^2，每周 1 次，1 个疗程总量可达 5～7.5g。

(2)静脉滴注：一般为 15mg/kg，溶于 0.9％氯化钠注射液或 5％葡萄糖注射液中，静脉滴注 2～8 小时，每日 1 次，连续 5 日，以后将剂量减半,隔日 1 次,直至出现毒性反应。治疗绒毛膜上皮癌剂量偏大,25～30mg/kg,溶于 5％葡萄糖注射液 500～1 000ml 中,静脉滴注 8 小时,每 10 日为 1 个疗程,间隔 2 周。近年来主张持续静脉滴注给药,300～400mg/m²,连用 5 日,21 日为 1 周期,与 CF 合用可提高大肠癌的疗效。

(3)动脉内滴注:5～20mg/kg(每次 750～1 000mg),溶于 5％葡萄糖注射液中,静脉滴注 6～8 小时,也可将用量均分为 24 小时静脉滴注,总量 8～10g。用于晚期头颈部癌有效率达 53.1％。

(4)口服:每日 300mg,分 3 次服,总量 10～15g。

(5)局部用药:①外用。5％～10％软膏外用,每日 2 次。②瘤内注射。每次 250～500mg。③胸腔注射。每次 0.75～1g,5～7 日 1 次。④腹腔注射。有腹水者,放腹水后腹腔注入 5-FU 1～2g;无腹水者,将 5-FU 1～2g 以 0.9％氯化钠注射液 2 000ml 稀释后注入腹腔。⑤点眼。浓度为 1％滴眼液。⑥结膜下注射。5～10mg,每日 1 次。⑦玻璃体内注射。1mg,48～72 小时后可再注射 1mg。

【剂型规格】 注射剂:125mg∶5ml;250mg∶10ml。片剂:50mg。软膏剂:5％～10％。

【不良反应】 骨髓抑制,主要为白细胞减少、血小板下降。食欲缺乏、恶心、呕吐、口腔炎、胃炎、腹痛及腹泻等胃肠道反应。注射局部有疼痛、静脉炎或动脉内膜炎。其他常有脱发、红斑性皮炎、皮肤色素沉着、手足综合征及暂时性小脑运动失调,偶可影响心脏功能。

【禁用慎用】

(1)禁用:①对本药高度过敏者。②孕妇及哺乳期妇女。③患水痘或带状疱疹者。④衰弱患者。

(2)慎用:①肝功能明显异常者。②白细胞计数低于 3.5×10^9/L、血小板低于 50×10^9/L 者。③感染患者。④出血(包括皮下和胃肠道)或发热超过 38℃者。⑤明显胃肠道梗阻者。⑥脱水或/和酸碱、电解质平衡失调者。

【药物相互作用】

(1)用本药前先用 MTX 可产生协同作用,因用 MTX 后,细胞内磷酸核糖焦磷酸含量增加,可增加 5-氟尿嘧啶核苷酸的形成,增强 5-FU 的抗癌能力。

(2)别嘌醇能降低 5-FU 的毒性,并可能改进治疗指数。

(3)CF 可增强 5-FU 的治疗效果。

(4)与地高辛、氨基糖苷类抗生素合用,在肠道的吸收减少,作用降低。

(5)与西咪替丁合用,本品的首过效应降低。

(6)用药期间不宜饮酒或同用阿司匹林类药物,以减少消化道出血。

【特别提示】

(1)对广泛骨转移或曾接受大面积骨盆放射的患者应降低剂量。

(2)眼科用药注射时药液不能外漏,一旦外漏应立即冲洗结膜囊。

尿嘧啶替加氟 Compound Tegafur

【其他名称】 复方替加氟、优福定。

【药代动力学】 服用复方替加氟胶囊 2 小时后,替加氟的血药浓度达到峰值,24 小时后血药浓度为峰值的 1/4。5-氟尿嘧啶及尿嘧啶的血药浓度在给药后 30 分钟达峰值,以后逐渐降低。药物的有效浓度出现于血液、肿瘤、胃、肠、肺、乳腺、胆管等组织中,5-氟尿嘧啶在肿瘤内的浓度高于血药浓度和肿瘤周围正常组织的浓度,在胃癌组织中的浓度为血药浓度的 8.2 倍,是正常胃壁的 3.2 倍。药物及其代谢产物主要经尿排泄。

【适应证】 用于胃癌、肠癌、胰腺癌等消化道癌。亦可用于乳腺癌和原发性肝癌。手术前后用药有可能防止癌的复发、扩散和转移。

【用法用量】 口服:每日 3～4 次,每次 2～3 片,总量 400～600 片为 1 个疗程。也可服用本品的胶囊每日 3～4 次,每次 1～2 粒。

【剂型规格】 片剂:每片含替加氟 50mg,尿嘧啶 112mg。胶囊剂:每粒含替加氟 100mg,尿嘧啶 224mg。

【不良反应】 轻度骨髓抑制表现为白细胞和血小板减少。轻度胃肠道反应以食欲减退、恶心为主,个别病人可出现呕吐、腹泻和腹痛,停药后可消失。其他反应有乏力、寒战、发热、头痛、眩晕、运动失调、皮肤瘙痒、色素沉着、黏膜炎及注射部位疼痛等。

【禁用慎用】 妊娠及哺乳期妇女、对本品过敏者禁用。肝肾功能障碍者,处于生育年龄患者及儿童慎用。

【药物相互作用】 本品所含的替加氟呈碱性且含碳酸盐,避免与含钙、镁离子及酸性较强的药物合用。

【特别提示】

(1)用药期间定期检查白细胞、血小板计数,若出现骨髓抑制,轻者对症处理,重者需减量,必要时停药。一般停药 2～3 周即可恢复。

(2)轻度胃肠道反应可不必停药,给予对症处理;严重者需减量或停药,餐后服用可以减轻胃肠道反应。

(3)有肝肾功能障碍的病人使用时应慎重,酌情减量。

(4)处于生育年龄患者必须用药时,要考虑药物对性腺的影响。

去氧氟尿苷 Doxifluridine

【其他名称】 5'-去氧氟尿苷、艾丰、多西氟尿啶、氟铁龙、可弗、克托、迈韦斯、奇诺必通、枢绮、坦诺、脱氧氟尿苷、谊迪安、知爱。

【药代动力学】 口服迅速吸收。恶性肿瘤患者单次口服0.8g,血药浓度在1～2小时后达到峰值,约为$1\mu g/ml$,之后迅速下降。同时,氟尿嘧啶的血药浓度也达到峰值,其浓度约为本药血药浓度的1/10。在肿瘤组织内,嘧啶磷酸化酶的含量较正常组织高。以原形及氟尿嘧啶、5-脱氧核糖核酸的形式经尿液排泄。

【适应证】 乳腺癌、胃癌、结肠癌、直肠癌、鼻咽癌及宫颈癌。

【用法用量】 成人口服给药:每日总量为0.8～1.2g,分3～4次服用。可根据年龄、症状适当增减。

【剂型规格】 去氧氟尿苷胶囊:0.1g;0.2g。去氧氟尿苷片:0.2g。

【不良反应】 心血管系统罕见胸部压迫感、心悸、心电图异常(ST段升高)等。中枢神经系统偶有乏力、头晕、头痛、嗜睡、耳鸣、步态不稳、定向力障碍、嗅觉异常、听觉障碍、感觉障碍、口齿不清、味觉减弱等。泌尿生殖系统偶见血尿素氮升高、血尿、蛋白尿、尿频等。肝脏功能下降、胃肠道反应、白细胞减少、血红蛋白降低,偶有血小板减少、贫血等。皮肤偶有色素沉着、瘙痒、毛发脱落,罕有指、趾甲异常或皮炎等。过敏反应。

【禁用慎用】

(1)禁用:①对本药有过敏史者。②孕妇。③哺乳期妇女。

(2)慎用:①有骨髓抑制者。②肝功能不全者。③肾功能不全者。④近期并发感染者。⑤心脏疾病或既往有心脏疾病史者。⑥水痘患者。⑦消化性溃疡或消化道出血者。

【药物相互作用】 抗病毒药索立夫定可阻碍本药的代谢,使其血药浓度上升,可引起严重的血液系统不良反应。严禁两者合用。与其他抗肿瘤药合用时,可能加重骨髓抑制等不良反应,本药需减量或终止治疗。与复方制剂 S-1(TS-1,由替加氟、Gimestat、Otastat potassium 组成)合用时,使氟尿嘧啶的血药浓度显著升高。应禁止两者合并使用,停用 S-1 至少一周后才能使用本药治疗。

【特别提示】 出现骨髓抑制等严重不良反应时,应注意减量、停药,并给予适当处理。当发生严重的腹痛、腹泻时,应立即停药并对症治疗;脱水时可给予补液等治疗。注射制剂用无菌注射用水或 0.9%氯化钠注射液稀释。用药时接种活疫苗(如轮状病毒疫苗),将增加活疫苗感染的风险。用药期间需监测血常规、肝肾功能。

替加氟 Tegafur

【其他名称】 夫洛夫脱兰、呋氟啶、呋氟啶钠、呋氟嘧啶、呋氟尿嘧啶、呋喃氟尿嘧啶、氟利尔、喃氟啶、喃氟啶钠、岐星、四氢呋喃氟尿嘧啶、替加氟钠。

【药代动力学】 口服吸收良好,2 小时后作用达最高峰,作用持续时间较长(12~20 小时)。静脉注射后以较高的浓度分布于肝、肾、小肠、脾和脑,以肝、肾中的浓度最高。可通过血脑屏障,在脑脊液中浓度比氟尿嘧啶高。主要经肝脏代谢,血浆半衰期为 5 小时。

【适应证】 主要用于治疗消化道肿瘤,如胃癌、结肠癌、直肠癌和胰腺癌。也可用于治疗乳腺癌、支气管肺癌和肝癌等。还可用于膀胱癌、前列腺癌、肾癌及头颈部癌等。

【用法用量】 口服:成人给药,每日 600~1 200mg,分 2~4 次服用,总量 20~40g 为 1 个疗程。儿童每日 16~24mg/kg,分 4 次服用。静脉滴注,每次 15~20mg/kg(或 800~1 000mg),溶于 5%葡萄糖注射液或 0.9%氯化钠注射液 500ml 中,静脉滴注,每日 1 次,总量 20~40g 为 1 个疗程。使用本药栓剂,每次 500~1 000mg,每日 1 次,总量 20~40g 为 1 个疗程。

【剂型规格】 替加氟片剂:50mg;100mg。替加氟胶囊剂:

100mg;200mg。替加氟注射液:5ml：200mg。注射用替加氟:
200mg。替加氟栓剂:500mg;750mg。

【不良反应】

(1)血液:骨髓抑制程度较轻,可有白细胞和血小板减少。

(2)消化系统:少数患者有恶心、呕吐、腹痛、腹泻及肝功能
改变。

(3)神经系统:可有头痛、眩晕、共济失调、精神状态改变等。

(4)皮肤:可有皮肤瘙痒、色素沉着、黏膜炎。

(5)其他:可有乏力、寒战、发热等。注射部位有静脉炎、肿胀
和疼痛。

【禁用慎用】 孕妇及哺乳期妇女、肝肾功能不全者慎用。

【药物相互作用】 与磺胺药、氯霉素、氨基比林同用,可加重
骨髓抑制。与糖皮质激素类药合用,可增强免疫系统的抑制作
用。使用本药时接种活疫苗(如轮状病毒疫苗),将增加活疫苗感
染的风险。

【特别提示】

(1)忌与酸性药物配伍。应避免与含钙、镁离子的药物合用。

(2)注射用替加氟遇冷时析出结晶,可待温热溶解后摇匀
使用。

(3)餐后服用本药可减轻胃肠道反应。轻度胃肠道反应可对
症处理,不必停药;反应严重则需减量或停药。

(4)若出现骨髓抑制,轻者对症处理,重者需减量,必要时
停药。

(5)用药期间应定期检查肝肾功能及白细胞、血小板计数。

卡莫氟 Carmofor

【其他名称】 孚贝、嘧福禄。

【药代动力学】 本品口服后能在体内经多种途径代谢,逐渐

释放出 5-氟尿嘧啶,并能较长时间维持氟尿嘧啶于有效的血药浓度范围内,达峰时间(Tmax)2～4 小时,肝、肾及胃壁浓度较高,主要由尿排出。

【适应证】 主要用于消化道癌(食管癌、胃癌、结肠癌、直肠癌),乳腺癌亦有效。

【用法用量】 口服:成人每次 200mg,每日 3～4 次;或按体表面积每日 140mg/m²,分 3 次口服。联合化疗,每次 200mg,每日 3 次。

【剂型规格】 卡莫氟片:50mg。

【不良反应】 血液系统偶见白细胞、血小板减少。神经系统偶见言语、步行及意识障碍、锥体外系反应等。消化道反应有恶心、呕吐、腹痛、腹泻,罕见消化道溃疡。肝肾功能异常,有时出现胸痛、ECG 异常。其他有皮疹、发热、水肿等。

【禁用慎用】 对本品过敏者禁用。

【药物相互作用】 与其他细胞毒药物联用时,本品剂量应酌情减少。

【特别提示】

(1)骨髓功能低、肝肾功能不全、营养不良者及孕妇慎用。

(2)服药后避免摄入酒精性饮料。

(3)用药期间定期检查白细胞、血小板,若出现骨髓抑制,应酌情减量或停药。

替加氟-尿嘧啶 Tegafur-Uracil

【其他名称】 呋喃氟尿嘧啶-尿嘧啶、复方喃氟啶、复方替加氟、优福定。

【药代动力学】 尿嘧啶可阻断替加氟的降解作用,特异性地提高肿瘤组织中氟尿嘧啶及其活性代谢产物的浓度。当替加氟与尿嘧啶以 1∶4 配比时,氟尿嘧啶在肿瘤和血液中的浓度比值最大。

【适应证】 主要用于消化系统肿瘤如胃癌、结肠直肠癌，也用于乳腺癌、甲状腺癌等。目前将本药与丝裂霉素联合应用治疗晚期胃癌，有报道有效率可达 54.3%～56.9%，为我国和日本广泛应用的方案。本药与多柔比星、平阳霉素联合应用治疗食管癌也有一定疗效。

【用法用量】 成人口服给药。片剂：每次 2～3 片，每日 3～4 次，总量 400～600 片为 1 个疗程。胶囊：每次 1～2 粒，每日 3～4 次。

【剂型规格】 替加氟-尿嘧啶片：每片含替加氟 50mg，尿嘧啶 112mg。替加氟-尿嘧啶胶囊：每粒含替加氟 100mg，尿嘧啶 224mg。

【不良反应】 主要为胃肠道反应及骨髓抑制。胃肠道反应主要表现为食欲缺乏、恶心、呕吐、腹泻、口腔炎，一般较替加氟症状略重。对血常规影响轻微。少数患者出现乏力、头晕、头痛、瘙痒、皮炎、色素沉着、脱发和肝功能损害。

【禁用慎用】 替加氟或氟尿嘧啶过敏者禁用。肝、肾功能不全者慎用。

【药物相互作用】 使用替加氟期间接种活疫苗（如轮状病毒疫苗），将增加活疫苗感染的风险。

【特别提示】 用药期间应定期检查血常规及肝肾功能。

卡培他滨 Capecitabine

【其他名称】 希罗达。

【药代动力学】 口服后迅速完全转化为 5′-DFCR 和 5′-DFUR，半衰期为 0.5～1 小时。与血浆蛋白结合率低，大部分从尿中排出。

【适应证】

(1)结肠癌辅助化疗:卡培他滨适用于 Dukes'C 期、原发肿瘤根治术后、适于接受氟嘧啶类药物单独治疗的结肠癌患者的单药辅助治疗。其治疗的无病生存期(DFS)不亚于 5-氟尿嘧啶和甲酰四氢叶酸联合方案(5-FU/LV)。卡培他滨单药或与其他药物联合化疗均不能延长总生存期(OS),但已有试验数据表明在联合化疗方案中卡培他滨可较 5-FU/LV 改善无病生存期。医师在开具处方使用卡培他滨单药对 Dukes'C 期结肠癌进行辅助治疗时,可参考以上研究结果。用于支持该适应证的数据来自国外临床研究。

(2)结直肠癌:卡培他滨单药或与奥沙利铂联合(XELOX)适用于转移性结直肠癌的一线治疗。

(3)乳腺癌联合化疗:卡培他滨可与多西紫杉醇联合用于治疗含蒽环类药物方案化疗失败的转移性乳腺癌。

(4)乳腺癌单药化疗:卡培他滨亦可单独用于治疗对紫杉醇及含蒽环类药物化疗方案均耐药或对紫杉醇耐药和不能再使用蒽环类药物治疗(如已经接受了累积剂量 $400mg/m^2$ 阿霉素或阿霉素同类物)的转移性乳腺癌患者。耐药的定义为治疗期间疾病继续进展(有或无初始缓解),或完成含有蒽环类药物的辅助化疗后 6 个月内复发。

(5)胃癌:卡培他滨适用于不能手术的晚期或者转移性胃癌的一线治疗。

【用法用量】 卡培他滨的推荐剂量为 $1250mg/m^2$,每日 2 次口服(早晚各 1 次,等于每日总剂量 $2500mg/m^2$),治疗 2 周后停药 1 周,3 周为 1 个疗程。卡培他滨片剂应在餐后 30 分钟内用水吞服。在与多西紫杉醇联合使用时,卡培他滨的推荐剂量为 $1250mg/m^2$,每日 2 次,治疗 2 周后停药 1 周,与之联用的多西紫杉醇推荐剂量为 $75mg/m^2$,每 3 周 1 次,静脉滴注 1 小时。根据多西紫杉醇的说明书,在对接受卡培他滨和多西紫杉醇联合化疗的患者使用多西紫杉醇前,应常规应用一些化疗辅助药物。与奥沙利铂联合使用时,在对患者给予奥沙利铂(剂量为 130mg/m²,静脉输注 2 小时)后的当日即可开始卡培他滨的治疗,剂量为 1 000mg/m²,每日 2 次,治疗 2 周后停药 1 周。

【剂型规格】　卡培他滨片:0.15g;0.5g。

【不良反应】　腹泻、恶心、呕吐、口炎、腹痛、胃肠动力紊乱、便秘、口腔不适、上消化道炎症性疾病、胃肠道出血、肠梗阻、手足综合征、皮炎、皮肤脱色、指甲病变、脱发、疲劳、虚弱、发热、水肿、胸痛、感觉异常、头痛、头昏、失眠、味觉紊乱、食欲下降、脱水、眼部刺激、视觉异常、呼吸困难、咳嗽、咽部疾病、鼻出血、咽喉痛、背痛、关节痛、静脉栓塞、情绪改变、抑郁、感染、梅毒、中性粒细胞减少、血小板减少、贫血、高胆红素血症。

【禁用慎用】　对本品或其任何成分过敏者,对氟尿嘧啶有严重的、未预期反应患者或已知对氟尿嘧啶过敏者,二氢嘧啶脱氢酶(DPD)缺陷者,与索立夫定或其同型物(如溴夫定)同用,严重肾功能损害者,妊娠及哺乳期妇女禁用。

【药物相互作用】

(1)香豆素类抗凝药:在使用卡培他滨并伴随华法林及苯丙香豆素等香豆素衍生物类抗凝药治疗的患者中,已有凝血指标改变和/或出血的报道。这些情况发生于卡培他滨治疗后数日至数月内,一些患者出现在卡培他滨停用 1 个月内。在一项药物相互作用的研究中,单次服用 20mg 华法林后给予卡培他滨治疗,S-华法林的平均 AUC 增加 57%,INR 增加 91%。对使用卡培他滨同时口服香豆素类衍生物抗凝药的患者,应常规监测其抗凝参数(INR 或 PT),并相应调整抗凝药的剂量。

(2)细胞色素 P-4502C9 底物:卡培他滨与其他已知细胞色素 P-4502C9 代谢药物间的相互作用尚未进行正式研究。卡培他滨应慎与此类药物同用。

(3)苯妥英钠：据报道,卡培他滨和苯妥英钠同时服用会增加苯妥英钠的血浆浓度。尚未进行卡培他滨与苯妥英钠药物相互作用的正式研究,但推测相互作用的机制可能为卡培他滨抑制CYP2C9 同工酶(见香豆素类抗凝药)。对使用卡培他滨同时服用苯妥英钠的患者,应常规监测苯妥英钠的血浆浓度。

(4)药物-食物相互作用：在所有的临床试验中都指导患者在餐后 30 分钟内服用卡培他滨。现有的安全性和疗效资料都是基于与食物一同服用,因此建议卡培他滨与食物一同服用。

(5)制酸药：在恶性肿瘤患者中研究了一种含氢氧化铝和氢氧化镁的制酸药(Maalox)对卡培他滨药代动力学的影响。卡培他滨及其一种代谢产物($5'$-DFCR)的血浆浓度轻微增加,对 3 种主要代谢产物($5'$-DFUR、5-FU 和 FBAL)没有影响。

(6)甲酰四氢叶酸(亚叶酸)：在恶性肿瘤患者中研究了甲酰四氢叶酸对卡培他滨药代动力学的影响,结果显示其对卡培他滨及其代谢产物的药代动力学无影响。但甲酰四氢叶酸对卡培他滨的药效学有影响,且可能增加卡培他滨的毒性。

(7)索立夫定及其类似物：文献显示,由于索立夫定对二氢嘧啶脱氢酶的抑制作用,索立夫定与 5-氟尿嘧啶药物间存在显著的临床相互作用。这种相互作用导致氟嘧啶毒性升高,有致死的可能。因此,卡培他滨不应与索立夫定及其类似物(如溴夫定)同时给药。在结束索立夫定及其类似物治疗(如溴夫定)到开始卡培他滨治疗之间必须有至少 4 周的等待期。

(8)奥沙利铂：奥沙利铂与卡培他滨联合用药时(伴有或不伴有贝伐单抗),卡培他滨或其代谢物,游离铂或总铂的暴露量无临床上显著差异。

(9)贝伐单抗：贝伐单抗对卡培他滨或其代谢物的药代动力学参数无显著临床意义的影响。

【特别提示】 注意手足综合征,如果出现 2 度或 3 度手足综合征应中断用药,发生 3 度手足综合征后再使用时本品剂量应降低。肾功能不全患者需调整剂量。与华法林同用应监测抗凝反应。与苯妥英钠同用应监测苯妥英钠水平。

巯嘌呤　Mercaptopurine

【其他名称】 6-巯基嘌呤、乐疾宁、巯基嘌呤。

【药代动力学】 口服吸收不规则,平均吸收率约为 50%,食物可减少本药的吸收。分布于全身各组织,少量药物可进入脑脊液,血浆蛋白结合率约为 20%。静脉注射后,半衰期约为 90 分钟,约 50% 经代谢后在 24 小时内迅速经肾脏排泄。

【适应证】 主要用于急性白血病的维持治疗,也曾用于治疗绒毛膜上皮癌、恶性葡萄胎、恶性淋巴瘤,国外也试用于克罗恩病等免疫性疾病。

【用法用量】

(1)成人口服给药:①急性白血病维持治疗。每日 1.5～2.5mg/kg(或 50～100mg/m^2),每日 1 次或分次服用。②绒毛膜上皮癌。每日 6～6.5mg/kg,分 2 次服用,连用 10 日为 1 个疗程,间歇 3～4 周后可重复。

(2)儿童口服给药:每日 1.5～2.5mg/kg(或 50mg/m^2),每日 1 次或分次服用。

【剂型规格】 巯嘌呤片:25mg;50mg;100mg。

【不良反应】

(1)血液:较常见骨髓抑制,白细胞及血小板减少常出现于服药后的 5～6 日,停药后还可持续 1 周左右。

(2)肝:可见胆汁淤积性黄疸及其他肝功能异常。

(3)胃肠道:可有恶心、呕吐、腹泻、食欲减退等,但较少见。

(4)泌尿生殖系统:可有血尿酸增高,甚至可导致尿酸性肾病,多见于白血病治疗初期。

(5)呼吸系统:少见间质性肺炎及肺纤维化。

(6)其他:可有脱发、皮疹等。

【禁用慎用】 对本药高度过敏者及孕妇、有骨髓抑制或严重感染者、肝功能不全者或胆管疾病患者、有痛风或尿酸盐肾结石病史者、4～6周内接受过化疗或放疗的患者慎用。

【药物相互作用】

(1)别嘌醇、甲氨蝶呤可抑制黄嘌呤氧化酶,抑制本药的代谢,从而明显增加本药的毒性。

(2)巴沙拉嗪、美沙拉秦、奥沙拉秦、柳氮磺吡啶可抑制硫嘌呤甲基转移酶,从而增加本药的毒性。

(3)紫草、金不换、并头草属、缬草合用时,可导致血氨基转移酶升高。

(4)桉树、卡法根、薄荷等药物本身可能有肝毒性,应避免与本药合用。

(5)可能通过诱导肝微粒体酶对香草醛、华法林的代谢,而降低抗凝疗效。

(6)用药时接种活疫苗(如轮状病毒疫苗),将增加活疫苗感染的风险。

【特别提示】

(1)有效剂量和耐受性个体差异较大,用量应个体化。

(2)应适当增加患者液体摄入量、碱化尿液,必要时合用别嘌醇以防止血尿酸增高及尿酸性肾病的发生。如合用别嘌醇,本药剂量应减至常规剂量的1/4～1/3。

(3)肝、肾功能不全时,本药的代谢及清除均减慢,应调整给药剂量。对缺乏TPMT的患者,本药剂量应减少10%。如患者同时进行放疗,本药也应减量。

(4)由于本药作用有延迟性,故在治疗过疗程中如出现白细胞减少、血小板减少、贫血、出血或黄疸等征象时,应立即停药。如停药后 2～3 日细胞计数保持平稳或有所上升,则恢复用药(用量为原剂量的 1/2)。

(5)用药期间应密切监测肝、肾功能,1 周检查血常规 1～2次,血细胞在短期内急骤下降者应每日观察血常规,必要时应做骨髓检查。

硫鸟嘌呤　Tioguanine

【其他名称】　6-硫鸟嘌呤。

【药代动力学】　口服后吸收不完全,约 30% 。本品的活化及分解过程均在肝脏内进行,经甲基化作用转为氨甲基巯嘌呤或经脱氨作用转为巯嘌呤而失去活性,但灭活的代谢过程与黄嘌呤氧化酶无关,因而服用别嘌呤醇对本品的代谢并无明显的抑制作用。每次口服,40% 的药物在 24 小时内以代谢产物形式经尿液排出,尿中仅能测出微量的硫鸟嘌呤。

【适应证】　急性淋巴细胞白血病及急性非淋巴细胞白血病的诱导缓解期及继续治疗期,慢性粒细胞白血病的慢性期及急变期。

【用法用量】　口服:成人初始每日 2mg/kg 或每日 100mg/m^2,每日 1 次或分次服,如 4 周后临床未见改进,白细胞未见抑制,可将剂量增至每日 3mg/kg。维持量,每日 2～3mg/kg 或每日 100mg/m^2。儿童每日 2.5mg/kg,分 1～2 次服。

【剂型规格】　硫鸟嘌呤片:25mg;50mg;100mg。

【不良反应】　骨髓抑制,白细胞减少,血小板减少,恶心,呕吐,食欲减退,肝功能损害,黄疸,高尿酸血症,尿酸性肾病,睾丸或卵巢功能抑制,闭经或精子缺乏。

【禁用慎用】　妊娠初期 3 个月内妇女禁用。哺乳期妇女慎用。

【药物相互作用】 本品有增加血尿酸含量的作用,因而与抗痛风药物同时使用时,须调节抗痛风药的剂量,以控制高尿酸症及痛风。本品与其他对骨髓有抑制的抗肿瘤药或放射治疗合并使用时,会增强本品的效应,因而须考虑调节本品的剂量与疗程。

【特别提示】 老年患者耐受性较差,用药时需加强支持疗法。明显骨髓抑制、肝肾损害、胆管疾病患者,有痛风病史、尿酸盐结石病史者,以及 4～6 周内已接受过细胞毒药物或放疗者慎用。注意检查血常规和肝肾功能。

羟基脲 Hydroxycarbamide

【其他名称】 硫酸羟脲、氨甲酰基脲、氨甲酰羟基脲。

【药代动力学】 口服给药吸收良好。无论口服或静脉注射给药,血中药物浓度均在 1～2 小时内很快达到高峰,然后迅速下降。24 小时已不能测出。$t_{1/2}$ 为 1.5～5 小时,本品在肝肾中代谢形成尿素,由尿中排出。12 小时排出 80%。

【适应证】 慢性粒细胞白血病(CML)、黑色素瘤、肾癌、头颈部癌、联合放疗治疗头颈部及宫颈鳞癌。

【用法用量】 口服:常规用药,每日 20～60mg/kg,每周 2 次,连续 6 周为 1 个疗程。头颈部癌、宫颈鳞癌等,每次 80mg/kg,间隔 3 日 1 次,须与放疗合用。

【剂型规格】 胶囊:400mg。片:500mg。

【不良反应】 骨髓抑制,白细胞和血小板减少,胃肠道反应,致睾丸萎缩和致畸胎,中枢神经系统症状,脱发,药物性发热。

【禁用慎用】 对本品过敏者、严重骨髓抑制者、严重肝肾功能损害者、水痘、带状疱疹及各种严重感染者、妊娠及哺乳期妇女禁用。严重贫血未纠正前、骨髓抑制、肾功能不全、痛风、尿酸盐结石史等慎用。

【药物相互作用】 由于本品有可能提高服用者血尿酸的浓

度,因此与别嘌醇、秋水仙碱、丙磺舒等合用治疗痛风时,必须调节上述痛风药物剂量,以控制痛风病变及血尿酸的浓度。本品与别嘌醇合用时能预防并逆转本品所致的高尿酸血症。

【特别提示】 本品可抑制免疫功能,用药期间避免接种病毒疫苗。服用本品时应适当增加液体的摄入量,以增加尿量及尿酸的排泄。定期监测白细胞、血小板及血中尿素氮、尿酸、肌酐浓度。老年患者应适当减少剂量。

阿糖胞苷 Cytarabine

【其他名称】 赛德萨 Ara-C,CYTOSAR。

【药代动力学】 本品口服吸收少,且易在消化系统内脱氨失活。静脉注射后迅速从血中消失,$t_{1/2}$ 为 3~15 分钟,消除相的 $t_{1/2}$ 为 2~3 小时,药物在体内主要在肝中由脱氨酶催化脱氨,转变为无活性的阿糖尿苷。24 日后从尿中排出 70%~90%,主要为代谢物。静脉滴注药物可通过血脑屏障,脑脊液浓度为血浆中的 40%,因脑脊液中脱氨酶含量低,其 $t_{1/2}$ 长达 2~11 小时。

【适应证】 急性非淋巴细胞白血病的诱导缓解和维持治疗,急性淋巴细胞性白血病,慢性髓细胞性白血病(急变期),联合用药治疗儿童非霍奇金病。单独或与其他药物联合治疗高危白血病,难治性和复发性急性白血病,鞘内应用可预防或治疗脑膜白血病。

【用法用量】

(1)成人诱导缓解:①低剂量化疗,每日 $200mg/m^2$,持续静脉输入 5 日(120 小时),总剂量 $1g/m^2$,2 周重复 1 次,需要根据血常规反应做调整。②高剂量化疗,每次 $2g/m^2$,12 小时 1 次,输入时间 >3 小时,第 1~6 日给药,即 12 次;或者每次 $3g/m^2$,12 小时 1 次,输入时间 >1 小时,第 1~6 日给药,即 12 次;或者每

次 $3g/m^2$，每 12 小时 1 次，输入时间＞75 分钟，第 1～6 日给药，即 12 次。③联合化疗，每日 $100mg/m^2$，持续静脉注射，第1～7日给药。④巩固治疗，对诱导方案做适当调整，疗程间歇时间较诱导阶段延长。

（2）儿童：诱导及巩固治疗参照成人剂量计算，可根据儿童年龄、体重、体表面积等因素做相应调整。

（3）脑膜白血病的鞘内应用：每次 5～$75mg/m^2$，每日 1 次，连续 4 日或每隔 4 日 1 次。最常用方法是 $30mg/m^2$，4 日 1 次，直至脑脊液检查正常，再给予 1 个疗程治疗。本品鞘内注射作为防治脑膜白血病的第二线药物，联合应用地塞米松 5mg，如为预防性则每4～8周1次。

【剂型规格】 注射用阿糖胞苷：50mg，0.1g，0.5g。阿糖胞苷注射液：1ml：0.1g；5ml：0.5g；10ml：1g。

【不良反应】 贫血，白细胞减少，血小板减少，巨幼红细胞增多，网状红细胞减少，高尿酸血症，尿酸性肾病；最常见厌食，恶心，呕吐，腹泻，肝功能异常，发热，皮疹，血栓性静脉炎，口腔或肛周炎症或溃疡；较少见脓毒血症，注射部位蜂窝织炎，皮肤溃疡，尿潴留，肾功能不全，神经炎，神经毒，咽痛，食管溃疡，胸痛，头痛，荨麻疹，肺炎，腹痛，雀斑，黄疸，结膜炎，眩晕，脱发，过敏，瘙痒，呼吸困难。大剂量治疗时可能出现可逆性的角膜毒性和出血性结膜炎，大、小脑功能失调，性格改变，嗜睡和昏迷，严重的胃肠道溃疡，小肠积气囊肿导致的腹膜炎，肝脓肿，肝脏损害伴高胆红素血症，肠坏死，坏死性结肠炎，神经病变，心肌病变，肺水肿，脱发。本品综合征通常发生于用药后 6～12 小时，主要表现为发热、肌痛、骨痛，偶尔胸痛、斑丘疹、咽痛、结膜炎等。

【禁用慎用】 对本品过敏者、妊娠及哺乳期妇女、严重肝肾功能损害者禁用。骨髓抑制、白细胞及血小板显著减低、肝肾功能不全、胆管疾患者、痛风病史、尿酸盐肾结石病史、近期接受过细胞毒药物或放疗者慎用。

【药物相互作用】　四氢尿苷可抑制脱氨酶,延长本品血浆半衰期,提高血中浓度,起增效作用。使用胞苷也有类似增效作用。本品可使细胞部分同步化,继续应用柔红霉素、阿霉素、环磷酰胺及亚硝脲类药物可以增效。在用药后6～8小时,再用6-MP可加强对粒细胞白血病的疗效。

【特别提示】　本品可引起ALT、血及尿中尿酸量增高。用药期间定期检查血常规、骨髓涂片、肝肾功能。应用本品时,宜适当增加患者的液体摄入量,使尿液保持碱性。鞘内注射不用含苯甲醇的稀释液,可用不含防腐剂的氯化钠注射液配置并立即使用。

吉西他滨　Gemcitabine

【其他名称】　双氟脱氧胞苷、健择。

【药代动力学】　本品 $t_{1/2}$ 为32～94分钟。每周用药1次无蓄积。本品在体内由胞苷脱氧酶在肝脏、肾脏、血液和其他组织中快速代谢。主要由肾脏排泄,其中原形不超过10%。

【适应证】　局部晚期或已转移的非小细胞肺癌,局部晚期或已转移的胰腺癌。

【用法用量】　成人严格静脉途径给药。

(1)非小细胞肺癌:单药,每次 $1g/m^2$,静脉滴注30分钟,每周1次,连续治疗3周,休息1周,每4周重复;联合用药(联合顺铂)三周疗法,每次 $1.25g/m^2$,静脉滴注30分钟,第1、8日给药,休息1周;四周疗法,每次 $1g/m^2$,静脉滴注30分钟,第1、8、15日给药,休息1周。

(2)晚期胰腺癌:每次 $1g/m^2$,静脉滴注30分钟,每周1次,连续治疗7周,休息1周,以后每周1次,连续治疗3周,休息1周。

【剂型规格】　注射用盐酸吉西他滨:0.2g;1g。

【不良反应】 贫血,白细胞降低,血小板减少,中性粒细胞减少,周围性血管炎,坏疽,AST 升高,ALT 升高,碱性磷酸酶升高,恶心,呕吐,腹泻,口腔黏膜炎,咳嗽,鼻炎,呼吸困难,肺水肿,间质性肺炎,支气管痉挛,成人呼吸窘迫综合征(ARDS);轻度蛋白尿,血尿,皮疹,瘙痒,脱皮,水疱,溃疡,低血压,心肌梗死,充血性心力衰竭,心律失常,水肿,脱发,流感样症状,发热,头痛,背痛,寒战,肌痛,乏力,厌食,不适,出汗,失眠,嗜睡。

【禁用慎用】 对本品高度过敏者禁用,禁止联用放疗,严重肾功能不全的患者禁忌联用顺铂,妊娠及哺乳期妇女禁用。骨髓功能受损的患者、肝功能不全的患者慎用。

【药物相互作用】 与其他抗肿瘤药物配伍进行联合化疗或序贯化疗时,应考虑对骨髓抑制作用的蓄积。

【特别提示】

(1)联合用药时注意骨髓毒性。证实有骨髓抑制时,应暂停化疗或者修改治疗方案。

(2)已经出现肝脏转移或既往有肝炎、酗酒或肝硬化病史的患者应用本品可能会使潜在的肝功能不全恶化。

(3)肾功能不全时应定期进行实验室检查。

(4)若有微血管病性溶血性贫血的表现应立即停药。

(5)定期进行血液学、肝肾功能检查。

(6)用药期间禁止驾驶和操作机器。

(7)推荐 0.9%氯化钠注射液为唯一溶剂,避免与其他药物混合配置,稀释后药物浓度不超过 40mg/ml。

氟达拉滨 Fludarabine

【其他名称】 福达华、依达福。

【药代动力学】 氟达拉滨(2F-ara-A)在 B 细胞性慢性淋巴细胞白血病(CLL)和恶性淋巴瘤(Lg-NHL)患者中显示出相似的

药代动力学特点。磷酸氟达拉滨抑制造血的细胞毒性呈剂量依赖性。静脉注射及口服磷酸氟达拉滨后,2F-ara-A 血浆浓度和血浆浓度时间曲线下面积(AUC)增加均与药物剂量呈线性关系,而半衰期、血浆清除率和分布容积保持不变,与提示有剂量线性关系的药物剂量无关。2F-ara-A 主要靠肾脏排出,静脉注射剂量的40％～60％通过尿液排出。

三磷酸氟达拉滨细胞内药代动力学。2F-ara-ATP 是细胞内主要的代谢产物,也是目前已知的唯一有细胞毒作用的代谢产物。CLL 患者白血病淋巴细胞中的 2F-ara-ATP 浓度达峰中位时间是 4 小时,峰浓度差异显著,中位值约为 $20\mu m$。2F-ara-ATP 从靶细胞清除的中位半衰期是 15～23 小时。

【适应证】　B 细胞性慢性淋巴细胞白血病患者接受过至少一个标准的含烷化剂方案的治疗,且在治疗期间或其后病情没有改善或仍持续进展。

【用法用量】　静脉注射:成人每日 $25mg/m^2$,连续 5 日,28 日为 1 个周期,每个小瓶用 2ml 注射用水配制成 25mg/ml 的溶液,将所需剂量抽入注射器内;如果静脉注射,需再用 0.9％氯化钠注射液 10ml 稀释;如果静脉输注,需再用 0.9％氯化钠注射液 100ml 稀释,输注时间 30 分钟。口服:每次 $40mg/m^2$,每日 1 次,连续 5 日,28 日为 1 个周期,须以水吞服。

【剂型规格】　片剂:10mg。注射用磷酸氟达拉滨:50mg。

【不良反应】　骨髓抑制,白细胞减少,血小板减少,贫血,肺炎,咳嗽,发热,疲倦,虚弱,恶心,呕吐,腹泻,胃肠道出血,丙氨酸氨基转移酶(ALT)及天冬氨酸氨基转移酶(AST)异常,寒战,水肿,周围神经病变,意识模糊,视力障碍,食欲减退,黏膜炎,口腔炎,皮疹,严重的机会性感染。

【禁用慎用】　对本品或其所含成分过敏者,肌酐清除率<30 ml/min 的肾功能不全者,失代偿性溶血性贫血者,妊娠及哺乳期

妇女禁用。健康状况差的患者,如严重骨髓功能障碍、免疫缺陷或有机会性感染病史的患者、儿童及老年人(75 岁以上)慎用。

【药物相互作用】 合用喷司他汀治疗时,出现致命性肺毒性,不推荐合并使用喷司他汀。氟达拉滨的治疗效果会被双嘧达莫,以及其他腺苷吸收抑制药所减弱。

【特别提示】 注意本品引起的神经毒性、骨髓抑制、输血相关的移植物抗宿主病、疾病进展及转化、既往的皮肤癌病变加重、肿瘤溶解综合征、自身免疫现象、肾功能减低。有生育能力的男性或女性在治疗期间及治疗后 6 个月须采取避孕措施。治疗期间或治疗后避免接种活疫苗。再次使用本品单一疗法很可能对初次使用其治疗有效的患者仍然有效,对本品耐药的患者对苯丁酸氮芥也可表现出耐药。

接受本品治疗的患者需要输血时只能使用被照射过的血液。

第三章　作用于核酸转录和阻止 RNA 合成的药物

一、药物概述

此类药物属于细胞周期非特异性药,主要通过嵌入 DNA 干扰 RNA 转录发挥作用。例如,放线菌素 D 能嵌入到 DNA 双螺旋链中相邻的鸟嘌呤和胞嘧啶(G-C)碱基对之间,与 DNA 结合成复合体,阻碍 RNA 多聚酶的功能,阻止 RNA 特别是 mRNA 的合成,从而妨碍蛋白质合成而抑制肿瘤细胞生长。属周期非特异性药物,但对 G1 期作用较强,且可阻止 G1 向 S 期的转变。柔红霉素与 DNA 碱基对结合,阻止转录过程,抑制 DNA 复制和 RNA 合成。多柔比星(阿霉素,ADM)作用机制同柔红霉素。

二、药物应用

阿柔比星　Aclarubicin

【其他名称】　阿克拉比星、阿克拉鲁比西、阿克拉霉素、阿克拉霉素 A、阿拉霉素、安乐霉素、盐酸阿克拉比星、盐酸阿克拉鲁比西、盐酸阿克拉霉素、盐酸阿克拉霉素 A、盐酸阿拉霉素、盐酸阿柔比星。

【药代动力学】　静脉注射后迅速分布于机体组织,如肾、肝、脾、肺,其中肝中浓度较高,不易透过血-脑脊液屏障。主要在肝中代谢。原形药和糖苷类代谢物在胆汁中排泄较多,在尿中排泄较少;配基类代谢物主要由尿、粪排泄。

【适应证】 主要用于治疗急性白血病、恶性淋巴瘤,对胃癌、肺癌、乳腺癌、卵巢癌也有效。

【用法用量】 用于静脉滴注。实体瘤:每日 $0.8\sim1mg/kg$(常用 40mg),每日 1 次,第 $1\sim2$ 日(或第 $1\sim4$ 日)给药,间隔 21 日可重复使用。急性白血病:每日 $0.4mg/kg$(常用 $10\sim20mg$),7 日为 1 个疗程,间隔 $2\sim3$ 周可重复给药。

【剂型规格】 注射用阿柔比星:6mg;10mg;20mg。

【不良反应】 心律失常(如心动过速、QT 间期延长及 T 波异常),偶有严重者可出现心力衰竭。心脏毒性较多柔比星轻。白细胞、血小板减少或贫血,厌食、恶心、呕吐、口腔炎或腹泻及肝功能损害等。肾功能损害、发热、皮疹、脱发、色素沉着。注射时如漏出血管外,可致局部组织坏死。

【禁用慎用】

(1)禁用:①对本药过敏者。②心功能不全者或有严重心脏病史者。③肝、肾功能不全者。④严重感染者。⑤孕妇。⑥哺乳期妇女。

(2)慎用:①心脏病患者,尤其是有传导异常者。②严重骨髓抑制或骨髓发育不全者。③既往使用多柔比星或柔红霉素曾出现心脏毒性者。

【药物相互作用】 与曲妥珠单抗合用时,将增加心功能不全的发生率和严重性。用药期间不能接种活疫苗。化疗停止至少 3 个月才能接种活疫苗。

【特别提示】 大剂量给药时,应嘱患者多饮水,并碱化尿液,以预防高尿酸血症和尿酸盐沉淀。有刺激性,不能用于肌内注射或皮下注射,静脉注射时勿漏出血管外。总累积量不宜超过

600mg,曾接受过柔红霉素或多柔比星治疗的患者,用药时应注意酌情减量。用药前 24 小时查血常规,如有粒细胞减少应推迟用药。用药期间应监测血常规、心电图及肝肾功能。

安吖啶 Acridinyl

【其他名称】 安沙吖啶、胺苯吖啶、甲磺酸氨吖啶、盐酸安吖啶。

【药代动力学】 口服后吸收慢且差,高峰于 4～6 小时才出现。静脉给药后血浆蛋白结合率为 98%,体内过程呈二室模型,主要经胆汁排泄,不到 20% 以原形经尿液排出。

【适应证】 用于治疗急性白血病(尤其是成人急性非淋巴细胞白血病的诱导缓解及缓解后继续治疗阶段的治疗)和恶性淋巴瘤。可与其他类型的抗急性白血病药物组成联合化疗方案以治疗成人复发性、难治性的急性白血病、慢性非淋巴细胞白血病的急变期。

【用法用量】

(1)成人静脉滴注:急性白血病,每次 $75mg/m^2$,每日 1 次,连用 7 日,最大耐受剂量为 $150mg/m^2$。实体瘤,每次 $75～120mg/m^2$,每 3～4 周 1 次。

(2)儿童静脉滴注:急性白血病,每日 $125～150mg/m^2$,连用 5 日。最大耐受剂量为每日 $150mg/m^2$。

【剂型规格】 注射液:1ml:50mg;1.5ml:75mg。

【不良反应】 骨髓抑制为本药剂量限制性毒性。胃肠道反应。心血管系统可有 T 波改变、心律失常、充血性心力衰竭等。心律失常多发生于伴有低钾血症或既往用过蒽环类药物的患者,偶有严重致死者。血胆红素增高,丙氨酸氨基转移酶轻度升高,少数患者出现严重肝功能损害。神经系统可有感觉异常、头痛、头晕。少见癫痫发作。常见脱发,可见皮疹。较少出现过敏反应及注射局部静脉炎。药液外漏可引起周围组织坏死。

【禁用慎用】 对本药过敏者禁用。有骨髓抑制者,肝、肾功能不全者,患有神经系统疾病者,心律失常或心肌病患者,曾大量使用过化疗药物者,孕妇及哺乳妇女慎用。

【药物相互作用】 圣约翰草中的金丝桃素可能会拮抗拓扑异构酶Ⅱ的效应,降低本药的疗效,故最好避免合用圣约翰草。不会增加多柔比星的心脏毒性。

【特别提示】

(1)在使用前,应先纠正低钾血症等电解质紊乱。

(2)不能与含有氯离子的溶液配伍,否则易产生沉淀。

(3)给药时要避免皮肤或黏膜接触药液,并注意防止药液漏出血管外。

(4)使用前先将本药注入含有乳酸的稀释液中稀释,再用5%葡萄糖注射液500ml稀释后静脉滴注1～1.5小时。吸取未稀释液时不要使用塑料注射器,最好用玻璃注射器。

(5)当出现严重的骨髓抑制、心律失常及其他不良反应时,应立即停药,并积极对症治疗。

(6)使用时禁止接种活疫苗,处于缓解期的白血病患者化疗结束后间隔至少3个月才能接种活疫苗。

(7)用药期间应密切观察血常规、血小板计数、血电解质,以及肝、肾功能等。

吡柔比星 Pirarubicin

【其他名称】 阿克拉霉素B、吡喃阿霉素、盐酸阿克拉霉素B、盐酸吡喃阿霉素、盐酸吡柔比星。

【药代动力学】 静脉给药分布较快,静脉注射$30mg/m^2$,6～8小时后的血浆浓度约为$11ng/ml$。半衰期三相分别为0.89分钟、0.46小时、14.2小时。主要在肝脏代谢,通过胆汁从粪便排泄,给药 48 小时后经胆管排出 20%,经肾脏排出 9%。

【适应证】 常用于治疗恶性淋巴瘤、急性白血病、乳腺癌、头颈部癌、胃癌、泌尿生殖系统肿瘤(膀胱癌、输尿管癌、肾盂癌、卵巢癌、宫颈癌)、非小细胞肺癌等。

【用法用量】

(1)静脉注射:①每次 $25\sim40mg/m^2$,每 3～4 周 1 次。②每次 $7\sim20mg/m^2$,每日 1 次,连用 5 日,每3～4 周重复给药。③每次 $15\sim20mg/m^2$,每周 1 次,连用 2 周,每 4 周重复。④每次 $20mg/m^2$,每日 1 次,连用 2 日,每 3～4 周重复。⑤每次 $7\sim14mg/m^2$,每日 1 次,连用 3 日,每 3～4 周重复。

(2)动脉注射:每次 $7\sim20mg/m^2$,每日 1 次,连用 5～7 日;或每次 $14\sim25mg/m^2$,每周 1 次。

(3)膀胱注射:每次 $15\sim30mg/m^2$,浓度 $500\sim1000\mu g/ml$,经导尿管注入膀胱,保留 1～2 小时,每周 3 次为 1 个疗程,可重复 2～3 个疗程。

【剂型规格】 注射用吡柔比星:5mg;10mg;20mg。

【不良反应】 心脏毒性较多柔比星低,为剂量限制性毒性。骨髓抑制为剂量限制性毒性。消化系统可有厌食、恶心、呕吐、口腔炎和腹泻,也可有肝功能损害。泌尿生殖系统可有肾功能损害,膀胱灌注可出现尿频、尿痛、血尿,甚至膀胱萎缩等。神经系统可有头痛、头晕、麻木感。其他有乏力、发热、色素沉着、皮疹,脱发较轻。静脉给药可引起静脉炎,药液外漏可引起局部炎症或坏死。

【禁用慎用】

(1)禁用:①对本药或多柔比星过敏者。②严重器质性心脏病或心功能异常患者。③孕妇。④哺乳期妇女。⑤育龄期妇女。⑥放疗或化疗致骨髓抑制者。⑦曾使用足量蒽环类抗生素治疗者。

(2)慎用:①感染患者。②水痘患者。③6 个月内接受过蒽环霉素治疗者。④冠状动脉疾病、心肌梗死等患者。⑤有纵隔、心包放疗史者。⑥肝脏疾病患者。⑦对多柔比星过敏者。⑧老年患者。

【药物相互作用】 与其他抗肿瘤药如阿糖胞嘧啶、环磷酰胺、6-巯嘌呤、氨甲蝶呤、5-氟尿嘧啶、顺铂合用抗癌作用增强。接受化疗期间禁止接种活疫苗。本品为多柔比星异构体,故应注意同时并用与多柔比星存在着相互作用的药物反应。

【特别提示】

(1)难溶于 0.9%氯化钠注射液,可先用 5%葡萄糖注射液或注射用水 10ml 溶解。输注时,再用 0.9%氯化钠注射液或 5%葡萄糖注射液 250～500ml 稀释。

(2)不能用于皮下或肌内注射,可静脉注射(速度不应超过 5mg/min)或静脉滴注(滴注时间为 30～60 分钟)给药。动脉给药和膀胱内给药可明显提高疗效。

(3)白细胞和血小板计数分别低于 $3 \times 10^9/L$、$75 \times 10^9/L$ 时,应停用下 1 个疗程。

(4)既往使用过蒽环类抗生素者,应间歇 3～6 个月再使用本药,且应酌情减量。

(5)总累积量可参考多柔比星总累积量。

(6)用药前后及用药时应检查血常规、肝肾功能,监测心电图。

表柔比星 Epirubicin

【其他名称】 表阿霉素、阿表比星、艾达生、表比星、表柔米星、恩得通、海正力星、依路毕。

【药代动力学】 肝清除率较高,90%以上与血浆蛋白结合,不能透过血脑屏障。其 α 相、β 相、γ 相半衰期分别为(3.1±4.8)

分钟、1.3～2.6 小时、20～40 小时,主要经胆管排泄。

【适应证】 主要用于治疗多种急性白血病、恶性淋巴瘤、多发性骨髓瘤、支气管肺癌、乳腺癌、卵巢癌、软组织肉瘤、肾母细胞瘤、膀胱癌、睾丸癌、前列腺癌、食管癌、胃癌、肝癌(包括原发性和转移性肝癌)、胰腺癌、结肠直肠癌及甲状腺髓样癌等多种实体瘤。

【用法用量】

(1)静脉给药:①单药治疗。每次 60～90mg/m² (骨髓造血功能不良者,每次 60～75mg/m²),溶于灭菌注射用水或 0.9%氯化钠注射液 20ml 中,静脉注射 3～5 分钟,通常每 21 日 1 次。也可加入 0.9%氯化钠注射液 100～200ml 静脉滴注。每疗程剂量可 1 次给予,也可均分于 1～3 日内分次给予,或在每个疗程的第1、8 日给予。分次给药和避光静脉滴注可明显减轻不良反应。用于治疗肺癌时,可采用以下大剂量方案给药:未经治疗的小细胞肺癌,每日 120mg/m²,每 3 周 1 次。未经治疗的非小细胞肺癌,每日 135mg/m²,每 3 周 1 次,或每日 45mg/m²,每 3 周的第 1～3日各 1 次。骨髓造血功能不良者:每次 105～120mg/m²。②联合化疗。一般可用单药剂量的 2/3,总剂量不宜超过 700～800mg/m²。

(2)动脉内注射:参见静脉给药。在进行肝动脉插管介入治疗时,可用碘化油混合以增强疗效。

(3)胸腔内注射:每次 50～60mg,可与顺铂同用,但会明显增加胃肠道反应。大多需于用药前静脉给予 5-羟色胺受体抑制药和地塞米松,以避免出现恶心、呕吐。

(4)膀胱内注射:每次 50～60mg。

(5)腹腔内注射:每次 60mg,联合应用顺铂、氟尿嘧啶或丝裂霉素。

中度肾功能不全者无须减量,重度肾功能不全者应酌减剂量。中度肝功能不全者（血胆红素为 $1.4\sim3mg/dl$），剂量应减少 50%；重度肝功能不全者（血胆红素高于 $3mg/dl$），剂量应减少 75%。老年患者的总累积量应减至 $400\sim450mg/m^2$。儿童用量为成人量的 $1/3\sim1/2$。

【剂型规格】 注射用盐酸表柔比星：10mg；50mg。盐酸表柔比星注射液：5ml：10mg。

【不良反应】 心律失常、关节痛、肝功能损害、食欲缺乏、恶心、呕吐、腹泻，较多柔比星轻。黏膜炎、骨髓抑制、脱发，偶见荨麻疹、色素过度沉着、发热、寒战，注射部位可出现静脉炎。

【禁用慎用】

（1）禁用：①对本药及其他蒽环霉素或蒽环类药过敏者。②明显骨髓抑制患者。③近期或既往有心脏疾病者。④已用过蒽环类药（如多柔比星或柔红霉素）达到最大累积剂量的患者。⑤带状疱疹等病毒感染者。⑥严重肝功能不全者。⑦妊娠早期妇女。⑧哺乳期妇女。

（2）慎用：①发热或严重感染者。②心肺或肝肾功能失代偿者。③65 岁以上老年人。④2 岁以下幼儿。⑤对其他蒽环霉素或蒽环类药物过敏者。

【药物相互作用】

（1）与环磷酰胺、氟尿嘧啶、甲氨蝶呤、顺铂等合用，抗癌作用相互协同。但与环磷酰胺、氟尿嘧啶、亚硝脲类、丝裂霉素合用时，可能引起严重的骨髓抑制，合用时应酌减剂量。

（2）与任何可能导致心脏或肝脏功能损害的药物合用，均可能加重心肌或肝功能损害，应避免合用。

（3）与大剂量维生素 C、维生素 E 或辅酶 Q_{10} 合用，可能减轻本药的心脏毒性，并有保护肝脏的作用。

（4）使用本药的同时接种活疫苗，可能增加活疫苗感染的风险性，应谨慎。

（5）纵隔和心包区域的放疗将增加出现心肌病的危险性,故同时进行胸部放疗时,本药须减量。

（6）与头孢菌素类药物可引致沉淀。

【特别提示】

（1）与其他化疗药同用,应避免相互接触或放入同一容器内给药。

（2）与肝素、头孢菌素类药有配伍禁忌。不能长期与碱性溶液接触。不宜与地塞米松或琥珀酸氢化可的松同时静脉滴注。与氨茶碱接触可使溶液变成紫蓝色。

（3）不得肌内注射和鞘内注射,可经由动脉、静脉注射或滴注,也可浆膜腔内或膀胱内给药。更适合于局部给药（如经肝动脉插管或腹腔内给药）。

（4）接触药品时应戴防护手套,皮肤或黏膜接触本药后,应用大量的肥皂水或清水冲洗,眼结膜应用盐水冲洗。

（5）用药时应避光。建议从中心静脉输注。给药后应以 0.9%氯化钠注射液冲洗静脉。药物外渗的处理方法为:局部皮下浸润氢化可的松,之后局部涂倍他米松/庆大霉素软膏,用弹性绷带包扎（前 2 日每 12 小时更换 1 次,然后每 24 小时更换 1 次,直到愈合）。

（6）用药期间应多饮水,用药后可给予止呕药预防胃肠道反应。

（7）用药后 1～2 日可出现尿液红染。

（8）总累积剂量应不超过 $900mg/m^2$。

（9）用药前需全面测定心脏功能。每次用药前检查心电图,每 7～10 日检查周围血常规 1 次,每 1～2 个月检查肝功能 1 次,同时监测肾功能。

多柔比星 Doxorubicin

【其他名称】 阿霉素、阿得里亚霉素、多索柔比星、法唯实、羟基红比霉素、羟基柔红霉素、威力阿奇霉素、亚德里亚霉素。

【药代动力学】 静脉注射后迅速分布于心、肾、肝、脾、肺组织中,不能透过血脑屏障。其三相半衰期分别为 8～25 分钟、1.5～10 小时、24～48 小时。主要在肝脏代谢,经胆汁排泄。

【适应证】 适用于治疗多种恶性肿瘤,包括急性白血病(淋巴细胞性和粒细胞性)、恶性淋巴瘤、乳腺癌、肺癌(小细胞和非小细胞肺癌)、卵巢癌、骨及软组织肉瘤、肾母细胞瘤、神经母细胞瘤、膀胱癌、甲状腺癌、前列腺癌、头颈部鳞癌、睾丸癌、胃癌、肝癌等。

【用法用量】

(1)静脉注射:①单药治疗有两种给药方案。第一种方案,每次 $60～75mg/m^2$(或 $1.2～2.4mg/kg$),缓慢注射,每 3 周 1 次。第二种方案,每周 $20～35mg/m^2$(或 $0.4～0.8mg/kg$),连用 3 周,停 2～3 周后重复。第二种方案的不良反应轻于第一种方案。②联合用药。与其他化疗药联用,本药每次 $30～40mg/m^2$。

(2)膀胱内注射:每次 30～40mg。

(3)胸腔内注射:每次 30～40mg。

(4)肝功能不全时剂量:血清胆红素为 1.2～3mg/dl 时,使用常规剂量的 50%;血胆红素为 3.1～5mg/dl,使用常规剂量的 25%。

儿童静脉注射剂量为成人的 1/2,用法相同。

【剂型规格】 注射用多柔比星:10mg;20mg;50mg。注射用盐酸多柔比星:10mg。

【不良反应】 主要为心脏毒性。常见脱发、骨髓抑制、胃肠道反应。白血病和恶性淋巴瘤患者用药(特别是初次使用)时,肿瘤细胞大量破坏,引起血尿酸增高,可导致关节疼痛及肾功能损害。其他可见静脉炎,个别患者出现荨麻疹、过敏反应、结膜炎、流泪、甲床部位色素沉着,皮肤褶痕、指甲松离。

【禁用慎用】

(1)禁用:①对本药及蒽环类过敏者。②心、肺功能不全者。③明显感染或发热者。④恶病质者。⑤胃肠道梗阻者。⑥明显黄疸或肝功能损害者。⑦水痘或带状疱疹患者。⑧孕妇。⑨哺乳期妇女。⑩水、电解质、酸碱平衡失调者。⑪白细胞计数低于 $3.5 \times 10^9/L$ 或血小板计数低于 $50 \times 10^9/L$ 者。⑫过去曾用过足量多柔比星、柔红霉素或表柔比星者。⑬既往放疗或化疗后造成严重骨髓抑制者。

(2)慎用:①老年患者。②2 岁以下幼儿。③既往有心脏病史者。

【药物相互作用】

(1)与环磷酰胺、氟尿嘧啶、甲氨蝶呤、顺铂及亚硝脲类药物同用,有良好的协同作用,合用时应减少本药剂量。

(2)与链佐星同用,半衰期可延长,因此本药剂量应酌减。

(3)与任何可能导致肝功能损害的药物合用,可增加本药的肝毒性。

(4)与阿糖胞苷同用可导致坏死性结肠炎。

(5)辅酶 Q_{10}、维生素 C、维生素 E 等可清除自由基,从而可降低本药的心脏毒性。

(6)用药期间接种活疫苗,将增加感染活疫苗的危险,故用药期间不能接种活疫苗。化疗停止至少 3 个月才能接种活疫苗。

【特别提示】

(1)与肝素、头孢菌素等有配伍禁忌,建议也不要与其他药物配伍。

(2)不能鞘内注射,可通过浆膜腔内给药和膀胱灌注。当肿瘤已穿透膀胱壁、泌尿道感染或导管插入困难时(如巨大的膀胱内肿瘤),均不能经膀胱灌注给药。

(3)给药时,可用注射用水或 0.9％氯化钠溶液溶解稀释本药。

(4)配制速溶型药液时,在指定区域操作。

(5)配制好的溶液于室温下可保持稳定 48 小时,但通常建议溶液在 2℃～8℃处避光保存,并于 24 小时内使用,多余的药液应弃之不用。

(6)若皮肤或眼睛不慎接触本药,应立即用大量清水、肥皂水或碳酸氢钠溶液冲洗。

(7)注射时如药液漏出血管外,应用 1％次氯酸钠溶液处理(浸泡一夜最佳),然后用水冲洗,所有的清洗材料均应按"高度危险物"处理。

(8)治疗期间应嘱病人多饮水,以减少高尿酸血症的可能。痛风患者用药时,应注意调整别嘌醇等抗痛风药的剂量。

(9)用药后 1～2 日内可出现红色尿,一般在 2 日后消失。

(10)总累积量不宜超过 400mg/m²,以免发生心脏严重不良反应。既往接受过纵隔放疗者,本药的单剂量和总累积量均应酌减。

(11)本药可组成以下联合化疗方案:①霍奇金病。ABVD方案(多柔比星、博来霉素、长春碱和达卡巴嗪)。②乳腺癌。CAF 方案(环磷酰胺、多柔比星和氟尿嘧啶)。③胃癌。FAM 方案(氟尿嘧啶,多柔比星和丝裂霉素)。④急性非淋巴细胞白血病。AC 方案(多柔比星和阿糖胞苷)。⑤急性白血病淋巴母细胞型。诱导缓解,AOP 方案(多柔比星、长春新碱和泼尼松)。⑥卵巢癌、非小细胞肺癌及头颈部癌、膀胱癌等。ACP 方案(多柔比星、环磷酰胺和顺铂)。⑦软组织肉瘤和成骨肉瘤。CY-VA-DIC方案(环磷酰胺、长春新碱、多柔比星和达卡巴嗪)。⑧小细胞肺癌。MACC 方案（甲氨蝶呤、多柔比星、环磷酰胺和洛莫司汀）。

（12）单次药物给予 250mg 和 500mg 是致命的。

（13）用药前后及用药时应当进行心功能测定、心电图监测、超声心动图检查及血清心肌酶学、血常规（每周至少 1 次）、肝肾功能及血尿酸检查。

放线菌素 D　Actinomycin D

【其他名称】　放线菌素、放线菌素 C1、更生霉素、更新霉素、可美净。

【药代动力学】　口服吸收差。静脉注射后迅速分布至各组织，不易透过血脑屏障。半衰期为 36 小时。排泄缓慢，9 日后体内尚剩余注射剂量的 30%。

【适应证】　主要用于治疗绒毛膜上皮癌、睾丸肿瘤、肾母细胞瘤（Wilm's 瘤）、神经母细胞瘤、软组织肉瘤及恶性淋巴瘤、恶性葡萄胎等，也用于治疗横纹肌肉瘤、尤因肉瘤，还可用于提高肿瘤对放疗的敏感性。

【用法用量】　成人：每次 $300\sim400\mu g$（$6\sim8\mu g/kg$），溶于 0.9%氯化钠注射液 $20\sim40ml$ 中静脉注射，每日 1 次，10 次为 1 个疗程。间隔 $3\sim4$ 周重复。每次 $300\sim400\mu g$（$6\sim8\mu g/kg$），溶于 5%葡萄糖注射液 500ml 中静脉滴注。每日 1 次，10 次为 1 个疗程；或每次 $10\sim15\mu g/kg$，每日 1 次，连用 5 日为 1 个疗程。间隔 $3\sim4$ 周重复。儿童：每次 $450\mu g/m^2$，每日 1 次，静脉注射，连用 5 日，$3\sim6$ 周为 1 个疗程。

【剂型规格】　注射用放线菌素 D：$100\mu g$；$200\mu g$；$500\mu g$。

【不良反应】　胃肠道反应、骨髓抑制为本药剂量限制性毒性。脱发、血及尿中尿酸浓度可升高、肝功能异常、发热、脉管炎，漏出血管可导致疼痛、局部硬结及溃破。

【禁用慎用】

（1）禁用：①水痘及带状疱疹患者。②孕妇。

（2）慎用：①骨髓功能低下者。②有痛风或尿酸盐性肾结石病史者。③肝功能不全者。④近期有感染者。⑤近期接受过放射或抗癌药治疗者。⑥哺乳期妇女。⑦1 岁以下婴儿。

【药物相互作用】 与氯霉素、磺胺药、氨基比林合用，将加重患者的骨髓抑制。可减弱维生素 K 的作用，故应慎与维生素 K 类药物合用。接受免疫抑制化疗的病人不能接种活疫苗。缓解期白血病病人至少要停止化疗 3 个月，才允许接种活疫苗。

【特别提示】

（1）与非格司亭混合，立即形成在高强光下阴眼可见的颗粒和少数丝状物；与含苯甲基乙醇的注射用抑菌液或含对苯基的注射用抑菌液会生成沉淀，故不能配伍。与维生素 B 也不能配伍。

（2）可用 5％葡萄糖注射液、0.9％氯化钠注射液、无菌注射液稀释。静脉滴注液的最高浓度为 10μg/ml，每次静脉滴注时间不少于 15 分钟。

（3）本品对光敏感，配制及使用本药时，应在避光下进行。

（4）注射时如漏出血管外，应立即停止注射，以 0.9％氯化钠注射液冲洗，或以 1％普鲁卡因注射液局部封闭治疗，同时做湿热敷或冷敷。

（5）用药的同时接受放疗，可加重放疗所致的白细胞降低及局部组织损害反应。

（6）本药可组成以下方案治疗实体瘤，与长春新碱、多柔比星合用，治疗肾母细胞瘤；与氟尿嘧啶合用，治疗绒毛膜上皮癌及恶性葡萄胎；与环磷酰胺、长春碱、博来霉素、顺铂合用，治疗睾丸肿瘤；与多柔比星、环磷酰胺、长春新碱合用，治疗软组织肉瘤、尤因肉瘤。

（7）用药期间应定期检查血常规及肝、肾功能。

米托蒽醌　Mitoxantrone

【其他名称】　二羟蒽二酮、二羟基蒽醌、二羟基蒽酮、二盐酸米托蒽醌、恒恩、米西宁、能减瘤、能灭瘤、诺安托、诺消灵、丝裂蒽醌、盐酸米托蒽醌、泽康。

【药代动力学】　在体内广泛分布于各器官，半衰期为 40～120 小时，主要在肝脏代谢，肝功能不全者药物排出缓慢。代谢物主要由粪便排出，6%～11% 经肾脏排泄（其中 65% 为原形药），可分泌入乳汁。

【适应证】　主要用于治疗恶性淋巴瘤、乳腺癌和急性白血病。用于治疗肺癌、黑色素瘤、软组织肉瘤、多发性骨髓瘤、肝癌、大肠癌、肾癌、前列腺癌、子宫内膜癌、睾丸肿瘤、卵巢癌和头颈部癌。

【用法用量】

（1）成人静脉滴注：①单药治疗。每次 12～14mg/m² ，溶于 0.9% 氯化钠注射液或 5% 葡萄糖注射液中（至少 50ml）静脉滴注，时间不少于 30 分钟，每 3～4 周 1 次；或每次 4～8mg/m² ，每日 1 次，连用 3～5 日，间隔 2～3 周重复。②联合用药。本药每次 5～10mg/m² 。

（2）儿童静脉滴注：单次剂量最高可达 24mg/m² 。

【剂型规格】　注射用米托蒽醌：4mg；10mg。注射用盐酸米托蒽醌：5mg（以米托蒽醌计），10mg。盐酸米托蒽醌注射液：2ml：2mg；5ml：5mg；10ml：10mg；10ml：20mg；12.5ml：25mg；15ml：30mg。

【不良反应】　骨髓抑制为本药剂量限制性毒性。白细胞减少常见，血小板减少较轻。有胃肠道反应；心脏毒性较柔比星轻。偶见注射局部红斑和轻度肿胀，静脉注射药液外漏时会发生严重的局部反应。其他可有脱发、皮疹、口腔炎、肝功能异常，偶有发热、呼吸困难等。

【禁用慎用】 对本药过敏者,有骨髓抑制者,肝功能不全者,伴有心、肺功能不全的恶病质患者,孕妇及哺乳期妇女禁用。肝、肾疾病患者,老年患者慎用。

【药物相互作用】 与多柔比星合用,可加重心脏毒性。与丝裂霉素、长春新碱、氟尿嘧啶、环磷酰胺、他莫昔芬等合用,可提高疗效,减少不良反应,合用时应注意调整剂量。用药期间接种活疫苗,会增加活疫苗感染的风险。处于缓解期的白血病患者应在化疗停止后至少间隔 3 个月再接种活疫苗。

【特别提示】

(1)不可通过动脉内、皮下、肌内或鞘内注射给药,鞘内注射有导致截瘫的可能。

(2)遇低温可能析出晶状体,可温热,待晶状体溶解后使用。

(3)不宜与其他药物混合使用。

(4)给药时避免溶液与皮肤、黏膜或眼接触。

(5)静脉注射时如药液外渗,应立即更换另一静脉通道给药。

(6)用药时可大量饮水、碱化尿液以预防高尿酸血症及尿酸盐沉淀。

(7)使用后,患者的尿液及巩膜可呈蓝色。

(8)总累积量不宜超过 $140\sim160mg/m^2$。既往曾接受蒽环类药物、胸部放疗或有心脏病的患者应减少给药量(总累积量不超过 $100mg/m^2$)。使用多柔比星总累积量超过 $450mg/m^2$ 的患者不宜使用本药;多柔比星总累积量超过 $350mg/m^2$ 的患者,必须在心功能正常的情况下且在严密观察下用药。

(9)白细胞计数低于 $1.5\times10^9/L$ 时,应停用。

(10)用药过程中应密切监测血常规、肝肾功能、心电图,必要时应行超声心动图检查。

柔红霉素 Daunorubicn

【其他名称】 多诺霉素、枸橼酸柔红霉素、红保霉素、红比霉素、红比腙、红卫霉素、柔毛霉素、盐酸柔红霉素、盐酸正定霉素、正定霉素。

【药代动力学】 静脉注射给药 40～45 分钟后,在肝内代谢成具有抗癌活性的柔红霉素醇,分布至全身,不能透过血脑屏障。柔红霉素醇半衰期为 26.7 小时,其他代谢产物半衰期为 50～55 小时。主要经胆汁(达 40%)排泄,仅 13%～25% 经肾排泄。

【适应证】 主要用于治疗各种类型的急性白血病、慢性粒细胞白血病及恶性淋巴瘤。也可用于治疗神经母细胞瘤、尤因肉瘤、肾母细胞瘤、横纹肌肉瘤等。

【用法用量】 静脉注射:成人有 3 种用法,每次 0.5～1mg/kg,重复注射须间隔 1 日或以上;或每次 2mg/kg,重复注射须间隔 4 日或以上;或每次 2.5～3mg/kg,重复注射须间隔 7～14 日。肾功能不全时,剂量酌减;肝功能不全,血清胆红素为 12～30mg/L 时,使用常规剂量的 3/4;血清胆红素大于 30mg/L 时,减半。年龄大于 65 岁的老年患者,单独给药时应减至每次 45mg/m²,联合给药时应减至每次 30mg/m²。儿童每次 20mg/m²,每周 1 次。2 岁以下幼儿及体表面积小于 0.5m² 者,剂量为每次 0.5～1mg/kg 静脉注射,每周 1 次(或3～4 周内连用 2～3 次),3～4 周为 1 个疗程。

【剂型规格】 注射用柔红霉素:10mg;20mg。

【不良反应】 胃肠道反应。骨髓抑制较严重,几乎全部患者出现白细胞减少。有心肌毒性,高尿酸血症和肾脏损害。可有脱发,停药后 5～6 周再生。较少见过敏性皮炎、瘙痒。药液漏出血管外可导致局部疼痛、组织坏死、蜂窝织炎。罕见药物热。潜在致畸、致突变和致癌作用。

【禁用慎用】

(1)禁用:①对本药、多柔比星或表柔比星过敏者。②血白细胞计数低于 $3.5×10^9/L$ 或血小板计数低于 $50×10^9/L$ 者。③发热或伴明显感染者。④恶病质者。⑤水、电解质或酸碱平衡紊乱者。⑥胃肠道梗阻者。⑦严重肝、肾功能及心肺功能不全者。⑧既往用过足量多柔比星或表柔比星者。⑨妊娠早期。⑩哺乳期妇女。

(2)慎用:①儿童。②老年人。

【药物相互作用】 与氧烯洛尔合用可加重心脏毒性。用药期间不能接种活疫苗。化疗停止至少 3 个月才能接种活疫苗。本药作为化疗方案的一部分,与具有相似药理作用的药物结合,会增加毒性,尤应考虑骨髓抑制。合用影响肝肾功能的药物,本药的毒性和(或)药效受影响。

【特别提示】

(1)与肝素、地塞米松磷酸钠、安曲南、别嘌醇钠、氟达拉滨、哌拉西林/三唑巴坦、氨茶碱有配伍禁忌,亦不宜与其他抗肿瘤药配伍。

(2)不能与有心脏或肝脏毒性的药物联合给药。

(3)不宜静脉滴注,仅能静脉注射。注射时避免药液外漏或接触皮肤。如注射局部有红肿、疼痛或药液外漏,应立即停止使用,并采取冷敷等措施。

(4)临用前,予以 0.9%氯化钠注射液 5~10ml 溶解本药后,再加入 0.9%氯化钠注射液稀释,配制成浓度为 2~5mg/ml 的药液使用。

(5)急性白血病伴明显血小板减少者,仍可使用本药,部分病例反而可使出血停止、血小板计数上升,但最好同时输注新鲜全血或血小板。

(6)用药期间不能进行放疗,特别是胸部放疗。在停止放疗至少 3~4 周后才能使用本药。

(7)用药期间需保持足够的尿量,可给予别嘌醇以预防高尿酸血症,对痛风患者可酌情增加别嘌醇等药的剂量。

(8)本药骨髓抑制较严重,故用药时间不宜过长。如出现口腔溃疡(此反应多在骨髓毒性之前出现),应立即停药。

(9)为避免严重心脏损害,本药总累积量不宜超过 $450\sim550\,mg/m^2$。若接受过胸部放疗或同时应用环磷酰胺者,总累积量应减至 $450\,mg/m^2$。儿童不宜超过 $330\,mg/m^2$(<2 岁者不宜超过 $200\sim250\,mg/m^2$)。

(10)用药后 48 小时内尿色可呈红色。

(11)本药可组成联合化疗方案,如 CODP(环磷酰胺、长春新碱、柔红霉素和泼尼松)、DOAP(柔红霉素、长春新碱、阿糖胞苷和泼尼松)、DAMP(柔红霉素、阿糖胞苷、巯嘌呤或硫鸟嘌呤和泼尼松)等。联合化疗时剂量减至单药治疗时的 2/3。

(12)男性患者用药时应采取避孕措施。

(13)蒽环类药物过量使用,6 个月后可发生延迟性心力衰竭。

(14)用药前后及用药时应当检查或监测。①用药前应测定心脏功能(包括心电图、超声心动图、血清酶学),有条件时可监测左心室射血分数(LVEF)和 PEP/LVEF 比值。同时应密切监测血常规,定期做肝、肾功能检查。②与有心脏毒性和作用于心脏的药物合用时,应在治疗过程中特别监控心功能。

丝裂霉素　Mitomycin

【其他名称】　自力霉素、丝裂霉素 C。

【药代动力学】　丝裂霉素主要在肝脏生物转化,不能透过血脑屏障,$t_{1/2}$ 分别为 $5\sim10$ 分钟及 50 分钟,主要经肾脏排泄。

【适应证】　胃癌、结肠及直肠癌、肺癌、胰腺癌、肝癌、宫颈癌、宫体癌、乳腺癌、头颈部肿瘤、膀胱肿瘤。

【用法用量】　间歇给药方法:成人通常每日 $4\sim6\,mg$(效价),

每周静脉注射 1～2 次。连日给药法：成人通常每日 2mg（效价），连日静脉注射。大量间歇给药法：成人通常每日 10～30mg（效价），间隔 1～3 周以上静脉注射。与其他抗恶性肿瘤药物合用：成人通常每日 2～4mg（效价），每周与其他抗恶性肿瘤药物合用 1～2 次。另外，必要时成人通常每日 2～10mg（效价），注入动脉内、髓腔内或胸腔及腹腔内。应随年龄及症状适宜增减。膀胱肿瘤：预防复发时，每日 1 次或隔日 4～10mg（效价）丝裂霉素。治疗时，每日 1 次膀胱内注射 10～40mg（效价）丝裂霉素。应随年龄及症状适宜增减。

注射液的配制方法：每 2mg（效价）丝裂霉素以 5ml 注射用水溶解。

【剂型规格】 注射用丝裂霉素：2mg；10mg；20mg。

【不良反应】 溶血性尿毒综合征、微血管性溶血性贫血；若出现伴有破碎红细胞的贫血、血小板减少、肾功能降低等症状，应停药并适当处置；急性肾衰竭等严重肾功能损害，若出现 BUN，肌酐及肌酐清除率值等异常，应停药并适当处置；全血细胞减少、出血、贫血等骨髓功能抑制；间质性肺炎、肺纤维化（伴有发热、咳嗽、呼吸困难、胸部 X 光片异常、嗜酸性粒细胞增多）等，应停药并给予肾上腺皮质激素类药进行适当处置。出现食欲减退、恶心、呕吐、口内炎、腹泻、蛋白尿、血尿、水肿、高血压、皮疹、膀胱炎、膀胱萎缩、乏力感、脱发等，可对症处理。

【禁用慎用】 对本品成分过敏者、带状疱疹者、妊娠及哺乳期妇女禁用。用药期间禁止活病毒疫苗接种。肝损害或肾损害、骨髓功能抑制、合并感染、水痘患者慎用。

【药物相互作用】 丝裂霉素与多柔比星同用可增加心脏毒性，建议多柔比星的总量限制在按体表面积 450mg/m² 以下。

【特别提示】

（1）小儿用药应慎重，尤应注意不良反应的出现，并考虑对性腺的影响。

（2）有时会引起骨髓功能抑制等严重不良反应,故应频繁进行临床检验(血常规、肝功能及肾功能检查等),注意观察患者状态。若出现异常应减量或暂停并适当处置。另外,长期用药会加重不良反应呈迁延性推移,故应慎重给药。

（3）充分注意感染症、出血倾向的出现或恶化。

（4）静脉内给药时,有时会引起血管痛、静脉炎、血栓,故应充分注意注射部位和注射方法等,尽量减慢注射速度;若药液从血管泄漏,则会引起注射部位硬结、坏死,故应慎重给药以免药液泄漏。动脉内给药时,有时会出现动脉支配区域的疼痛、发红、红斑、水疱、糜烂、溃疡等皮肤损害,导致皮肤及肌肉坏死,若出现此类症状应停药并适当处置。肝动脉内给药时,会因药液流入靶位以外的动脉而引起胃及十二指肠溃疡、出血、穿孔等,故应以造影等方法充分确认导管先端位置及药物分布范围,随时注意导管的脱出、移动、注入速度等。另外,若出现此类症状应停药并适当处置。

（5）使用低 pH 值溶液有时会降低效价,故溶解后尽快使用为宜。另外,尽量避免同低 pH 值的注射剂配伍。水溶液状态易受pH 影响,在 pH 值 8 时稳定,但在 pH 值 7.0 以下时,随 pH 下降其稳定性也降低。

（6）本品与其他抗恶性肿瘤药物合用有时会发生急性白血病(有时伴有白血病前相)、骨髓增生异常综合征(MDS)。

博来霉素　Bleomycin

【其他名称】　争光霉素、硫酸博莱霉素。

【药代动力学】　口服无效,需经肌内或静脉注射。注射给药后,在血中消失较快,广泛分布到肝、脾、肾等各组织中,尤以皮肤和肺较多,部分药物可透过血脑屏障。静脉滴注后 $t\frac{1}{2}$ 为 1.3 小时及 8.9 小时,快速静脉注射后 $t_{\frac{1}{2}}$ 为 24 分钟及 4 小时,3 岁以下小儿 $t_{\frac{1}{2}}$ 为 54 分钟及 3 小时。主要经肾排泄。

【适应证】 皮肤恶性肿瘤,头颈部肿瘤(上颌癌、舌癌、唇癌、咽部癌、口腔癌等),肺癌(尤其是原发和转移性鳞癌),食管癌,恶性淋巴瘤(网状细胞肉瘤、淋巴肉瘤、霍奇金病),宫颈癌,神经胶质瘤。

【用法用量】

(1)肌内注射、皮下注射:博来霉素 15～30mg(效价),溶于 0.9%氯化钠注射液 5ml 后使用。如病变周边皮下注射,以不高于 1mg(效价)/ml 浓度为宜。肌内注射应避开神经,局部可引起硬结,应不断更换注射部位。

(2)动脉注射:博来霉素 5～15mg(效价)溶于 0.9%氯化钠注射液或葡萄糖液中,直接弹丸式动脉注射或连续灌注。

(3)静脉注射:博来霉素 15～30mg(效价)溶于 5～20ml 注射用水或 0.9%氯化钠注射液中,缓慢静脉注入。出现严重发热反应时,每次静脉给药剂量应减少到 5mg 以下。可增加给药次数,如每日 2 次。静脉注射可引起血管疼痛,应注意注射速度,尽可能缓慢给药。通常每周 2 次,根据病情可增加为每日 1 次或减少为每周 1 次。以肿瘤消失为治疗终止目标。总剂量在 300mg(效价)以下。

【剂型规格】 注射用盐酸博来霉素:15mg(效价)。

【不良反应】 间质性肺炎、肺纤维化、白细胞减少、食欲减退、恶心、呕吐、厌食、口内炎、腹泻,皮疹、荨麻疹、发热伴红皮症;罕见休克发生,特别是第一、二次用药量要少。注意病变因药物引起坏死出血,脱发,皮炎、色素沉着、发红、糜烂、皮肤增厚,指甲颜色改变,肝功能异常,残尿感、尿频、尿痛,头痛、嗜睡、发热,注射部位静脉壁肥厚,管腔狭窄、硬结,肿瘤部位疼痛。

【禁用慎用】 对本类药物有过敏史;严重肺部疾患,严重弥漫性肺纤维化;严重肾功能障碍;严重心脏疾病;胸部及其周围接受放射治疗者;妊娠及哺乳期妇女。

【药物相互作用】

(1)与其他抗癌药物或与放疗联合使用时,可能会增加肺部不良反应。

(2)头颈部放疗联合治疗恶性肿瘤时,可增加口腔炎、口角炎的发生机会。

【特别提示】

(1)本药所致不良反应的个体差异显著,即使投用较少剂量,也可出现不良反应。应从小剂量开始使用。

(2)儿童及生育年龄患者,应考虑对性腺的影响。

(3)应用同类药物者,原则是博来霉素与该药剂量总和为总用药量。

(4)间质性肺炎、肺纤维化,捻发音是最初出现的体征。发现异常时应该立即停药,按特发性肺纤维化处置,给予肾上腺皮质激素及抗生素预防继发感染。

(5)肺功能基础较差者间质性肺炎及肺纤维化出现频率较高,总剂量应在 150mg 以下。

(6)用药过程中出现发热、咳嗽、活动性呼吸困难等,应立即停药。进行胸部 X 线检查、血气分析(A-aDo2)、动脉氧分压(Pao2)、一氧化碳扩散量(Dlco)等相关检查。随后 2 个月定期检查。

(7)A-aDo2、Pao2 等,每周检查 1 次,持续 2 周以上。出现下降时应立即停药。当 A-aDo2、Pao2 比用药前低 10Torr 以上,结合临床表现,怀疑药物引起时应立即停药,同时给予激素类药治疗。当 Dlco 比用药前低 15%,亦按以上处理。用药前如肺功能检查数值较低,应慎重。如检查值有降低趋势,应立即停药。

(8)长期使用博来霉素,不良反应有增加及延迟性发生倾向,应十分注意。

(9)避免药物接触眼睛。用手涂抹黏膜附近病变后,应立即洗手。

平阳霉素　Pingyangmycin

【其他名称】　博来霉素 A5,争光霉素 A5。

【药代动力学】　口服无效。需经肌内或静脉注射。注射给药后,在血中消失较快,广泛分布到肝、脾、肾等各组织中,尤以皮肤和肺较多,因该处细胞中酰胺酶活性低,盐酸平阳霉素水解失活少。在其他正常组织则迅速失活。部分药物可透过血脑屏障。血浆蛋白结合率仅 1%。连续静脉滴注 4～5 日,每日 30mg,24小时内血药浓度稳定在 146ng/ml,每次静脉注射后初期和终末消除半衰期分别为 24 分钟及 4 小时,静脉注射后 $t_{1/2}$ 相应参数分别为 1.3 及 8.9 小时,3 岁以下儿童则为 54 分钟及 3 小时。主要经肾排泄,24 小时内排出 50%～80%。不能被透析清除。

【适应证】　唇癌、舌癌、牙龈癌、鼻咽癌、皮肤癌、乳腺癌、宫颈癌、食管癌、阴茎癌、外阴癌、恶性淋巴瘤、坏死性肉芽肿、肝癌、翼状胬肉。

【用法用量】

(1)静脉注射:用 0.9%氯化钠注射液或 5%葡萄糖注射液5～20ml 溶解本品 4～15mg(效价)/ml。

(2)肌内注射:用 0.9%氯化钠注射液 5ml 以下溶解本品 4～15mg(效价)/ml。

(3)动脉注射:用 3～25ml 添加有抗凝药(如肝素)的 0.9%氯化钠注射液溶解本品 4～8mg(效价)。

(4)肿瘤内注射:治疗淋巴管瘤,每次 4～8mg,加 2～4ml 注射用水溶解,有包囊者尽可能抽尽囊内液后注药,间歇期至少 1个月,5 次为 1 个疗程。治疗血管瘤,每次 4～8mg,加 0.9%氯化钠注射液或利多卡因注射液 3～5ml 溶解,注入瘤体内,注射 1 次未愈者,间歇 7~10 日重复注射,总量一般不超过 70mg(效价)。

【剂型规格】　注射用盐酸平阳霉素:8mg。

【不良反应】　发热、食欲减退、恶心、呕吐、腹泻、口腔炎、肝肾功能损伤、色素沉着、角质增厚、指甲变形、皮炎、皮疹、脱发、肿瘤处疼痛、静脉炎、血管痛、肺炎样病变、肺纤维化、过敏反应、极个别患者可发生过敏性休克。

【禁用慎用】　对博来霉素类抗生素有过敏史的患者禁用。有肺、肝肾功能障碍者慎用。

【药物相互作用】　尚不明确。

【特别提示】

(1)出现过敏症状时应停药。

(2)给药后如患者出现发热可给予退热药,对出现高热的患者再用药时应减少剂量,缩短给药时间,并在用药前后给予解热药或抗过敏药。

(3)出现咳嗽、咳痰、呼吸困难等肺炎样症状,同时胸部 X 线光片出现异常应停药,并给予糖皮质激素和适当的抗生素。

(4)出现休克样症状(血压低、发冷、意识模糊等)应停药。

伊达比星　Idarubicin

【其他名称】　艾诺宁、去甲基道诺霉素、去甲柔红霉素、去甲柔毛霉素、去甲氧基柔毛霉素、去甲氧柔红霉素、去甲氧正定霉素、善唯达、盐酸去甲氧基柔红霉素、盐酸伊达比星。

【药代动力学】　口服吸收不完全,平均生物利用度为 30%,口服 2~4 小时后达血药浓度峰值(Cmax)。大部分药物在肝脏被迅速转化为有活性的伊达比醇,主要经胆汁排泄,活性代谢产物伊达比星醇血浆半衰期在 33~60 小时。

【适应证】

(1)用于成人未经治疗的急性非淋巴细胞白血病的诱导缓解

和成人复发和难治性急性非淋巴细胞白血病的诱导缓解。

(2)注射用伊达比星用于成人和儿童急性淋巴细胞白血病的二线治疗。伊达比星胶囊用于成人急性非淋巴细胞白血病的一线治疗,以及复发或难治的急性非淋巴细胞白血病患者因不能经静脉给予伊达比星时的治疗。

(3)用于晚期乳腺癌。

(4)用于治疗骨髓增生异常综合征、非霍奇金淋巴瘤。

【用法用量】

(1)成人:①静脉注射。急性白血病,与阿糖胞苷联合应用,本药每日 12mg/m²,缓慢静脉注射(10～15 分钟),连用 3 日。阿糖胞苷每日 100mg/m²。②静脉滴注。静脉滴注 7 日(阿糖胞苷也可先静脉注射 25mg/m²,以后每日静脉滴注 200mg/m²,连用 5 日)。另一用法为单独和联合应用,每日 8mg/m²,连用 5 日。③口服给药。急性非淋巴细胞白血病:单独应用,每日 30mg/m²,连用 3 日;与其他化疗药物联合应用,每日 15～30mg/m²,连用 3 日。晚期乳腺癌:单独应用,单次 45mg/m²;或每日 15mg/m²,连用 3 日。根据血常规的恢复情况每 3～4 周重复应用。与其他化疗药物联合应用,每次 35mg/m²,每日 1 次。若肝功能不全,血清胆红素水平超过 2mg/100ml,应停药;若血清胆红素水平在1.2～2mg/100ml,剂量应减半。

(2)儿童:静脉注射。急性淋巴细胞白血病或急性非淋巴细胞白血病:每次 8～10mg/m²,连续使用 3 日。

【剂型规格】 注射用伊达比星:5mg;10mg。伊达比星胶囊:10mg。

【不良反应】 骨髓抑制为本药最常见的不良反应。致命性充血性心力衰竭、急性心律失常及心肌病。消化系统反应。其他可见发热、寒战、脱发、皮疹、感染,偶见肾功能损害。小静脉注射或在同一静脉内反复注射可能造成静脉硬化。

【禁用慎用】

(1)禁用：①对本药或其他蒽环类抗肿瘤药过敏者。②严重肝、肾功能不全患者。③感染未得到控制的患者。

(2)慎用：①心脏病患者。②骨髓抑制患者。③肝、肾功能不全患者。④曾使用过蒽环类抗肿瘤药者。⑤老年人。⑥孕妇。⑦哺乳期妇女。⑧对其他蒽环类药物过敏者。

【药物相互作用】　与依托泊苷合用时，可增强治疗白血病的疗效。与曲妥珠单抗合用时，心功能不全的发生率和严重性增加。与阿糖胞苷合用时，感染和黏膜炎等不良反应的发生率和严重性增加。

【特别提示】

(1)正在进行放疗和骨髓移植的患者不可使用本药。

(2)与肝素有配伍禁忌，亦不得与其他药物混合。

(3)静脉用药时，建议将本药稀释于 5% 的葡萄糖注射液中(浓度不超过 1mg/ml)，缓慢静脉注射(不低于 10～15 分钟)。注意药液不要漏出血管外。

(4)骨髓抑制导致出血或感染者如必须使用本药，建议减量。

(5)建议使用本药时禁止接种活疫苗，处于缓解期的白血病患者，化疗结束后间隔至少 3 个月才能接种活疫苗。

(6)育龄妇女用药期间应采取避孕措施。

(7)使用本药 1～2 日后，尿液可呈红色。

(8)若出现心脏毒性，可采用洋地黄、利尿药、限制饮食钠的摄入及卧床休息等治疗措施。用药过量可能在 24 小时内引起急性心肌中毒，1～2 周内产生严重的骨髓抑制。在此期间应采用支持疗法和输血、无菌隔离护理等措施。

(9)用药期间应进行心脏监护，并定期检查血常规及肝、肾功能。

第四章　抑制拓扑异构酶的药物

一、药物概述

拓扑异构酶抑制药包括两个部分：拓扑异构酶Ⅰ抑制药和拓扑异构酶Ⅱ抑制药。拓扑异构酶Ⅰ抑制药的代表性药物有伊立替康、鲁比特康、羟喜树碱。拓扑异构酶Ⅱ抑制药的代表性药物有依托泊苷、替尼泊苷。研究表明，多种肿瘤细胞，特别是结肠癌、宫颈癌、卵巢癌等细胞内的拓扑异构酶Ⅰ含量大大高于正常组织，尤其在 S 期肿瘤细胞中活性大幅度提高。

二、药物应用

伊立替康　Irinotecan

【其他名称】　开普拓。

【药代动力学】　静脉滴注后，血浆浓度以多指数形式下降，平均终末清除半衰期为 6～12 小时，活性代谢产物 SN-38 的平均终末清除半衰期为 10～20 个小时。

【适应证】　晚期大肠癌，可与 5-Fu、CF 联合用。单独用药5-Fu化疗方案失败者。

【用法用量】　仅用于成人。本品推荐剂量为 $350mg/m^2$，静脉滴注 30～90 分钟，每 3 周 1 次。

　　剂量调整:对于无症状的严重中性粒细胞减少症(中性粒细胞计数<$0.05×10^9$/L),中性粒细胞减少伴发热或感染(体温超过38℃),中性粒细胞计数<$0.1×10^9$/L,或严重腹泻(需静脉输液治疗)的病人,下一周期治疗剂量应从350mg/m^2减至300mg/m^2,若这一剂量仍出现严重中性粒细胞减少症,或如上所述的与中性粒细胞减少相关的发热及感染或严重腹泻时,下一周期治疗剂量可进一步从300mg/m^2减量至250mg/m^2。

　　延迟给药:患者中性粒细胞计数未恢复至1500/mm^3以上前请勿使用本品。当患者曾出现过严重中性粒细胞减少或严重胃肠道不良反应如腹泻、恶心和呕吐时,本品的使用必须推迟到这些症状,尤其是腹泻完全消失为止。

　　疗程:本药应持续使用直到出现客观的病变进展或难以承受的毒性时停药。

　　特殊人群用药:肝功能受损的患者,当患者的胆红素超过正常值上限(ULN)的1~1.5时,发生重度中性粒细胞减少症的可能性增加。对该人群应经常进行全血细胞计数。当患者的胆红素超过正常值上限的1.5倍时,不可用本品治疗。本品不宜用于肾功能不良的患者。未对老年人进行过特殊药代动力学研究,但是由于老年人各项生理功能,尤其是肝功能的减退概率很大,选择剂量时须谨慎。

　　【剂型规格】　注射用盐酸伊立替康:40mg。盐酸伊立替康注射液:2ml:40mg;5ml:0.1g。

　　【不良反应】　迟发性腹泻和中性粒细胞减少为剂量限制性毒性,迟发性腹泻多发生在给药后5日,平均持续4日,严重者致死。伪膜性肠炎、恶心、呕吐,肠梗阻、肠绞痛、胃肠道出血、大肠炎、肠穿孔、厌食、腹痛及黏膜炎、中性粒细胞减少、血小板下降及贫血、乙酰胆碱综合征;用药后24小时出现腹痛、黏膜炎、鼻炎、低血压、血管舒张、出汗、寒战、全身不适、头晕、视力障碍、瞳孔缩小、流泪及流涎、乏力、发热、气短、呼吸困难、脱发、皮肤反应、过敏反应、肌肉收缩、痉挛,感觉异常,短暂性语言障碍。

【禁用慎用】 对盐酸伊立替康水合物或其辅料过敏者;慢性肠炎和(或)肠梗阻;胆红素超过正常值上限 1.5 倍;严重骨髓功能衰竭者;WHO 行为状态评分＞2;妊娠及哺乳期妇女。

【药物相互作用】 盐酸伊立替康与神经肌肉阻断药之间的相互作用不能被排除。不良反应,如骨髓抑制和腹泻可以被其他相似不良反应的抗肿瘤药物加重。合并使用 CYP3A4 诱导的抗惊厥药会引起 SN-38 暴露减少。同时接受酮康唑治疗会引起盐酸伊立替康的清除率显著下降,导致 SN-38 暴露增加。同时接受贯叶连翘(St. John's Wort)治疗的患者,活性代谢产物 SN-38 暴露减少,不能与盐酸伊立替康同时使用。同时使用阿扎那韦,一种 CYP3A4 和 UGT1A1 的抑制药,可能使 SN-38 暴露增加。接受盐酸伊立替康治疗的患者有淋巴细胞减少的报道,地塞米松作为止吐药使用时可能会使这种情况加重。部分患者血糖增高可能是因为接受地塞米松引起的。在治疗当日使用丙氯拉嗪,8.5％患者发生静坐不能。本品治疗的同时使用缓泻药可能会加重腹泻的严重程度和发生率。应该避免在治疗同时使用利尿药,因有继发脱水的风险性。

【特别提示】

(1)建议在 65 岁以上的患者中使用较低的初始剂量。

(2)本品不能静脉推注,静脉滴注时间亦不得少于 30 分钟或超过 90 分钟。

(3)治疗前及每周期化疗前均检查肝功能。

(4)每次用药前应预防性使用止吐药。本药引起恶心、呕吐的报道很常见。呕吐合并迟发性腹泻的患者应尽快住院治疗。

(5)在本品治疗期间,每周应查全血细胞计数,患者应了解中性粒细胞减少的危险性及发热的意义,发热性中性粒细胞减少症

（体温超过 $38\,^\circ\!\mathrm{C}$，中性粒细胞计数$<0.1\times10^9/\mathrm{L}$），应立即住院静脉滴注广谱抗生素治疗。

（6）若出现急性胆碱能综合征（早发性腹泻及其他不同症状如出汗、腹部痉挛、流泪、瞳孔缩小及流涎），应使用硫酸阿托品治疗（$0.25\mathrm{mg}$ 皮下注射）。对气喘的患者应小心谨慎。对有急性、严重的胆碱能综合征患者，下次使用本品时应预防性使用硫酸阿托品。

（7）治疗期间及治疗结束后 3 个月应采取避孕措施。

（8）在使用本品 24 小时内，有可能出现头晕及视力障碍，因此建议当这些症状出现时请勿驾车或操作机器。

羟喜树碱　Hydroxycamptothecin

【其他名称】　喜素，康朴赛星。

【药代动力学】　羟喜树碱在血液中的清除过程呈双相曲线，第一个快速下降的生物半衰期为 4.5 分钟，第二个半衰期为 29 分钟。给药后 1 小时，胆囊、小肠内容物维持浓度最高，其次为癌细胞，其他依次为骨髓、胃、肺等器官。静脉注射羟喜树碱主要从胆汁排泄，通过粪便排出体外。24 小时排出量为 39%，从粪便中排出 29.6%，尿中不到 9%。癌细胞中 24 小时内保持稳定水平。

【适应证】　原发性肝癌、胃癌、膀胱癌、直肠癌、头颈部上皮癌、白血病。

【用法用量】

（1）原发性肝癌：①静脉注射，每日 4～6mg，用 0.9%氯化钠注射液 20ml 溶解后，缓慢注射。②肝动脉给药，每次 4mg，加 0.9%氯化钠注射液 10ml 灌注，每日 1 次，15～30 日为 1 个疗程。

（2）胃癌：静脉注射，每日 4～6mg，用 0.9%氯化钠注射液 20ml 溶解后，缓慢注射。

（3）膀胱癌：膀胱灌注后加高频透热 100 分钟，剂量由 10mg

逐渐增加至 20mg，每周 2 次，10～15 次为 1 个疗程。

(4)直肠癌：经肠系膜下动脉插管，每次 6～8mg，加入 0.9％氯化钠注射液 500ml 动脉注入，每日 1 次，15～20 次为 1 个疗程。

(5)头颈部上皮癌：静脉注射，每日 4～6mg，用 0.9％氯化钠注射液 20ml 溶解后，缓慢注射。

(6)白血病：成人，每日 6～8mg/m²，加入 0.9％氯化钠注射液中静脉滴注，连续 30 日为 1 个疗程。

【剂型规格】 羟喜树碱注射液：2ml：2mg；5ml：10mg。注射用羟喜树碱：2mg；5mg；10mg。

【不良反应】 恶心、呕吐、食欲减退、骨髓抑制、尿急、尿痛、血尿、蛋白尿、脱发。

【禁用慎用】 对本品过敏者禁用。妊娠期妇女慎用。

【药物相互作用】 尚不明确。

【特别提示】 用药期间严格检查血常规。静脉给药时外渗会引起局部疼痛及炎症。仅限于用 0.9％氯化钠注射液稀释，不宜用葡萄糖等酸性溶液溶解和稀释。

第五章　影响微管蛋白的药物

一、药物概述

本章药物通过干扰微管蛋白聚合功能、干扰核蛋白体功能，或者影响氨基酸供应从而影响蛋白质合成与功能。此类药物可进一步分为以下几种。

1. 微管蛋白活性抑制药　微管是存在于所有真核细胞细胞质中由微管蛋白装配成的长管状细胞器结构，是细胞质骨架体系的成分之一，对于维持细胞正常形态和有丝分裂期染色体的形成具有非常重要的作用。微管蛋白活性抑制药通过干扰影响微管聚合与解聚间的平衡，阻碍细胞的有丝分裂，从而起到影响细胞增殖的作用。其中有些是通过抑制纺锤丝的形成起作用，阻断微管蛋白单体形成微管，使细胞分裂停止，影响细胞复制，属 M 期特异性药物，作用方式与药物浓度有关。低浓度时，与微管蛋白低亲和点结合，抑制微管聚合；高浓度时，与微管蛋白高亲和点结合，使细胞有丝分裂停止，抑制肿瘤细胞的增殖，如长春碱类。这类药物常见的不良反应主要有骨髓抑制，其中长春碱骨髓抑制较显著，长春新碱具有神经毒性，会出现感觉异常、四肢疼痛、肌肉震颤等周围神经病变，停药后可逐渐恢复。这类药物还会出现支气管肺部毒性、脱发、发热、尿酸升高、血栓静脉炎等不良反应，偶有恶心、呕吐、腹泻等胃肠道反应，药液外漏可致局部毒性，局部静脉炎、蜂窝织炎等。

还有一些是通过与β-微管蛋白结合,诱导和促进微管蛋白聚合、微管装配和微管的稳定化作用,从而导致纺锤体失去正常功能,持续阻滞细胞从有丝分裂中期转向后期,导致细胞死亡,如紫杉醇、多西他赛。紫杉醇类常见的不良反应主要有急性超敏反应,其注射剂的助溶剂可诱导组胺释放而引起急性超敏反应,现有低血压、支气管痉挛伴呼吸困难和风疹。紫杉醇类的骨髓抑制是剂量限制性毒性,表现为中性粒细胞减少。心脏毒性,可出现短暂的无症状的心动过缓,也可出现严重的传导阻滞、心脏缺血和梗死。此外,这类药物会出现外周神经感觉障碍,最初表现为肢体远端的麻木和麻痹,也出现脱发,偶有恶心和腹泻等胃肠道反应。药液外漏可致局部毒性,局部静脉炎、蜂窝织炎等。

2. 干扰核蛋白体功能的药物 可抑制真核细胞蛋白合成的起始阶段,抑制氨酰基对核糖的结合及其核糖体与肽链的形成,并使核蛋白体分解,对细胞内 DNA 合成也有抑制作用,属细胞周期非特异性药物,对 S 期细胞作用明显,对 G1 期细胞也有作用,如三尖杉生物碱类等。这类药物的常见不良反应有骨髓抑制、胃肠道反应、尿酸浓度增高、脱发、皮疹。此外,这类药物大剂量应用可引起血压下降、窦性心动过速、房性或室性期外收缩、房室阻滞、房颤、奔马律等心脏毒性,应做静脉缓慢滴注。

3. 影响氨基酸供应的药物 有些肿瘤自身不能合成生长所必需的氨基酸,必须依赖于摄取人体血液中的氨基酸。这类药物可水解氨基酸,使肿瘤细胞的蛋白质合成受阻,抑制细胞生长,导致细胞死亡。例如,门冬酰胺酶,正常细胞由于能够自身合成门冬酰胺,受影响较少。因此,门冬酰胺酶对肿瘤细胞具有选择性的抑制作用。这类药物常见的不良反应主要有胃肠道反应、骨髓抑制、嗜睡、抑郁、幻觉、帕金森综合征、肾功能损害、抑制免疫、高血糖、高血钙等。此外,这类药物会出现过敏症状,表现为荨麻疹、低血压、喉痉挛、过敏性休克等,因此有些药使用前需进行皮试。这类药物中的门冬酰胺酶可短暂抑制正常组织的蛋白质合成,可出现低蛋白血症和出血等。

二、微管蛋白活性抑制药

长春地辛　Vindesine

【其他名称】　艾得新、长春花碱酰胺、长春碱酰胺、长春酰胺、硫酸长春花碱酰胺、硫酸长春碱酰胺、去乙酰长春花碱酰胺、去乙酰长春碱酰胺、托马克、闻得星、西艾克。

【药代动力学】　静脉注射后广泛分布于组织中,脾、肺、肝、周围神经和淋巴结等组织中的药物浓度高于血浆药物浓度数倍,但在脑脊液中浓度很低。不与血浆蛋白结合,半衰期 α 相、β 相、γ 相分别约为 2 分钟、1 小时、24 小时。大部分以药物原形由胆汁分泌,经肠道排出,约 10% 经尿排出。

【适应证】　常用于治疗乳腺癌、卵巢癌、食管癌、头颈部癌、睾丸肿瘤、淋巴细胞白血病、慢性粒细胞白血病急变,以及支气管肺癌、恶性淋巴瘤、恶性黑色素瘤等。也可用于治疗软组织肉瘤等。

【用法用量】　成人静脉注射,单药常用剂量为 $3mg/m^2$,每 7～10 日 1 次,用 0.9% 氯化钠注射液溶解后注射,4～6 周为 1 个疗程。

(1)成人静脉滴注:①单药治疗。用量同静脉注射,溶于 5% 葡萄糖注射液 500～1 000ml 中,缓慢静脉滴注,持续 6～12 小时。②联合用药。每次 $3mg/m^2$,每周 1 次,连用 2 周,休息 1 周为 1 个疗程。

(2)儿童静脉注射:诱导治疗时,常用剂量为每次 2～3mg/m^2,静脉弹丸式注射 2～3 分钟,每周 1 次,以后每 2 周 1 次。

【剂型规格】 注射用硫酸长春地辛:1mg;4mg。

【不良反应】 主要不良反应为骨髓抑制、神经毒性及胃肠道反应,常见静脉炎、脱发、皮疹、发热、血及尿中尿酸值升高。长期用药可抑制睾丸或卵巢功能。注射时药液外漏可引起局部疼痛、坏死及溃疡等。

【禁用慎用】

(1)禁用:①对本药或其他长春花生物碱过敏者。②孕妇。③哺乳期妇女。

(2)慎用:①有骨髓抑制者。②有痛风病史或有尿酸盐性肾结石史者。③胆管阻塞者。④近期有感染者。⑤经过多程化疗或有放疗史者。⑥肝、肾功能不全者。⑦神经肌肉疾病患者。⑧年老体弱者。⑨心血管病患者。⑩2岁以下儿童。

【药物相互作用】 伊曲康唑可增加本药所致的神经毒性,如麻痹性肠梗阻。使用本药时禁止接种活疫苗。

【特别提示】

(1)不可肌内注射、皮下注射或鞘内注射。

(2)静脉注射应避免药液漏出血管外或溅入眼内,一旦药液外漏应立即停止注射,局部冷敷,并用1‰普鲁卡因封闭。

(3)配制后的药液应于6小时内使用。

(4)如患者同时接受脊髓放疗,本药应减量。

(5)肝功能不全时合用其他由胆汁排泄的抗癌药(如多柔比星),本药应减量。

(6)白细胞计数低于3×10^9/L及血小板计数低于50×10^9/L时,应停药。

(7)用药期间应注意定期检查血常规、血小板计数及肝肾功能。

长春碱　Vinblastine

【其他名称】　癌备、长春花碱、硫酸长春花碱、威保定。

【药代动力学】　口服吸收差,需静脉注射给药。静脉注射后迅速分布至体内各组织,但很少透过血脑屏障。血浆蛋白结合率为 75%(大部分与 α、β 球蛋白结合)。三相半衰期分别为 3.7 分钟、1.64 小时、24.8 小时。主要在肝脏代谢成脱乙酰长春碱。33% 经胆汁随粪便排泄,21% 以原形随尿液排出。

【适应证】　主要用于实体瘤的治疗。对恶性淋巴瘤、睾丸肿瘤、绒毛膜上皮癌疗效较好,对肺癌、乳腺癌、卵巢癌、皮肤癌、肾母细胞瘤、单核细胞白血病、头颈部癌、kaposi 肉瘤、黑色素瘤等也有一定疗效。

【用法用量】

(1)成人静脉注射:每次 10mg(或 6mg/m²),用 0.9% 氯化钠注射液或 5% 葡萄糖注射液 20～30ml 稀释后静脉冲入,每周 1 次,1 个疗程总量 60～80mg。

(2)儿童静脉注射:每次 0.1～0.15mg/kg,每周 1 次。

【剂型规格】　注射用硫酸长春碱:10mg。注射用长春碱:10mg;15mg。

【不良反应】　骨髓抑制较显著,常见胃肠道反应、周围神经炎、血及尿中尿酸浓度升高。长期应用可抑制卵巢或睾丸功能,引起闭经或精子缺乏。注射时漏至血管外可造成局部组织坏死。反复静脉注射可引起血栓性静脉炎。少数患者可有直立性低血压、脱发、失眠、乏力、皮疹等。

【禁用慎用】

(1)禁用:①对本药或长春花生物碱过敏者。②严重粒细胞减少者。③未控制的细菌感染者。

(2)慎用:①已接受过放射治疗者。②有骨髓抑制者或当肿瘤已侵犯骨髓时。③有痛风病史或有尿酸性肾结石病史者。④肝功能不全者。⑤有急性发作的气短及支气管痉挛，尤其是已使用丝裂霉素而肺功能障碍者。⑥孕妇。⑦哺乳期妇女。

【药物相互作用】 伊曲康唑可增加本药所致的神经毒性，如麻痹性肠梗阻。其他可增加本药毒性的药物有：奎宁始霉素、红霉素、丝裂霉素，与齐多夫定(Zidovudine)合用时需要调整本药剂量。可增加托特罗定(Tolterodine)的生物利用度，合用时托特罗定应减量。本药口服可降低苯妥英钠的作用。使用本药时接种活疫苗，可增加活疫苗感染的风险。

【特别提示】

(1)不能用于肌内、皮下或鞘内注射。

(2)与其他可能降低白细胞的药物组成联合化疗方案，或与由胆汁排泄的抗癌药(如多柔比星)合用时，本药应减量。

(3)用药过程中，如出现白细胞过低或肝功能损害，应停药或减量，并采取相应治疗措施。

(4)可升高血尿酸浓度，必要时应加用抗尿酸药(别嘌醇、秋水仙碱或丙磺舒)或调整抗尿酸药的剂量。

(5)使用本药治疗后，会出现程度不同的白细胞减少，故建议不要频繁使用，两次给药间隔至少7日。

(6)交叉过敏，对其他长春花生物碱过敏者，也可能对本药过敏。

(7)用药前后及用药时应定期检查血常规及血小板、肝功能、肾功能及血尿酸。

长春瑞滨　Vinorelbine

【其他名称】 艾克宁、艾克青、长春烯碱、盖诺、杰宾、康能、民诺宾、诺威本、去甲长春花碱、瑞择、瑞泽、失碳长春碱、双酒石酸盐去甲长春花碱、穗宾、泰宾、异长春花碱、重酒石酸去甲长春花碱。

【药代动力学】　口服 $80mg/m^2$ 后吸收迅速,于 1.5～3 小时达血药峰浓度(约 $130mg/ml$)。绝对生物利用度为 40％,进食不影响本药的吸收。可迅速并广泛分布于组织中,在肝脏的浓度最高,几乎不透过脑组织。在细胞外代谢,主要经胆汁排泄(持续3～5 周),10％～15％随尿排泄(持续3～5 日)。口服后的消除半衰期为 35～40 小时,静脉注射后为 21 小时。

【适应证】　主要用于治疗非小细胞肺癌、转移性乳腺癌、晚期卵巢癌、恶性淋巴瘤、食管癌、头颈部癌等。

【用法用量】

(1)口服:非小细胞肺癌:每次 $60mg/m^2$,每周 1 次,连用 3周。之后将剂量增至每次 $80mg/m^2$,每周 1 次。1 周最大剂量不得超过 160mg。

出现血液学毒性时推荐剂量调整如下:①前 3 次用药时,中性粒细胞计数曾有 1 次低于 $0.5\times10^9/L$ 或不止 1 次低至($0.5\sim$1$)\times10^9/L$,则仍用 $60mg/m^2$ 的剂量。②在使用 $80mg/m^2$ 的剂量期间,中性粒细胞计数若曾有 1 次低于 $0.5\times10^9/L$ 或不止 1次低至($0.5\sim1)\times10^9/L$,须推迟用药,直至中性粒细胞计数恢复正常再重新使用,且将剂量由 $80mg/m^2$ 减至 $60mg/m^2$。③剂量降至 $60mg/m^2$ 之后,若连续 3 周中性粒细胞计数不低于 $0.5\times$$10^9/L$ 或未出现不止 1 次在($0.5\sim1)\times10^9/L$,可将剂量重新由 $60mg/m^2$ 增至 $80mg/m^2$。④中性粒细胞计数低于 $1.5\times10^9/L$且血小板计数在($75\sim100)\times10^9/L$,须推迟用药,直到各项指标恢复正常。

(2)静脉滴注:单药治疗,每次 $25\sim30mg/m^2$,稀释于 0.9％氯化钠注射液 125ml 中,滴注 15～20 分钟。21 日为 1 个周期(分别于第 1、8 日各给药 1 次),2～3 个周期为 1 个疗程。联合用药时,给药剂量和时间随化疗方案而有所不同。

肾功能不全患者无须调整剂量。肝功能不全患者,尤其在合用其他由胆管排泄的抗癌药时,应减量。胆管阻塞患者用药时应减量。

【剂型规格】 重酒石酸长春瑞滨注射液:1ml:10mg;1ml:50mg;5ml:50mg。酒石酸长春瑞滨软胶囊:20mg。

【不良反应】 偶见心律失常、缺血性心脏病(心绞痛、心肌梗死、心电图短暂改变),呼吸困难、支气管痉挛、间质性肺炎。可见关节痛、下颌骨痛、肌痛,深腱反射减弱或消失、感觉异常、指(趾)麻木、运动性共济失调。长期用药可出现下肢无力。可见肝酶短暂升高,但无临床症状。可见口内炎、恶心、呕吐、食欲缺乏、腹胀、腹泻、便秘、麻痹性肠梗阻。粒细胞减少为剂量限制性毒性,尚可见贫血、血小板减少。可见脱发,发热、疲劳、胸痛、肿瘤部位疼痛。静脉注射可出现不同程度的刺激反应,有时可出现静脉炎。

【禁用慎用】

(1)禁用:①对本药或其他长春花生物碱类药过敏者。②消化系统有严重病变者;曾广泛切除过胃或小肠的患者、正接受放射治疗患者禁用本药。③严重骨髓抑制患者。④严重肝功能不全者。⑤孕妇。⑥哺乳期妇女。

(2)慎用:①心脏血供不足患者。②肾功能不全者。③有痛风史或尿酸盐性肾结石病史者。④胆管阻塞患者。⑤感染患者。⑥白细胞减少患者。⑦周围神经病变及有该病史者。⑧曾接受过放射治疗的患者慎用本药。

【药物相互作用】

(1)与顺铂合用可增加粒细胞减少的发生率。

(2)与丝裂霉素合用可加重肺毒性。

(3)与伊曲康唑合用可加重神经毒性。

(4)可加重氟尿嘧啶的黏膜毒性,尤其是同时给予甲酰四氢叶酸时。

（5）用药期间禁止接种活疫苗。

（6）与细胞色素 P450 诱导药或抑制药（如奥美拉唑、氟西汀）合用，可影响本药的代谢。两者合用时应谨慎。

【特别提示】

（1）禁止鞘内注射、肌内注射、皮下注射。

（2）静脉给药时只能用 5％葡萄糖注射液或 0.9％氯化钠注射液稀释。静脉注射稀释后浓度为 1.5～3mg/ml，静脉滴注稀释后浓度为 0.5～2mg/ml。稀释液在密封玻璃瓶中于室温下可保存 24 小时。不得用碱性溶液稀释，以免引起沉淀。

（3）软胶囊建议在餐时服用，禁止咀嚼或吮吸。

（4）若出现呕吐须停药，同时可用甲氧氯普胺止吐。

（5）若出现感染的症状或体征，应立即进行全面检查。

（6）建议采用深静脉插管给药。静脉注射时若出现药液外渗，应立即停止注射，局部冷敷并注射透明质酸酶，将余下的药物从另一静脉通道注入。若药液溅入眼内应立即用大量清水或等渗溶液冲洗。

（7）静脉给药时，将本药从离输液袋最近的侧口加入，随后用至少 75～125ml 溶液冲洗静脉通道。

（8）用药期间应密切观察血常规变化，并检查肝功能、血电解质等。

长春新碱　Vincristine

【其他名称】　安可平、该利啶、硫酸长春醛碱、硫酸醛基长春碱、醛基长春碱、新长春碱。

【药代动力学】　口服吸收差。静脉注射后迅速分布至各组织，肿瘤组织可选择性地浓集本药，神经细胞内浓度较高。很少透过血脑屏障。血浆蛋白结合率为 75％。三相半衰期分别为

3.7分钟、1.64小时、24.8小时。主要在肝脏代谢成脱乙酰长春碱。33%经胆汁随粪便排泄,21%以原形随尿液排出。

【适应证】

(1)常用于治疗急性白血病、恶性淋巴瘤、肾母细胞瘤、尤因肉瘤、儿童横纹肌肉瘤、神经母细胞瘤、多发性骨髓瘤和绒毛膜上皮癌。

(2)可用于乳腺癌、小细胞肺癌、肺癌、宫颈癌、睾丸肿瘤、皮肤癌、单核细胞白血病、头颈部癌、Kaposi肉瘤、黑色素瘤、卵巢癌、消化道癌、恶性黑色素瘤、慢性淋巴细胞白血病和软组织肉瘤的治疗。

【用法用量】

(1)成人静脉给药:临用前加适量0.9%氯化钠注射液溶解后静脉注射或静脉冲入。每次1~1.4mg/m² 或0.02~0.04mg/kg(不能超过2mg,大于65岁者不超过1mg),每周1次,1个疗程总量为20mg。

(2)儿童静脉给药:每次0.05~0.075mg/kg,每周1次,用法同成人。

【剂型规格】 注射用硫酸长春新碱:1mg。注射用长春新碱:0.5mg;1mg。

【不良反应】 神经毒性为本药剂量限制性毒性,常持续很久。用药后可致血及尿中尿酸升高。长期应用可抑制睾丸或卵巢功能,引起精子缺乏或闭经。骨髓抑制较轻。胃肠道反应较轻,对局部组织刺激性较强,反复静脉注射可致血栓性静脉炎,漏出血管外可引起局部组织坏死。可见血钾升高、脱发,偶见血压改变。

【禁用慎用】

(1)禁用:①对本药或其他长春花生物碱过敏者。②孕妇。③Charcot-Marie-Tooth综合征引起的脱髓鞘患者。④严重粒细胞减少者。⑤未控制的细菌感染者。

(2)慎用:①急性尿酸性肾病患者、有痛风病史或有尿酸盐性肾结石病史者。②患有神经肌肉性疾病者。③肺功能不全者。④近期进行过放疗或化疗者。⑤有肝功能损害者。⑥感染患者。⑦白细胞计数减少者。⑧儿童。⑨哺乳期妇女。⑩有骨髓抑制者或当肿瘤已侵犯骨髓时。

【药物相互作用】

(1)可阻止甲氨蝶呤从细胞内渗出而提高其细胞内浓度,故合用时常先注射本药。

(2)与门冬酰胺酶、异烟肼合用可加重神经毒性。与非格司亭、沙莫司亭合用,可能导致严重的周围神经病。

(3)与含铂制剂合用时,可能增强第八对脑神经损害。

(4)齐多夫定可增加本药血液毒性,合用时需要调整本药剂量。

(5)可改变地高辛的吸收而降低其疗效,合用时应密切监测地高辛的血药浓度。

(6)卡马西平、磷苯妥英、苯妥英为细胞色素 P450 CYP3A4诱导剂,可增加本药的清除而降低其疗效。

(7)伊曲康唑可增加本药所致的神经毒性(如麻痹性肠梗阻)。

(8)使用本药时禁止接种活疫苗。

【特别提示】

(1)对光敏感,给药时应避免日光直接照射。

(2)不能用于肌内注射、皮下注射或鞘内注射,宜采取静脉冲入给药。如药液漏出血管外,应立即停止注射,以 0.9%氯化钠注射液冲洗局部,温湿敷或冷敷,如皮肤发生破溃则按溃疡常规方法处理。

(3)药液一旦溅入眼内,应立即用大量 0.9%氯化钠注射液冲洗,然后给予地塞米松眼膏。

(4)用药期间应注意观察本药不良反应,当出现严重四肢麻木、膝反射消失、麻痹性肠梗阻、腹部绞痛、心动过速、脑神经麻痹、白细胞过低、肝功能损害时,应停药或减量,并及时给予相应处理。

(5)使用本药时进行脊髓放疗可加重本药所致的神经毒性。

(6)对其他长春花生物碱过敏者,也可能对本药过敏。

(7)用药期间应定期检查血常规、肝肾功能。

紫杉醇 Paclitaxel

【其他名称】 安素泰、泰素、依他束、紫素、艾素、奥德赛、奥名润、多帕菲、多西紫杉、多西他赛、多烯紫杉醇、隆坦、斯曲帝、泰素帝、希存、易优瑞康、紫杉特尔。

【药代动力学】 静脉滴注后,血药浓度峰值为 $435\sim802$ng/ml,滴注结束 $6\sim12$ 小时后,血药浓度仍可达到具有细胞毒活性水平(85ng/ml)。血浆蛋白结合率为 $89\%\sim98\%$。在血浆内消除呈二室模型,清除半衰期为 $5.3\sim17.4$ 小时。主要在肝脏代谢,经胆汁随粪便排泄,仅有少量(约占给药量的 13%)以原形从尿中排出。

【适应证】 主要用于治疗卵巢癌、乳腺癌(一线化疗或多次化疗失败的卵巢癌。经联合化疗失败的转移性乳腺癌,或经辅助性化疗后 6 个月内复发的乳腺癌)和非小细胞肺癌。对头颈部癌、食管癌,精原细胞癌、恶性淋巴瘤、胃癌、膀胱癌、恶性黑色素瘤等有一定疗效。

【用法用量】

(1)单药治疗:每次 $135\sim200$mg/m^2,静脉滴注 3 小时,每 3 周 1 次。如配合使用 G-CSF,剂量可达 250mg/m^2。也可采用每周方案,即每次 $50\sim80$mg/m^2,每周 1 次,连用 $2\sim3$ 周,每 $3\sim4$ 周重复 1 个疗程。

(2)联合用药:每次 $135\sim175$mg/m^2 静脉滴注,$3\sim4$ 周重复。

【剂型规格】 紫杉醇注射液:5ml：30mg;16.7ml：100mg。注射用紫杉醇:20mg;150mg。注射用多西他赛:20mg(附 1.5ml 溶剂),80mg(附 6ml 溶剂)。多西他赛注射液:1ml：20mg;2ml：20mg;8ml：80mg。

【不良反应】 骨髓抑制是主要的剂量限制性毒性。62％的患者可感觉轻度四肢麻木;约 4％的患者可出现明显的感觉、运动障碍及腱反射减弱;偶见肌无力;个别有癫痫大发作。较常见一过性心动过缓和低血压,关节、肌肉疼痛。胆红素升高,碱性磷酸酶升高,丙氨酸氨基转移酶升高。几乎 100％的患者有轻度脱发。胃肠道反应一般为轻至中度。过敏反应,药液外漏可致局部静脉炎、蜂窝织炎。

【禁用慎用】

(1)禁用:①对本药过敏者。②白细胞计数低于 1.5×10^9/L 的严重骨髓抑制者。③中性粒细胞计数低于 1×10^9/L 的艾滋病相关性卡波西肉瘤(Kaposi 肉瘤)患者。④感染患者。⑤孕妇。⑥哺乳妇女。

(2)慎用:①有心脏传导功能异常者。②低血压或心动过缓者。③有周围神经病变者。

【药物相互作用】

(1)奎奴普丁/达福普汀可通过抑制细胞色素 P450 系统 CYP3A4 而增加本药的血药浓度,进而增加本药的不良反应。

(2)与曲妥珠单抗合用,曲妥珠单抗的血清谷浓度水平增加约 1.5 倍。合用效果较好。

(3)顺铂可使本药的清除率降低约 1/3,若先给顺铂再给予本药,可产生更为严重的骨髓抑制。

(4)先给本药,再给多柔比星,可明显降低多柔比星的清除率,加重不良反应(中性粒细胞减少和口腔炎)。

(5)使用本药后立即给予表柔比星,可加重后者的不良反应。

(6)酮康唑可抑制本药的代谢。

(7)磷苯妥英、苯妥英钠可诱导细胞色素 P450 系统 CYP3A4，降低本药的血药浓度。

(8)伊曲康唑可抑制多西他赛的代谢，增加毒性。

(9)与托泊替康合用时，建议在第 1 日给予本药，第 1～4 日给予托泊替康。

(10)建议使用本药时禁止接种活疫苗。

【特别提示】

(1)配制本药时需戴手套。

(2)患者用药前须备有抗过敏的药物及相应的抢救器械。

(3)本药浓缩注射液必须稀释成浓度为 0.3～1.2mg/ml 的溶液才能使用

(4)滴注本药时应采用非聚氯乙烯材料的输液器具，并使用孔径小于 0.22μm 的微孔膜过滤器。

(5)单次滴注时间不宜过长，以免药液漏出血管。

(6)静脉滴注本药的最初 1 小时内，应每 15 分钟测血压、心率和呼吸 1 次，并注意观察有无过敏反应。

(7)开始新的疗程须具备中性粒细胞计数至少为 $1.5\times10^9/L$、血小板计数至少为 $100\times10^9/L$。如果患者出现严重的中性粒细胞减少(计数低于 $0.5\times10^9/L$ 超过 1 周)或者严重的周围神经病变，本药用量应减少 20%。

(8)用药过量表现为骨髓抑制、外周神经毒性及黏膜炎。本药尚无相应的解毒药。

(9)用药期间应定期检查白细胞及血小板计数、肝肾功能、心电图等。

三、其他影响微管蛋白的药物

斑蝥素 Cantharidin

【其他名称】 洁尤平。

【药代动力学】 易经皮肤吸收。经胆管从肠道排出体外；在体内分散溶于水中的斑蝥素经尿排出体外。

【适应证】 对原发性肝癌有一定的近期疗效，可改善自觉症状，延长生存时间。与其他抗肿瘤药合用，对食管癌、肺癌、直肠癌、乳腺癌有一定的疗效。乳膏外用可治疗尖锐湿疣。

【用法用量】

（1）口服：每次 0.25～0.5mg，每日 2～3 次，饭后服用，1～3 月为 1 个疗程。可从小剂量开始，逐渐递增到常规剂量，以让患者逐渐适应。

（2）静脉滴注：每次 0.5～1mg，溶于 5％葡萄糖注射液 250～500ml 中静脉滴注。

【剂型规格】 注射液：0.5mg。乳膏：2g：0.5mg；4g：1mg。

【不良反应】 全身用药有强烈刺激性，可引起尿道刺激症状、血尿，少数患者可出现蛋白管型。也可引起恶心、呕吐、腹泻。个别患者可出现阵发性心动过速、手指及面部麻木等。局部用药可有轻微的灼痛或灼热感，疣体脱落处可有浅表糜烂，可自愈，一般不形成瘢痕。

【禁用慎用】 禁用：①心肾功能不全者。②严重消化道溃疡患者。③有出血倾向者。④孕妇。

【药物相互作用】 与其他抗肿瘤药合用，可提高疗效。

【特别提示】

（1）局部给药时，应使用涂药器或牙签直接小心地将本药涂搽于病变部位,不要涂搽在脐凹部及破损的皮肤上。

(2)在未明确患者是否对本药过敏(表现为灼痛或灼热感等)之前,首次用药应仅治疗 1～2 处病变。

(3)用药时应避免接触正常皮肤、黏膜(因可致水疱)。

(4)尚无特效解毒药,若出现不良反应,应及时对症处理,较严重时暂停给药,反应一般很快消失。

高三尖杉酯碱　Homoharringtonine

【其他名称】　川山宁、扶尔、高粗榧碱、高哈林通碱、高瑞特、哈林通碱、华普乐、金诺星、赛兰、三尖杉酯碱、石莫哈林通碱、唯杉、沃汀。

【药代动力学】　肌内注射或口服给药吸收慢且不完全,静脉注射后骨髓内浓度最高,肌肉及脑组织最低。静脉注射 2 小时后,本药在各组织的浓度迅速下降,而在骨髓中浓度下降较慢。半衰期 α 相为 2.1 分钟,β 相为 53.7 分钟。主要在肝脏进行。经肾脏及胆管排泄,少量经粪便排泄。给药后 24 小时内约有 50% 排出体外,其中 42.2% 经尿液、6.3% 经粪便排出。

【适应证】　适用于急性非淋巴细胞白血病的诱导缓解及缓解后维持治疗,对骨髓增生异常综合征(MDS)、慢性粒细胞白血病、真性红细胞增多症及恶性淋巴瘤等也有一定疗效。

【用法用量】

(1)成人:静脉滴注:每日 1～4mg,临用时加入 5% 葡萄糖注射液 250～500ml 中摇匀,滴注时间应在 3 小时以上,4～6 日为 1 个疗程,间歇 1～2 周重复。也有每日 4～6mg,治疗急性粒细胞白血病的用法。肌内注射:每日 1～2mg,加于苯甲醇 2ml 中注射,以 4～6 个月为 1 个疗程,间歇 1～2 周重复。治疗骨髓增殖性疾病时也有每日 2mg,14～21 日为 1 个疗程,间歇 4～6 周重复的用法。

(2)儿童:静脉滴注,每日 0.05～0.1mg/kg,以 4～6 日为 1

个疗程;或采用间歇给药法,每日 0.1~0.15mg/kg,5~10 日为 1 个疗程,1~2 周后重复。肌内注射,治疗骨髓增殖性疾病,每日 0.04mg/kg,疗程同成人。

【剂型规格】 注射用高三尖杉酯碱:1mg;2mg。高三尖杉酯碱注射液:1ml∶1mg;2ml∶2mg。高三尖杉酯碱氯化钠注射液:100ml(高三尖杉酯碱 2mg、氯化钠 0.9g);250ml(高三尖杉酯碱 2mg、氯化钠 2.25g)。

【不良反应】 本药对骨髓各系造血细胞均有抑制作用。对粒细胞的抑制较重,红细胞次之,巨核细胞较轻。较常见的心脏毒性有窦性心动过速、房性或室性期外收缩,以及心电图出现 S-T 段变化及 T 波平坦等心肌缺血表现,极少数患者可出现奔马律,程度不一的房室传导阻滞及束支传导阻滞、心房颤动等。在静脉滴注速度过快、长期持续或重复给药、老年患者用药时,可产生急性心肌毒性。常见厌食、恶心、呕吐、口干等,少数患者可产生肝功能损害。个别患者出现脱发、皮疹。用药后可导致血、尿中尿酸浓度增高。可有乏力,少数有药物热,停用本药后即消失。曾有个案报道,怀疑本药可致严重过敏性休克。

【禁用慎用】
(1)禁用:①对本药过敏者。②严重或频发的心律失常及器质性心血管疾病患者。
(2)慎用:①严重粒细胞减少或血小板减少等显著骨髓抑制者。②有肝肾功能不全者。③有痛风或尿酸盐肾结石史者。④患有心律失常及各类器质性心血管疾病者。⑤孕妇。⑥哺乳期妇女。

【药物相互作用】 与阿糖胞苷、干扰素-α 合用,可协同抑制慢性粒细胞白血病慢性期的细胞生长。与其他可能抑制骨髓功能的抗癌药合用可加重毒性,合用时应调整本药的剂量及疗程。与蒽环类抗癌药合用,可增加心脏毒性。老年患者及已反复采用多柔比星或柔红霉素等蒽环类抗生素治疗者,应不用或慎用本药。

【特别提示】

(1)适用于骨髓增生白细胞不增多的急性白血病,治疗时宜从小剂量开始。

(2)对有心律失常等器质性心血管病及肝、肾功能不全的患者应适当减少本药的剂量。引起心房扑动时应立即停药。

(3)静脉滴注时速度要慢,含有本药的 500ml 稀释液要求滴注 3 小时以上,尤其对已有心血管疾病者。

(4)用药时应适当增加患者的液体摄入量,以防尿酸增高及尿酸性肾病。

(5)对已合并弥散性血管内凝血(DIC)者,在处理 DIC 的同时,仍可考虑小剂量使用本药。

(6)放疗患者用药应调整剂量及疗程。

(7)每周应检查血常规、血小板计数 1~2 次,如血细胞在短期内有急骤下降应每日检查。同时须监测肝功能、心电图。

门冬酰胺酶　Asparaginase

【其他名称】　L-门冬酰胺酶、L-天门冬酰胺酶、L-天门冬酰胺转移酶、爱施巴、天冬酰胺酶、天门冬酰胺酶、天门冬酰胺酶、优适宝、左旋门冬酰胺酶、左旋天门冬酰胺酶、Amidohydrolase、L-ASP、Asparaginasc、Asparaginasum、Colaspase、Crasnitin、Elspar、Erwinase、Kidrolase、Laspar、L-Asparaginase、L-Asparaginasum、Leucigen、Leunase。

【药代动力学】　口服后在胃肠道被破坏,肌内或静脉给药吸收好。肌内注射达峰时间为 12~24 小时,血药浓度峰值为静脉注射的 50%。血浆蛋白结合率仅约 30%,吸收后能在淋巴液中渗出,在脑脊液中的浓度很低。肌内注射和静脉注射血浆半衰期分别为 39~49 小时、8~30 小时。血浆半衰期的个体差异较大,有酶过敏患者的半衰期短。

【适应证】 急性淋巴细胞白血病（急淋）、急性粒细胞白血病、急性单核细胞白血病、慢性淋巴细胞白血病、恶性淋巴瘤、黑色素瘤等。对儿童急淋的诱导缓解疗效较好。由于单用本药时缓解期较短，且易产生耐药性，故多与其他化疗药物组成联合方案，以提高疗效。

【用法用量】

（1）成人：静脉滴注，根据不同病种，不同的治疗方案，本药用量有较大差异。急淋诱导缓解，每日 500U/m^2，或 1 000U/m^2，最高可达 2 000U/m^2，10～20 日为 1 个疗程。肌内注射，剂量同静脉滴注。

（2）儿童：静脉滴注，急性淋巴细胞白血病，与长春新碱、泼尼松联用，在给予长春新碱、泼尼松后，于疗程的第 22 日，每日使用本药 1 000U/kg，连用 10 日。肌内注射，急性淋巴细胞白血病，与长春新碱、泼尼松联用，本药每次 6 000U/m^2，自疗程的第 4 日开始，每 3 日给药 1 次，共用 9 次。

【剂型规格】 注射用门冬酰胺酶：1 000U；2 000U；1 万 U。门冬酰胺酶注射液：1 000U；2 000U；1 万 U。

【不良反应】

（1）精神神经系统：可有嗜睡、抑郁、情绪激动、幻觉，偶有帕金森综合征等。脑电图可有异常改变。

（2）消化系统：常见恶心、呕吐、食欲缺乏、腹泻。可引起急性胰腺炎，其中暴发型胰腺炎可致命。肝功能损害通常在开始治疗的 2 周内发生，可引起丙氨酸氨基转移酶、天门冬氨酸氨基转移酶、胆红素等升高，人血白蛋白降低。可引起脂肪肝，也有因肝功能损害而死亡者。

（3）泌尿生殖系统：至少 1/4 的患者用药后出现肾功能损害（表现为镜下血尿、蛋白尿、管型尿及血尿素氮升高）或出血性膀胱炎。高尿酸血症常发生在治疗的初期,严重者可引起尿酸性肾病、肾衰竭。少数患者因肾衰竭而死亡。

(4)血液:可有贫血、白细胞减少、凝血及纤维蛋白溶解异常,大剂量使用时可出现骨髓抑制。

(5)免疫系统:本药有免疫抑制作用,如抑制抗体合成、抑制迟发性过敏反应、抑制淋巴细胞转化和移植后的排斥反应等。可因免疫抑制而致感染。

(6)代谢/内分泌系统:可致高血糖、高血钙。首次给药的前2日内,血清甲状腺结合球蛋白浓度可能下降,一般可于末次给药后的4周内恢复。

(7)过敏反应:用药后5%~20%的患者可出现过敏反应症状,约3%的患者发生过敏性休克。剂量越大过敏反应发生率越高。过敏反应一般发生于多次反复注射者。个别过敏体质者即使注射皮试剂量,偶尔也会产生过敏反应。

(8)其他:用药后可能引起血氨浓度升高。自大肠埃希杆菌提取的制剂含有内毒素,可引起高热、寒战,严重者可致死。

【禁用慎用】

(1)禁用:①对本药有过敏史或皮试呈阳性者。②有胰腺炎病史或胰腺炎患者。③患水痘、广泛带状疱疹等严重感染性疾病者。④妊娠早期。⑤哺乳期妇女。

(2)慎用:①糖尿病患者。②有痛风或尿酸性肾结石史者。③肝功能不全者。④曾用细胞毒药物或曾接受放疗者。⑤感染患者。

【药物相互作用】 与硫唑嘌呤、苯丁酸氮芥、环磷酰胺、环孢素、硫嘌呤、抗CD3单克隆抗体合用,可提高本药疗效。与泼尼松、促皮质素或长春新碱合用,本药不良反应增加。与甲氨蝶呤合用,本药可抑制细胞复制而阻断甲氨蝶呤的抗肿瘤作用。建议使用本药时禁止接种活疫苗。

【特别提示】

（1）首次用药者或停药至少1周者，用药前须做皮试。

（2）用药前须备有抗过敏反应的药物。

（3）用药时应大量补充液体，碱化尿液，调整抗痛风药剂量，以预防高尿酸血症和尿酸性肾病。

（4）可经静脉注射、静脉滴注或肌内注射给药。

（5）药物稀释后应在8小时内使用，以免丧失活力。药液不澄清者不能使用。

（6）用药过程中仔细观察各种不良反应，必要时应立即停药，并采取相应治疗措施。

（7）不同药厂、不同批号的产品，其纯度和过敏反应均有差异，使用时必须慎重。

（8）用药后若出现高血糖，可予以停药，或使用适量胰岛素及补液等处理。糖尿病患者用本药时须注意调节口服降糖药或胰岛素的剂量。

（9）交叉过敏：来源于大肠埃希杆菌与来源于欧文菌属的门冬酰胺酶可产生交叉过敏。

（10）在治疗前及治疗期间定期检查血常规、血浆凝血因子、血糖、血清钙、血清淀粉酶、血尿酸、肝肾功能及骨髓涂片等。

培门冬酶　Pegaspargase

【其他名称】　PEG-L-天门冬酰胺酶、培加帕酶。

【药代动力学】　起效慢（急性淋巴细胞白血病肌内注射后14日起效），可分布于胸水、腹水等渗出液中。表观分布容积（Vd）为$2.1L/m^2$。其代谢通过血清蛋白酶分解和单核-吞噬细胞系统清除。几乎不通过肾脏排泄。

【适应证】　治疗急性淋巴细胞白血病（适用于对门冬酰胺酶过敏者）。可用于治疗非霍奇金淋巴瘤。

【用法用量】 成人肌内注射：每次 2 500U/m²，每 1～2 周 1 次，10 周为 1 个疗程。

【剂型规格】 培门冬酶注射液：5ml：2 500U；5ml：3 750U。

【不良反应】 主要不良反应为恶心、呕吐、腹泻、腹痛。多数患者的凝血酶原时间(PT)和凝血因子Ⅰ出现异常。此外，尚可见发热、体重减轻、嗜睡、精神错乱、血脂异常、低血钙和氮质血症等。

【禁用慎用】

(1)禁用：①对本药过敏者。②胰腺炎患者或有胰腺炎病史者。③使用门冬酰胺酶时有明显出血者。

(2)慎用：①对门冬酰胺酶过敏者。②糖尿病患者或血糖高于正常者。③肝功能不全者。④孕妇。⑤哺乳期妇女。

【药物相互作用】 可抑制细胞复制而阻断甲氨蝶呤等的抗肿瘤作用。由于本药损耗血清蛋白，因此可能增强高血浆蛋白结合率药物的毒性。用药后患者可能有出血或栓塞倾向，故与香草醛、肝素、双嘧达莫、阿司匹林及其他非甾体类抗炎药等合用时应谨慎。使用本药时接种活疫苗(如轮状病毒疫苗)，可增加活疫苗感染的风险。

【特别提示】

(1)建议给药前做皮肤过敏试验。

(2)一般不单独使用，应与其他细胞毒药物联合应用。

(3)为减少不良反应，应尽可能采用肌内注射给药。需要静脉给药时，应将本药稀释于 0.9%氯化钠注射液或 5%葡萄糖注射液 100ml 中，滴注 1～2 小时。

(4)肌内注射时，如拟给药液容积超过 2ml，应采用多点注射，每个注射点不得超过 2ml。

(5)用药时应注意观察(直至用药后 1 小时)，以防发生超敏反应，对门冬酰胺酶曾严重过敏的患者更应谨慎。

（6）用药前后及用药时应当检查或监测血常规、血糖、血淀粉酶、血浆总蛋白及凝血功能、肝肾功能。

去甲斑蝥素　Norcantharidin

【其他名称】 依尔康、利佳、尤斯洛。

【药代动力学】 口服吸收良好，广泛分布于各组织，在肝、肾、胃、肠、心、肺、唾液腺、甲状腺及癌组织中均有较高药物浓度。给药后 15 分钟在肝脏及癌组织达峰浓度，6 小时后浓度显著下降，24 小时内大部分经肾脏排泄，体内蓄积甚少。

【适应证】 用于肝癌、食管癌、胃及贲门癌等，以及白细胞低下症，可作为术前用药或用于联合化疗。用于乙型肝炎亦有效。

【用法用量】 口服：每次 5～20mg（重症可加至 30mg），每日 3 次，空腹服。静脉注射：每日 10～20mg，溶入适量葡萄糖注射液内缓慢推注。静脉滴注：每日 10～20mg，加入葡萄糖注射液 250～500ml 中缓慢滴注。动脉给药：每次 10mg，每日 2 次，肝动脉插管灌注。

【剂型规格】 去甲斑蝥素片：5mg。去甲斑蝥素注射液：2ml：10mg。

【不良反应】 不良反应较少见，但口服剂量过大时可能出现恶心、呕吐等症状，减量或对症处理即可消失。注射剂溢漏可刺激血管和组织，引起炎症。

【禁用慎用】 有心或肾功能不全者、严重消化性溃疡及有出血倾向的患者、孕妇禁用。

【药物相互作用】 与其他化疗药物联用能提高疗效、减少不良反应及增加生存率。可与去甲斑蝥酸钠交替使用，但不宜同时联合使用。

【特别提示】 注意注射液勿溢漏。与其他化疗药物联用能提高疗效、减少不良反应及增加生存。

第六章　调节体内激素平衡的药物

一、药物概述

某些肿瘤,如前列腺癌、甲状腺癌、宫颈癌、乳腺癌及卵巢癌的生长均依赖于体内激素水平。本章药物主要是激素或激素拮抗药,通常通过特异性与激素受体结合,改变体内激素平衡失调状态,以抑制这些激素依赖性肿瘤的生长,从而发挥抗肿瘤作用。

本章药物具体可分为以下几类。

1. 雌激素类　主要通过与雌激素受体结合而发挥作用,用于前列腺癌和绝经5年后的乳腺癌的治疗,雌激素与受体结合成复合物,复合物进入细胞核,诱导功能不同蛋白质的合成,产生不同效应。对于前列腺癌,大剂量的雌激素通过负反馈抑制垂体分泌促性腺激素,减少睾丸间质细胞雄激素的合成和分泌,从而抑制前列腺癌组织的生长。对于乳腺癌,有可能是通过改变机体内分泌环境而限制癌细胞生长,绝经前的乳腺癌患者禁用雌激素类药物,因雌激素可促进肿瘤的生长,如己烯雌酚。这类药物常见的不良反应有胃肠道反应,乳房肿胀、疼痛,乳腺出现肿块,男性乳房肥大、阳痿等。

2. 抗雌激素类　靶细胞内可竞争性拮抗雌激素与受体结合,减少细胞内雌激素受体含量,阻断雌激素的作用,影响DNA合成及核分裂,从而使雌激素依赖性癌细胞生长停止,如三苯氧胺。这类药物常见的不良反应有胃肠道反应、面部潮红、眩晕、阴道出血等拮抗雌激素反应,以及贫血、暂时性白细胞和血小板减少。

3. 孕激素类　可与细胞内的孕激素受体结合,抑制雌激素受体复合物在细胞核内刺激雌激素受体合成的作用,从而降低细胞内雌激素受体含量,抵消雌激素促进肿瘤细胞生长的效应,还可诱导肝中 α-还原酶,增加体内雌激素降解,同时可促进体内睾酮降解,如黄体酮。这类药物常见的不良反应有胃肠道反应,乳房疼痛,月经紊乱、不规则出血,凝血功能异常,还可引起体重增加,过敏性皮炎,头痛、疲乏、失眠、精神抑郁等神经精神系统症状。

4. 雄激素类　可抑制垂体分泌促性腺激素,减少卵巢雌激素的合成和分泌,也有抗雌激素作用及对抗催乳素的乳腺癌刺激作用,诱导肿瘤缓解,如甲睾酮、达那唑。这类药物大剂量使用后会引起女性男性化,出现痤疮、多毛、乳腺退化等,同时抑制男性精子生成减少,引起性功能紊乱;同时,可引起肝功能和心功能的损害。

5. 抗雄激素类　代谢产生的活性羟基衍生物可以与雄激素竞争雄激素受体,产生阻断睾酮的作用,与雄激素受体结合后形成复合物进入细胞核与核蛋白结合,抑制靶组织、靶细胞对雄激素的摄取,以及细胞核与雄激素的结合,抑制雄激素依赖性肿瘤的生长,如氟他胺。常见的不良反应有胃肠道反应,男性乳腺发育、溢乳,性功能异常等。

6. 促黄体激素激动药　这类药是促性腺激素释放激素的类似物,占据垂体的促性腺激素释放激素受体,抑制垂体分泌促卵泡素和黄体生成素,减少卵巢雌激素及睾丸性激素的合成,从而对性激素依赖性肿瘤起到治疗作用。替代睾丸切除术用于前列腺癌,对于女性可阻断雌激素的合成,可以达到相当于切除卵巢的效果,如亮丙瑞林。常见不良反应有胃肠道反应、头痛、皮疹、失眠、性欲下降、尿频、尿梗阻,男性会引起面部发热、阳痿,女性可引起阴道不规则出血、阴道干涩、流产等生殖系统症状。

7. 糖皮质激素类 可发挥其免疫抑制作用,抑制淋巴组织,主要通过使淋巴细胞脂肪水解,同时阻止其再酯化利用,而使细胞内脂肪酸堆积,导致核破裂,从而减少淋巴细胞生成,如氢化可的松。常见的不良反应有库欣综合征,表现为向心性肥胖、满月脸、出血倾向、痤疮、血糖升高、骨质疏松等,可诱发或加重感染,诱发或加重胃十二指肠溃疡,还可引起高血压、精神失常,使伤口愈合迟缓等,停药后会出现恶心、呕吐、乏力、头晕、头痛、食欲缺乏、血压偏低等症状。

8. 芳香化酶抑制药 这类药物主要作用于雌激素生物合成的最终阶段,能够特异性的抑制雄激素转化为雌激素,从而减少雌激素的产生,这类药物主要用于绝经后妇女激素依赖型乳腺癌的治疗,如阿那曲唑、氨鲁米特。这类药物主要有头痛、乏力、失眠等神经系统不良反应,恶心、呕吐、腹泻等胃肠道反应,本类药物无骨髓抑制不良反应,常见的不良反应有恶心、呕吐、暂时性白细胞和血小板减少等。

9. 肾上腺皮质阻滞药 这类药物主要对肾上腺皮质细胞的线粒体有直接的细胞毒作用,可使其萎缩和坏死,如氯苯二氯乙烷。常见的不良反应有胃肠道反应、嗜睡、眩晕、共济失调,还会引起皮炎、视觉异常、蛋白尿、出血性膀胱炎、高热、直立性低血压等。

二、药物应用

阿那曲唑　Anastrozole

【其他名称】 阿纳托唑、阿那舒唑。

【药代动力学】 口服吸收迅速,生物利用度约为80%。血药峰浓度常出现在服药后2小时内。食物对吸收速度略有影响,但不影响吸收程度。血浆蛋白结合率约为 40％。血浆清除半衰期为 40～50 小时。

【适应证】　他莫昔芬及其他抗雌激素疗法不能控制的绝经后妇女晚期乳腺癌治疗。早期乳腺癌辅助治疗。雌激素受体阴性,但他莫昔芬治疗有效的患者也可使用。

【用法用量】　口服:每次 1mg,每日 1 次。

【剂型规格】　片剂:1mg。

【不良反应】　常为轻度或中度,多易为患者所耐受。主要包括皮肤潮红、阴道干涩、头发油脂过度分泌、胃肠功能紊乱(如厌食、恶心、呕吐、腹泻等)、乏力、关节强直或疼痛、头痛、皮疹、忧郁及嗜睡等。此外,尚可出现肝功能异常,偶有致阴道出血。

【禁用慎用】

(1)禁用:①对本药过敏者。②严重肾功能不全者(肌酐清除率小于 20ml/min)。③中、重度肝功能不全者。④绝经前妇女。⑤孕妇。⑥哺乳期妇女。

(2)慎用:①有血栓性疾病者(脑卒中、肺栓塞等)。②儿童。

【药物相互作用】　与雌激素同用可能降低本药疗效,两者不宜合用。与其他药物合用时,不易引起由细胞色素 P450 所介导的药物反应。

【特别提示】

(1)可能出现无力和嗜睡,用药中应避免驾车或操作机械。

(2)使用本药治疗乳腺癌期间,无须进行糖皮质激素或盐皮质激素替代治疗。

(3)轻、中度肾功能不全者及轻度肝功能不全者均不必调整剂量。

(4)药物过量的处理,无特异性解毒药。予以对症治疗;神志清醒者可进行催吐;必要时,可进行血液透析清除部分药物。

(5)治疗期间应定期监测血常规、血液生化常规、肝功能、血清脂质/脂蛋白浓度。

氨鲁米特 Aminoglutethimide

【其他名称】 氨苯哌酮、氨苯乙哌酮、氨格鲁米特、氨基苯乙哌啶酮、氨基导眠能、乙苯胺哌啶。

【药代动力学】 口服吸收良好,生物利用度约为75%。1.5小时血药浓度达峰值。血浆蛋白结合率低(20%～25%)。

【适应证】 晚期乳腺癌(绝经后及雌激素受体阳性者疗效较好)、卵巢癌、前列腺癌和肾上腺皮质癌。皮质醇增多症(库欣综合征)及肾上腺肿瘤所致的类库欣综合征。

【用法用量】 口服:每次250mg,开始时每日2次,如无明显不良反应,可于1～2周后改为每日3～4次,每日总量不超过1000mg。8周后改为维持量:每次250mg,每日2次。用药同时应服用氢化可的松,开始每次20mg,每日4次,1～2周后减为每日2次。

【剂型规格】 氨鲁米特片:125mg;250mg。

【不良反应】 嗜睡、眩晕、头痛、失眠、共济失调、眼球震颤;食欲缺乏、恶心、呕吐、腹泻、便秘,肝炎(出现血清碱性磷酸酶、胆红素、天门冬氨酸氨基转移酶升高)、皮疹、瘙痒。极罕见剥脱性皮炎、Stevens-Johnson综合征、Lyell综合征、过敏性肺炎(肺嗜酸粒细胞浸润),偶可有白细胞减少、血小板减少及全血细胞减少。血浆皮质激素、尿醛固酮浓度减低,促甲状腺素(TSH)浓度增高。个别有肾上腺功能减退(低钠血症、直立性低血压、低血糖)、甲状腺功能减退、女性男性化等。有肝酶诱导作用,可加速其自体代谢,连续服药2～6周后,不良反应发生率及严重程度可减轻。

【禁用慎用】

(1)禁用:①对本药过敏者。②卟啉病患者。③儿童。④带状疱疹患者或有其他感染者。⑤肝、肾功能不全者。⑥甲状腺功能减退者。⑦休克期不宜使用。⑧病情未控制的糖尿病患者。⑨孕妇。⑩哺乳期妇女。

（2）慎用：①手术、创伤等应激情况。②低血压患者。③老年人。

【药物相互作用】 香豆素类抗凝药、口服降糖药及糖皮质激素类药物可加速本药代谢。可诱导肝微粒体酶，致洋地黄及茶碱类药效减低。他莫昔芬可增加本药不良反应，而疗效并不增加，不宜与他莫昔芬合用。

【特别提示】

（1）若出现严重药疹或药疹持续 1 周以上应停药，并对症治疗。重新用药时，应从小剂量开始逐渐增量。

（2）治疗 2 周后如仍有严重不良反应，应停药。

（3）使用本药时，可合用氢化可的松，以阻滞促皮质素（ACTH）拮抗本药的抑制肾上腺作用。

（4）服用本药的女性应采取非激素方法避孕。

（5）本药不适用于绝经前患者。

（6）用药期间应检查血常规和血电解质，以及血、尿皮质激素水平。长期治疗应常监测甲状腺功能和血压。

奥曲肽 **Octreotide**

【其他名称】 醋酸奥曲肽、生长抑素八肽。

【药代动力学】 血浆蛋白结合率为 65%，表观分布容积为 6 升。皮下注射本药后吸收迅速且完全，给药后 30 分钟血药浓度达峰值，消除半衰期为 100 分钟。血浆清除率为 160ml/min。

【适应证】 肝硬化所致食管-胃底静脉曲张出血的紧急治疗，可与特殊治疗（如内镜硬化剂治疗）合用；预防胰腺手术后并发症；也可用于重型胰腺炎、胰腺损伤等；缓解与胃肠内分泌肿瘤有关的症状和体征；经手术、放射治疗或多巴胺受体激动药治疗失败的肢端肥大症患者;应激性及消化性溃疡所致出血;突眼性甲状腺肿;胃肠道瘘管。

【用法用量】

(1)皮下注射:①预防胰腺手术后并发症。每次 0.1mg,每日 3 次,持续治疗 7 日。首次注射应在手术前至少 1 小时进行。②急性重型胰腺炎。每次 0.1～0.2mg,每 8 小时 1 次,疗程 5～14 日。③胰腺损伤。每次 0.1mg,每 8 小时 1 次,疗程 7～14 日或至瘘管闭合。④胃肠胰内分泌肿瘤。初始剂量为 0.05mg,每日1～2 次,然后根据耐受性和疗效可逐渐增加剂量至 0.2mg,每日 3 次。个别病例可能需要更大剂量。维持剂量则以个体差异而定。如用药后临床症状和实验室检查无改善,则用药不应超过 1 周。

(2)静脉给药:①食管-胃底静脉曲张出血。持续静脉滴注 0.025mg/h。最多治疗 5 日,可用 0.9%氯化钠注射液或葡萄糖注射液稀释。②应激性或消化性溃疡出血。参见皮下注射相关项。

【剂型规格】 注射液:1ml:0.05mg;1ml:0.1mg。

【不良反应】 局部反应、胃肠道反应、心动过缓发生,罕见脱发。

【禁用慎用】

(1)禁用:①对本药过敏者。②孕妇。③哺乳期妇女。④儿童。

(2)慎用:①肾功能异常者。②胰腺功能异常者。③胆石症患者。④胰岛素瘤患者。⑤老年人。⑥高尿酸血症患者。⑦全身感染者。⑧糖尿病患者(应调整抗糖尿病药物的剂量)。

【药物相互作用】 与酮康唑合用产生协同作用,可降低泌尿系统的皮质醇分泌。本药可减少环孢素的吸收,延缓西咪替丁的吸收。

【特别提示】

（1）注射前使药液达到室温，避免短期内在同一部位重复多次注射，可减少用药后的局部不适。

（2）在两餐之间或卧床休息时注射本药，可减少胃肠道不良反应的发生。

（3）对胰岛素瘤患者，本药可能加重低血糖程度，并延长其持续时间。较频繁小剂量给药，可减少血糖的明显波动。

（4）本药可改变接受胰岛素治疗的糖尿病患者对胰岛素的需求量。

（5）分泌 GH 的垂体肿瘤治疗中发现有肿瘤扩散时，应更换其他治疗措施。

（6）对于控制急性静脉曲张性出血，本药与特利加压素同样有效。

（7）患者在用药前和用药后，应每 6～12 个月进行 1 次胆囊超声波检查；对 1 型糖尿病或已患糖尿病患者，应密切监测其血糖浓度。

苯丙酸诺龙　Nandrolone Phenylpropionate

【其他名称】　苯丙酸南诺龙、苯丙酸去甲睾酮、苯丙酸去甲睾酮、力合龙、南诺龙、诺龙、诺龙苯丙酸、诺龙苯丙酸酯、正男性酮。

【药代动力学】　肌内注射 1～2 日血药浓度达峰值，药效可维持 1～2 周。

【适应证】　①女性晚期乳腺癌姑息治疗。②伴有蛋白分解的慢性消耗性疾病（如严重烧伤、慢性腹泻、大手术后）、不易愈合的骨折、骨质疏松、早产儿、儿童发育不良等。③功能性子宫出血、子宫肌瘤等。

【用法用量】　深部肌内注射。

(1)女性转移性乳腺癌姑息治疗:每周 25～100mg,一般疗程为 12 周,如有必要,治疗结束 4 周后,可进行第二个疗程。

(2)蛋白质大量分解的严重消耗性疾病:每周 25～50mg,同时需摄入充足的热量和蛋白质。

【剂型规格】 苯丙酸诺龙注射液:1ml∶10mg;1ml∶25mg;1ml∶50mg。

【不良反应】 有轻微男性化作用,尤其是妇女和青春期前的儿童。男性长期应用,可导致音调升高和乳房发育等女性化表现。还可致水钠潴留、高密度脂蛋白浓度降低和低密度脂蛋白浓度升高(大剂量使用时),胃肠道反应,肝功能异常,神经精神症状,皮疹,颜面潮红,以及导致儿童骨骺成熟而提前闭合使身材矮小。

【禁用慎用】

(1)禁用:①高血压。②前列腺癌。③男性乳腺癌。④孕妇。⑤哺乳妇女。

(2)慎用:①心、肝、肾功能不全。②癌症患者骨转移。③糖尿病。④前列腺增生。⑤心肌梗死或有冠状动脉硬化病史(因治疗期间血清胆固醇可能升高)。

【药物相互作用】 与双香豆素类或茚满二酮衍生物合用,增加抗凝物质与受体的亲和力,使抗凝活性增强,合用时需减量。与口服降糖药或胰岛素合用,可发生低血糖。与肾上腺皮质激素合用,可使水肿和痤疮的发生率增加。与具肝毒性的药物合用,可加重肝损害,尤其是长期使用或原有肝病的患者。

【特别提示】 如出现女性男性化、阴蒂肥大、闭经或月经紊乱等反应,应立即停药。用药期间发现黄疸应立即停药。

比卡鲁胺　Bicalutamide

【其他名称】 比卡米特。

【药代动力学】 口服吸收良好。血浆蛋白结合度高。

【适应证】 与促性腺激素释放激素类似物或外科睾丸切除术联合应用于晚期前列腺癌的治疗。多毛症的治疗。

【用法用量】 成年男性(包括老年人):每次口服 50mg,每日 1 次。用本药治疗应与 LHRH 类似物或外科睾丸切除术治疗同时开始。肾功能损害者无须调整剂量。轻度肝功能损害者无须调整剂量,中、重度肝功能损害者可能发生药物蓄积。

【剂型规格】 片:50mg。胶囊:50mg。

【不良反应】 可引起面色潮红、瘙痒、乳房触痛和男子乳腺发育等。也可引起腹泻、恶心、呕吐、乏力和皮肤干燥。罕见血小板减少和心血管系统不良反应,如心绞痛、心力衰竭、传导障碍(包括 PR 间期和 QT 间期延长)、心律失常和非特异性心电图改变。可致肝功能改变(如氨基转移酶升高、黄疸),但少见严重变化,极少见肝衰竭。与 LHRH 类似物合用有下列不良反应:心力衰竭;厌食、口干、消化不良、便秘、腹痛及胃肠胀气;头晕、头痛、失眠、嗜睡;呼吸困难;阳痿、性欲减低、夜尿增多;贫血,糖尿病、高血糖、周围性水肿、体重增加或减轻;脱发、皮疹、出汗、多毛、胸痛、骨盆痛、寒战。

【禁用慎用】 对本药过敏者,妇女及儿童禁用。中、重度肝功能损害者,有氟他胺或尼鲁米特过敏史或严重不良反应病史的患者慎用。

【药物相互作用】 与抑制药物氧化的药物(如西咪替丁和酮康唑)同用时可引起本药血药浓度增加,不良反应增加。与环孢素和钙通道阻滞药联合应用时可出现药效增加或药物不良反应,需减少这些药物剂量。合用环孢素时,应在本药治疗开始或结束后密切监测血药浓度和临床状况。可与香豆素类抗凝药(如华法林、双香豆素、苯丙香豆素等)竞争血浆蛋白结合点,两者合用可能增加出血危险。

【特别提示】

（1）不可与特非那定、阿司咪唑或西沙必利联合使用。

（2）能抑制细胞色素 P450 CYP 3A4 的活性，与主要由 CYP 3A4 代谢的药物联合应用时应谨慎。

（3）对患者驾驶及操作机器的能力无影响，但偶尔可能出现嗜睡。

（4）用药后如出现严重肝功能损害，应停止治疗。

（5）无特效解救药，用药过量时应对症和支持治疗。透析可能无效。

（6）用药期间应定期进行肝功能检查。

丙酸睾酮　Testosterone Propionate

【其他名称】　丙睾、丙酸睾丸素、睾酮丙酸酯。

【药代动力学】　肌内注射吸收较慢，起效时间为 2～4 日。血浆蛋白结合率 98%，半衰期 10～20 分钟。

【适应证】　男性性功能降低，男性青春期发育迟缓。绝经女性晚期乳腺癌姑息性治疗。妇科疾病如月经过多、子宫肌瘤。老年性骨质疏松及再生障碍性贫血等。

【用法用量】　肌内注射。月经过多或子宫肌瘤：每次 25～50mg，每周 2 次。女性乳腺癌及乳癌骨转移：每次 50～100mg，隔日 1 次，疗程 2～3 个月。再生障碍性贫血：每次 100mg，每日或隔日 1 次，疗程应在 3～6 个月以上。

【剂型规格】　注射液：1ml：10mg；1ml：25mg；1ml：50mg；1ml：100mg。

【不良反应】　可见水钠潴留。妇女长期用可出现男性化表现，如多毛、痤疮、闭经、阴蒂增大、嗓音变粗等。成年男性长期用可出现性功能减退、无精子产生。可出现肝功能损害，过敏反应，头晕。注射部位可出现疼痛、硬结、感染及荨麻疹。

【禁用慎用】

(1)禁用:①孕妇。②哺乳妇女。③前列腺疾病(如前列腺癌)及男性乳房疾病患者。④对本药过敏者。

(2)慎用:①青春期前儿童。②心脏病患者。③肝、肾疾病患者。

【药物相互作用】　与抗凝药合用,可加强抗凝作用。与肾上腺皮质激素合用,可加重水肿。与巴比妥类药物合用,可使本药代谢加快,疗效降低。

【特别提示】

(1)本药应做深部肌内注射,不能用于静脉注射。注射时将皮肤横向撑开,否则药液不易被吸收或会溢出皮肤。长期用药应注意更换注射部位。

(2)注射液如有结晶析出,可加温溶解后再用。

(3)本药与其他睾酮制剂作用时间不同,因此一般不可换用。

(4)用药后如出现过敏反应,应立即停药;用药期间如发现肝功能损害,也应及时停药。

(5)用于乳腺癌治疗时,3 个月内应有效,若病情仍进展,应立即停药。

(6)用药前后及用药时应当检查或监测血清睾酮水平,定期检查肝功能。青春期前儿童应用时,应每隔 6 个月检测 1 次骨龄。

布舍瑞林　Buserelin

【其他名称】　布赛来灵、Suprecur、Suprefact。

【药代动力学】　本品经皮下注射后迅速被完全吸收,1 小时可达血药峰值。药物主要聚集于肝、肾和垂体前叶。通过组织肽酶代谢。原药和代谢物随尿和胆汁排出。$t_{1/2}$ 约为 80 分钟。

【适应证】　临床主要用于前列腺癌、乳腺癌等。

【用法用量】 皮下注射:每次 500μg,每日 3 次,连续 7 日。鼻腔喷入:每次 100～200μg,每日 3 次。

【剂型规格】 喷鼻液:1mg(1ml),喷 1 次 100μg;注射液:每支 1mg(1ml)。

【不良反应】 可有面部发热、恶心、呕吐、头痛、皮疹、无力、骨痛、性欲减低、排尿困难等。

【禁用慎用】 孕妇、哺乳期禁用。

【药物相互作用】 尚不明确。

【特别提示】 过敏者应停药。

达那唑　Danazol

【其他名称】 安宫唑、丹那唑、炔睾醇、炔睾酮、炔羟雄烯异噁唑、炔羟雄烯唑。

【药代动力学】 口服易吸收。消除半衰期为 4.5 小时。

【适应证】 用于乳腺癌及痛经症状明显,体征较轻的子宫内膜异位症。纤维囊性乳腺病及男性乳房发育等。特发性血小板减少性紫癜、遗传性血管性水肿、系统性红斑狼疮、青春期性早熟、不孕症与血友病等。

【用法用量】 口服。

(1)子宫内膜异位症:从月经周期第 1～3 日开始服用,每日 400～800mg,分次服用,连服 3～6 个月,必要时可继续到第 9 个月,如停药后症状再出现,可再使用 1 个疗程。

(2)纤维囊性乳腺病:于月经开始后第 1 日服药,每次 50～200mg,每日 2 次,如停药后 1 年内症状复发,可再给药。

(3)遗传性血管性水肿:开始每次 200mg,每日 2～3 次,直到疗效出现,维持量一般是开始量的 50% 或更少,在 1～3 个月或更长一些的间隔时间递减,根据治疗前发病的频率而定。

【剂型规格】 胶囊剂:100mg;200mg。栓剂:50mg。

【不良反应】

(1)较常见体重增加、痤疮、皮肤或毛发的油脂增多、下肢水肿等。女性可见闭经、月经周期改变、突破出血或不规则阴道出血、声音改变(如声音嘶哑、不稳定、低沉)、毛发增多、乳房缩小等。

(2)较少见血尿、鼻出血、牙龈出血、白内障、肝功能损害、颅内压增高(表现为严重头痛、视力减退、复视和呕吐)、白细胞增多、急性胰腺炎、多发性神经炎等。

(3)罕见阴蒂肥大、睾丸缩小及肝功能损害所致巩膜和皮肤黄染。

(4)以下反应如果持续出现须引起注意。①由于雌激素效能低下,可使妇女出现阴道灼热、干燥及瘙痒、出血或易发生真菌性阴道炎。②皮肤发红、情绪或精神状态的改变、神经质或多汗。③有时可出现肌痉挛性疼痛。

【禁用慎用】

(1)禁用:①严重心、肝、肾功能不全者。②原因不明的阴道出血者。③卟啉病患者。④血栓性疾病患者。⑤雄激素依赖性肿瘤患者。⑥孕妇。⑦哺乳妇女。

(2)慎用:有癫痫、偏头痛、糖尿病或心、肾功能不全者。

【药物相互作用】 与卡马西平合用,可使后者的血药浓度升高。与华法林合用,可使抗凝效应增强,容易发生出血。与环孢素合用,可增加环孢素的不良反应。与肾上腺皮质激素合用,可加重水肿。与氨苄西林、卡马西平、苯巴比妥、苯妥英钠、扑米酮、利福平合用,可降低本药的疗效。与胰岛素合用,容易对本药产生耐药性。

【特别提示】

(1)对纤维囊性乳腺病患者,治疗前须除外乳腺癌;治疗期间如结节仍然存在或增大,亦须除外乳腺癌。通常治疗 1 个月,乳房胀痛即可减轻；治疗 2～3 个月，症状消失；连续治疗 4～6 个月，乳房的结节可消退。

（2）长程治疗遗传性血管性水肿，所需的剂量应根据病人的临床反应情况而定。

（3）对原因不明的男性乳房发育，手术前可考虑先用本药治疗。

（4）对青春期性早熟，本药能使患者月经停止，乳房发育退化，仅限于对其他药物治疗无效的重度患者使用。

（5）治疗子宫内膜异位症期间，如出现闭经，是本药治疗的临床反应，应持续用药 3～6 个月，必要时可延长至 9 个月。

（6）女性用药后如出现男性化症状，应停止本药治疗。如停药 60～90 日后仍无规则月经，应进行诊治。

（7）用药期间应严格避孕（应采用非甾体类激素避孕的方法）；如怀孕应中止妊娠。

（8）使用本药时应注意有无心、肝、肾功能损害及生殖器官出血。男性用药时，须随访睾丸大小、精液量及黏度，并进行精子计数与检测精子活动力。每 3～4 个月复查 1 次，特别是对年轻患者。

地塞米松　Dexamethasone

【其他名称】　醋酸氟美松、德萨美松、德萨米松醋酸酯、地卡特隆、地塞米松醋酸酯、地塞米松棕榈酸酯、东菱美松、氟甲泼尼松龙、氟甲泼尼松龙、氟美松、甲氟烯索、利美达松、利美沙松、乙酸氟甲泼尼松龙。

【药代动力学】　消化道易吸收，也可经皮吸收。血浆蛋白结合率约为 77％，易透过胎盘。生物半衰期约 190 分钟，组织半衰期约为 3 日。

【适应证】　主要用于急性白血病、恶性淋巴瘤等，对于缓解其他肿瘤症状也有一定疗效。

【用法用量】

(1)口服:开始为每次0.75～3mg,每日2～4次;维持量约每日0.75mg,视病情而定。

(2)静脉给药:缓解恶性肿瘤所致的脑水肿,地塞米松磷酸钠注射液,首剂10mg静脉推注,随后每6小时肌内注射4mg,一般12～24小时患者可有好转。于2～4日后逐渐减量,5～7日停药。

(3)肌内注射:醋酸地塞米松注射液,每次1～8mg,每日1次。

(4)关节腔内注射:每次0.8～4mg,间隔2周1次。

(5)皮内注射:醋酸地塞米松注射液,每一注射点0.05～0.25mg,共注射2.5mg,每周1次。

(6)腔内注射:醋酸地塞米松注射液,每次0.1～0.2mg,由鼻腔、喉头、气管、中耳腔、耳管注入,每日1～3次。

(7)鞘内注射:每次5～10mg,间隔1～3周注射1次。

【剂型规格】

地塞米松片:0.75mg。地塞米松软膏:0.05%～0.1%。地塞米松乳膏:0.05%～0.1%。地塞米松霜:0.05%～0.1%。地塞米松缓释微粒(用于眼病):0.06mg。地塞米松滴眼液:0.1%。地塞米松磷酸钠注射液:1ml：1mg;1ml：2mg;1ml：4mg;1ml：5mg;2ml：8mg;5ml：10mg。地塞米松磷酸钠滴眼液:5ml：1.25mg。地塞米松磷酸钠气雾剂:1.7%;2.3%。地塞米松磷酸钠眼膏:0.05%地塞米松磷酸钠乳膏:0.05%;0.1%。醋酸地塞米松片:0.75mg。醋酸地塞米松注射液:0.5ml：2.5mg;1ml：5mg;5ml：25mg。醋酸地塞米松软膏:4g：2mg;5g：2.5mg;10g：5mg。醋酸地塞米松粘贴片:0.3mg。

【不良反应】 引起水钠潴留的不良反应较少,较大量服用时易引起糖尿、类库欣综合征及精神症状。对下丘脑-垂体-肾上腺轴功能的抑制较强。静脉注射地塞米松磷酸钠可引起肛门生殖区的感觉异常和激惹。

【禁用慎用】

(1)禁用:①对肾上腺皮质激素类药物过敏。②活动性肺结核。③下列疾病患者一般不宜使用:高血压、血栓性疾病、胃与十二指肠溃疡、精神病(或有严重的精神病史)、电解质代谢异常、心肌梗死、内脏手术(如新近胃肠吻合术)、青光眼、较重的骨质疏松、明显的糖尿病、未能控制的感染(如病毒、细菌、真菌感染)。

(2)慎用:①心脏病或急性心力衰竭患者。②糖尿病患者。③憩室炎。④癔症患者、情绪不稳定和有精神病倾向患者。⑤肝功能不全。⑥眼单纯疱疹。⑦高脂蛋白血症。⑧甲状腺功能减退。⑨重症肌无力。⑩骨质疏松。⑪胃炎或食管炎等。⑫肾功能损害或结石。⑬结核病患者。

【药物相互作用】 口服制酸药可降低本药的胃肠道吸收。氨鲁米特能抑制肾上腺皮质功能,加速本药代谢,使其半衰期缩短。使用氨鲁米特的患者,如需联用糖皮质激素,可选用氢化可的松。

【特别提示】

(1)静脉给药常用于危重疾病(如严重休克等)的治疗。哮喘持续状态不能使用吸入给药,痰培养白色念珠菌阳性者禁止本药吸入给药。

(2)眼部感染性炎症应与有效抗生素联合应用,病情好转后应逐渐减少用药次数,不可骤停,以减少疾患复发风险。

(3)本药缓释微粒的锡箔袋内有旋转置药器,内装缓释微粒1粒。内外包装只允许在临用前于无菌手术室内拆开。

(4)本药一般不用作原发性肾上腺皮质功能减退的替代治疗。

氟他胺　Flutamide

【其他名称】　氟甲酰亚胺、氟利坦、氟他米特、氟硝丁酰胺、缓退瘤。

【药代动力学】　口服吸收迅速,约 3 小时达血药浓度峰值,消除半衰期约 12 小时。血浆蛋白结合率均 85% 以上,不能被透析清除。

【适应证】　与促黄体激素释放激素(LHRH)类似物联合使用,治疗前列腺癌。本药的酒精凝胶制剂可用于治疗痤疮。

【用法用量】　口服,每次 250mg,每日 3 次。

【剂型规格】　片剂:250mg。胶囊剂:125mg。

【不良反应】　体液潴留、心悸、失眠、疲倦、性欲减退、一过性肝功能异常和肝炎、胃肠道反应,常见男性乳房女性化和(或)乳房触痛,有时伴溢乳,偶见乳腺腺体发生小结节改变,以上反应可在停药或减量后消失;少数患者有乳头痛、血清睾酮反馈性升高。与 LHRH 类似物联合使用时,常见潮热。

【禁用慎用】　对本药过敏者、严重肝脏损害者禁用。肝功能不全者、心血管病患者慎用。

【药物相互作用】　促性腺激素释放激素类似物(如醋酸亮丙瑞林等)可抑制睾酮分泌,与本药合用可增加疗效。与华法林合用可增加出血倾向,应调整华法林的剂量。

【特别提示】　宜于饭后服用。用药期间发现肝功能异常时应及时停药。治疗期间应避孕。用药期间应定期检查肝功能(至少每月 1 次)、精子计数(未接受药物或手术去势的患者)、血压及血清前列腺特异抗原。

福美坦　Formestane

【其他名称】　福美司坦、兰特隆。

【药代动力学】 口服吸收迅速,血药浓度达峰时间 $1\sim1.5$ 小时,总蛋白结合率为 $82\%\sim86\%$,肾脏清除率 50%。

【适应证】 自然或人工绝经后乳腺癌。

【用法用量】 深部肌内注射,每次 250mg,每 2 周 1 次。

【剂型规格】 注射用福美坦:250mg。

【不良反应】 全身皮肤瘙痒、荨麻疹、斑丘疹和面部水肿。很少引起脱发,个别乳腺癌患者面部毛发增多。肌内注射后常见局部疼痛、瘙痒和注射部位肿块(可伴有疼痛),偶见无菌性脓肿。可有恶心、消化不良、腹部痉挛和便秘,少见呕吐;头晕、嗜睡、情绪不稳定、共济失调和非特异性不适感。白细胞减少、周围性水肿极少见。长期大量使用可出现视力障碍。

【禁用慎用】

(1)禁用:①对本药过敏者。②绝经前妇女。③孕妇。④哺乳期妇女。

(2)慎用:①有凝血功能异常或正在使用抗凝药者。②肝功能不全者。③肾功能不全者。④糖尿病患者。

【特别提示】

(1)本药不得与其他任何注射液混合使用。

(2)肌内注射液的配制:以 0.9%氯化钠注射液 2ml,稀释福美坦 250mg,配制成浓度为 125mg/ml 的溶液使用。

(3)给药时不得注射在有硬结或炎症的区域内。

(4)绝大多数患者对本药可耐受,少数患者需减量,或暂时停药,或中断治疗。

(5)肌内注射时若误入血管内,患者可立即出现口苦、面色潮红、心动过速、呼吸困难、眩晕等症状。

(6)治疗时应定期检查血电解质、血糖及肝、肾功能。

复方睾酮酯　Triolandren

【其他名称】　巧量宝、巧理宝、超能特灵、复方长效睾酮。

【药代动力学】　肌内注射作用可维持约4周。

【适应证】　用于乳腺癌、睾丸切除术后及更年期。

【用法用量】　睾丸切除术后雄激素缺乏症及男性更年期：肌内注射1次50～100mg，每2～4周1次，连续注射6～8周，再停药4周，以便观察。乳腺癌：0.25g，每1～2周1次，肌内注射。再生障碍性贫血：0.25g，每周1次，肌内注射。

【剂型规格】　注射剂：0.25g：1ml（含十一酸睾酮150mg，丙酸睾酮20mg，戊酸睾酮80mg）。

【不良反应】　长期大剂量使用可引起水、钠潴留，水肿，高钙血症，偶见紫癜性肝炎及肝脏肿瘤。男性可引起精子生成抑制，女性化乳房；女性可出现男性化现象。

【禁用慎用】　禁用于前列腺癌、乳腺癌、肾病、高钙血症病人，孕妇及哺乳期妇女。慎用于心力衰竭、肾功能障碍、肝功能不良、高血压、癫痫或偏头痛的患者。

【药物相互作用】　不可与口服降糖药配伍，包括苯乙双胍、二甲双胍、格列本脲、氯磺丙脲、甲苯磺丁脲、格列波脲、格列吡嗪、格列喹酮、格列齐特、格列美脲、阿卡波糖、伏格列波糖、罗格列酮、吡格列酮、瑞格列奈等。不可与口服抗凝血药配伍，包括华法林、醋硝香豆素、双香豆素乙酯、噻氯匹定、阿司匹林、双嘧达莫、吲哚布芬等。

【特别提示】　用药期间应定期检查血钙，血钙升高时立即停药。长期用药时，男性患者应经常检查前列腺。本品能影响血液凝固试验、葡萄糖耐受试验、甲吡丙酮垂体功能测试、甲状腺功能测试等检查结果。

戈那瑞林　Gonadorelin

【其他名称】　促黄体激素释放因子、促黄体生成素释放素、促黄体释放激素、促性激素释放素、促性腺激素释放素。

【药代动力学】　静脉注射后 3 分钟血药浓度达峰值,消除半衰期 3～5 分钟。

【适应证】　用作垂体兴奋试验,以鉴别诊断生育障碍病因(下丘脑性或垂体性)。下丘脑异常所致无排卵性女性不育,或男性生精异常所致不育。垂体肿瘤手术或放疗后残留垂体促性腺激素功能的评估。因下丘脑病变所致的青春期发育延缓。激素依赖性前列腺癌和乳腺癌、子宫内膜异位症。

【用法用量】　皮下注射:前列腺癌,开始每次 0.5mg,每周 1次,之后每次 0.1mg,每日 1 次。

【剂型规格】　戈那瑞林注射液:1ml：100μg;1ml：500μg。注射用戈那瑞林:25μg;50μg;100μg;200μg;500μg;800μg;3 200μg。戈那瑞林喷鼻液,10g：20mg(相当于 100 次使用剂量),还含苯甲醇 100mg。

【不良反应】　少见胃肠道反应,如恶心、腹痛或腹部不适;全身性或局部性过敏,如支气管痉挛、荨麻疹、面部潮红、瘙痒等;可引起多囊卵泡形成及多胎妊娠;偶有暂时性阴茎肥大,精子生成受抑制;可导致月经过多、阴道干燥、性欲减退、黄体解体、卵巢迅速肥大、卵巢癌等;可能会引起头痛和头昏目眩;可出现骨质疏松;注射局部可出现注射部位疼痛、肿胀、瘙痒、血栓性静脉炎,以及注射局部血肿、感染。

【禁用慎用】　禁用:①对本药过敏者。②腺垂体瘤患者。③因卵巢囊肿或非下丘脑性不排卵者。④患有激素依赖性肿瘤者,以及其他任何由于性激素增加而导致病情恶化的疾病患者。⑤孕妇。

【药物相互作用】 氯米芬与本药合用,可引起卵巢过度刺激综合征。

【特别提示】

(1)垂体兴奋试验,女性进行此试验时宜选择在卵泡期及早给药。

(2)以本药做垂体兴奋试验时,由于肾上腺糖皮质激素、性激素(雌激素、雄激素、孕激素或口服避孕药)、螺内酯、左旋多巴、地高辛、酚噻嗪,以及能够升高催乳素水平的多巴胺拮抗药,可通过对垂体的负反馈作用而影响试验结果,故不能使用该类药物。

(3)闭经合并肥胖者,应在体重减轻后再行治疗。

(4)在用药早期,本药对垂体-性腺起兴奋作用,继续用药则起抑制作用。因此,在开始几周常加用雄激素拮抗药环丙孕酮,以对抗用药早期睾酮浓度的增高。

(5)在治疗前列腺癌等肿瘤的第一周内,可出现病情加重,表现为骨痛加剧、血尿、尿道阻塞加重、下肢软弱无力或感觉异常。对有脑转移的患者,该反应更为严重,为了防止肿瘤症状加剧,可加用氟他胺或醋酸环丙孕酮。

(6)本药不应与其他可刺激排卵的药物(如尿促性素)或其他促性腺激素释放激素、脑垂体激素同时使用。

(7)本药注射液可能含有苯甲醇,对苯甲醇过敏者不能使用。

戈舍瑞林 Goserelin

【其他名称】 醋酸戈舍瑞林、醋酸性瑞林。

【药代动力学】 口服不被利用,皮下注射吸收迅速。总蛋白结合率27%。

【适应证】 可用激素治疗的前列腺癌;激素治疗的绝经前期及绝经期妇女乳腺癌;子宫内膜异位症和子宫平滑肌瘤,以及使子宫内膜变薄等。

【用法用量】 皮下注射长效制剂,每次 3.6mg,腹壁皮下注射,每 4 周 1 次。

【剂型规格】 醋酸戈舍瑞林缓释植入剂:3.6mg。戈舍瑞林植入剂:3.6mg;10.8mg。

【不良反应】 常见面部发热、多汗、潮红,可见乳房肿胀及触痛(男性)或乳房大小变化(女性);转移性前列腺癌患者用药后发生静脉血栓;可见头痛、抑郁、恶心、腹痛或腹部不适,少见味觉障碍、腹泻、牙龈萎缩;少数患者用药早期可出现血尿、尿道阻塞加重;可见皮疹、皮肤瘙痒;男性患者可有骨骼疼痛、脊髓压缩等反应,治疗前列腺癌初期可有骨痛加剧,个别患者有下肢软弱无力和感觉异常,也有个别发生软骨炎;可有注射部位淤血、疼痛。

【禁用慎用】

(1)禁用:①对本药、GnRH 或其激动剂类似物过敏者。②孕妇及在治疗期间可能受孕的妇女。③哺乳期妇女。

(2)慎用:①有尿道梗阻的男性患者。②脊髓压迫的男性患者。③有骨密度降低可能性的患者。④对 GnRH 或其激动剂类似物过敏者。

【药物相互作用】 未知。

【特别提示】

(1)常用的注射部位为上腹壁,但也可在下腹中线,可先局部使用麻醉剂。

(2)男性晚期前列腺癌治疗开始时可合用氟他胺。

(3)本药 10.8mg 植入制剂仅用于男性。

(4)子宫内膜异位症治疗不应超过 6 个月,否则应监测骨密度。治疗时加入激素替代治疗(连续给予雌激素和孕激素制剂),可以减少骨矿质丢失、减轻血管运动性综合征。

(5)肝、肾功能不全者及老年人不必调整剂量。

(6)肥胖患者体重每增加 1kg,本药曲线下面积降低 1‰～

2.5%,故对治疗没有反应的肥胖患者,应该严密监测血清睾酮水平。

黄体酮　Progesterone

【其他名称】　黄体素、孕酮、孕烯二酮、助孕素、助孕酮。

【药代动力学】　口服或肌内注射(油溶液)后吸收迅速。药物也可经舌下、阴道或直肠给予,且经阴道黏膜吸收迅速。给药后 2～6 小时血药浓度达峰值。血浆蛋白结合率 96%～99%,半衰期仅为数分钟。

【适应证】　用于治疗乳腺癌,常做二线内分泌治疗药物;用于子宫内膜癌,对肺转移者效果较好,对于盆腔内复发或持续存在的病症效果不佳。亦可用于前列腺癌、肾癌、晚期癌症恶病质的治疗及骨转移癌的镇痛。

【用法用量】　成人肌内注射,每日 60～100mg。

【剂型规格】　胶囊:100mg。注射液:1ml：10mg;1ml：20mg。

【不良反应】　胃肠道反应、痤疮、液体潴留和水肿、体重增加、过敏性皮炎、精神抑郁、乳房疼痛、女性性欲改变、阴道分泌物增加、月经紊乱、不规则出血或闭经。少见头痛,胸、臀、腿(特别是腓肠肌处)疼痛,手臂和脚无力、麻木或疼痛,突发的或原因不明的呼吸短促,突发语言发声不清、突发视力改变、复视、不同程度失明等。长期应用可引起肝功能异常、缺血性心脏病发生率上升,以及子宫内膜萎缩、月经量减少,且易发生阴道真菌感染。

【禁用慎用】

(1)禁用:①心血管疾病和高血压。②血栓性疾病(如血栓性静脉炎、脑梗死等)及有血栓性疾病史(治疗晚期肿瘤除外)。③糖尿病。④肾功能损害。⑤肝功能损害或肝脏疾病。⑥胆囊疾病。⑦哮喘。⑧癫痫。⑨偏头痛。⑩未明确诊断的阴道出血。

⑪已知或可疑的乳房或生殖器官恶性肿瘤。⑫稽留流产。⑬对本药、花生油过敏者。⑭本药不宜用作早孕试验。

(2)慎用:①有抑郁史。②水肿。③肾脏疾病。

【药物相互作用】 酮康唑可抑制细胞色素 P450 系统 CYP3A4,减慢本药在体内的代谢,增加其生物利用度。苯巴比妥可诱导肝脏微粒体酶,加速黄体酮类化合物灭活,降低其作用。

【特别提示】

(1)目前常用天然黄体酮治疗先兆流产和习惯性流产,但天然黄体酮代谢迅速口服无效(合成孕激素可以口服),故一般采用注射给药。

(2)人工合成的黄体酮对胎儿有致畸作用,须慎用。

(3)服药后某些患者可出现短暂的晕眩,不宜驾驶交通工具或操作机器。少数患者在最初治疗时出现极度的头晕和嗜睡,故建议睡前服用本药。

(4)用药后若出现反跳出血、不规则出血,须明确出血的原因。

(5)用药期间如出现血栓性静脉炎、脑血管疾病、肺栓塞和视黄醛血栓形成等血栓性疾病的早期临床症状或黄疸,应立即停药。如抑郁症重新发作,出现突发或完全的视觉丧失,突然出现突眼、复视、偏头痛,或检查表明视盘水肿或视黄醛血管损害,应暂停用药。

(6)经前期综合征是否缺乏黄体酮尚无定论,故使用本药治疗尚有争议,但目前临床仍有使用。

(7)用药前后及用药时应当检查或监测,用药前应进行乳房、盆腔等检查;长期用药需注意检查肝功能,特别注意乳房检查。

己烯雌酚 Diethylstilbestrol

【其他名称】 丙酸己烯雌酚、雌性素、二乙蔗酚、己烯雌酚二丙酸酯、人造求偶素、乙底酸、乙蔗酚。

【药代动力学】　吸收后能与血浆蛋白中度或高度结合,主要在肝脏缓慢代谢灭活,经肠肝循环可再吸收。

【适应证】

(1)补充体内雌激素不足,如萎缩性阴道炎、女性性腺发育不良、围绝经期综合征、老年性外阴干枯症及阴道炎、卵巢切除术后、原发性卵巢缺如。

(2)不能行手术治疗的晚期乳腺癌、晚期前列腺癌的姑息治疗。

(3)用于产后回奶。

(4)调节下丘脑-垂体-卵巢轴内分泌失衡引起的月经紊乱,如闭经、功能性子宫出血。

(5)用于引产。

【用法用量】　口服。补充体内雌激素不足:自月经第 5 日开始服,每日 0.25～0.5mg,21 日后停药 1 周,周期性服用。一般可用 3 个周期。乳腺癌:每日 15mg,6 周内无改善则停药。前列腺癌:开始时每日 1～3mg,依据病情递增而后递减,维持量每 2 日 1mg,连用 2～3 个月。治疗过程中,如发现病变恶化,须立即停药。

【剂型规格】　片剂:0.1mg;0.25mg;0.5mg;1mg;2mg。注射液:1ml：0.5mg;1ml：1mg;1ml：2mg。

【不良反应】　常见恶心、食欲缺乏、腹部绞痛或胀气、乳房胀痛或(和)肿胀、踝及足背水肿、体重增加或减少,但在持续用药后可减少发生。少见或罕见但应注意的不良反应有乳腺出现小肿块,不规则阴道流血、点滴出血、突破出血、长期出血不止或闭经,出现黏稠的白色凝乳状阴道分泌物(继发性念珠菌感染),困倦、严重抑郁、突发性头痛、共济失调、不自主运动(舞蹈症)、突然言语或发音不清、胸、上腹(胃)、腹股沟或腿痛(尤其是腓肠肌痛),

以及臂或腿无力或麻木、尿频或尿痛、突发的呼吸急促、血压升高、视力突然下降（眼底出血或血块）、眼结膜或皮肤黄染及皮疹。长期大量摄入本药可能诱发恶性肿瘤，如子宫内膜癌、乳腺癌等。

【禁用慎用】

(1)禁用：①孕妇。②哺乳妇女。③已知或怀疑患有乳腺癌（治疗晚期转移性乳腺癌时例外）。④已知或怀疑患有雌激素依赖性肿瘤（如子宫内膜癌）。⑤急性血栓性静脉炎或血栓栓塞。⑥有使用雌激素引起的血栓性静脉炎或血栓栓塞病史（治疗晚期乳腺癌及前列腺癌时例外）。⑦有胆汁淤积性黄疸史。⑧未明确诊断的阴道不规则流血。⑨子宫内膜异位症。

(2)慎用：①肾功能不全（雌激素可使水潴留加剧）。②肝功能异常。③心功能不全。④冠状动脉疾患。⑤脑血管疾病。⑥高血压。⑦糖尿病。⑧血钙过高，伴有肿瘤或代谢性骨质疾病。⑨甲状腺疾病。⑩胆囊疾患或胆囊病史，尤其是胆结石。⑪哮喘。⑫癫痫。⑬精神抑郁。⑭偏头痛。⑮良性乳腺疾病。⑯子宫肌瘤。

【药物相互作用】 可增加钙剂的吸收。大量的雌激素可增强三环类抗抑郁药的不良反应，同时降低其药效。卡马西平、苯巴比妥、苯妥英钠、扑米酮、利福平等可降低雌激素的药效，其作用机制是这些药物可诱导肝微粒体酶，从而加快雌激素的代谢所致。雌激素可降低抗凝药的抗凝效应，若必须同用，应调整后者用量。可减弱抗高血压药的降压作用。可降低他莫昔芬疗效。

【特别提示】

(1)宜短程并以最低有效量用药，以减少可能发生的不良反应。

(2)男性患者及子宫切除后的女性患者，通常采用周期治疗，即用药3周停药1周，相当于自然月经周期中雌激素的变化情况。女性若长期应用本药而无孕激素保护，其子宫内膜增生的危险性可能增加,故应周期性用药,并在用药周期的后半期加用孕激素 7～10 日。这样在雌激素作用下的增生期内膜,可受孕激素影响而发生分泌期改变,从而降低内膜增生的发生率。

(3)长期或大量用药者,若需停药或减量应逐量递减。

(4)应按指定方法服药,尽量避免漏服现象,且不宜中途停药,以避免导致子宫出血。

(5)因雌激素可引起一定的液体潴留,故应注意与此有关的情况,如哮喘、癫痫、偏头痛及心、肾功能不全。

(6)子宫肌瘤可因使用雌激素而增大,此时应立即停药。

(7)本药可升高高密度脂蛋白水平,有利于预防冠心病。

(8)使用雌激素治疗前应做全面体检,包括血压、乳腺、腹腔器官、盆腔器官及宫颈细胞学检查。长期服用雌激素者必须定期检查盆腔、子宫内膜的厚度、乳房结节、血清雌激素水平、阴道脱落细胞、血压、肝功能;体检每 6～12 个月 1 次;宫颈防癌刮片每年 1 次。

甲地孕酮 Megestrol

【其他名称】 醋酸去氢甲孕酮、醋酸甲地孕酮、米托索、去氢甲孕酮。

【药代动力学】 口服吸收迅速,2～3 小时后可达峰值,血浆蛋白结合率 85％以上,消除半衰期 32.5 小时。

【适应证】 月经不调、功能性子宫出血、子宫内膜异位症。晚期乳腺癌和子宫内膜癌的姑息性治疗,对肾癌、前列腺癌和卵巢癌也有一定疗效,并可改善晚期肿瘤患者的食欲和恶病质。也作为短效复方口服避孕片的孕激素成分应用。

【用法用量】 口服。

(1)乳腺癌:片剂,每次 40mg,每日 4 次,连用 2 个月。分散片和(软)胶囊,每日 160mg,1 次或分次服用,至少连用 2 个月。

(2)子宫内膜癌：片剂，每次 10～80mg，每日 4 次；或每次 160mg，每日 1 次。连用 2 个月。分散片和（软）胶囊，每日40～320mg，1 次或分次服用，至少连用 2 个月。

【剂型规格】 醋酸甲地孕酮片：1mg；4mg；160mg。醋酸甲地孕酮胶囊：80mg；160mg。醋酸甲地孕酮软胶囊：40mg。醋酸甲地孕酮分散片：40mg；160mg。甲地孕酮探亲片：2mg。复方甲地孕酮片（避孕片二号）：每片含甲地孕酮 1mg 和炔雌醇 0.035mg。复方甲地孕酮膜（口服避孕膜二号）：每一小格含甲地孕酮 1mg 和炔雌醇 0.035mg。

【不良反应】 常见体重增加，由于体内脂肪和体细胞体积增大所致，不一定伴有液体潴留。偶见呕吐、水肿、突破性出血（1%～2%）。罕见呼吸困难、心衰、高血压、肿瘤复发（伴或不伴高钙血症）、高血糖、轻度肾上腺功能减退、颜面潮红、库欣综合征面容、秃发、皮疹、情绪改变等。血栓栓塞，包括血栓性静脉炎及肺动脉栓塞。其他反应可有乳房疼痛、溢乳、阴道流血、月经失调等。

【禁用慎用】

(1)禁用：①对本药过敏。②严重肝、肾功能不全。③高血压等心血管疾病。④血栓栓塞性疾病（包括严重血栓性静脉炎）。⑤糖尿病。⑥胆囊疾病。⑦哮喘。⑧因肿瘤骨转移而产生的高钙血症。⑨癫痫。⑩偏头痛。⑪未明确诊断的阴道出血。⑫乳房肿块。⑬孕妇（尤其妊娠头 4 个月）。⑭哺乳妇女。

(2)慎用：①卟啉病。②精神抑郁。③子宫肌瘤。④有血栓病史。

【药物相互作用】 与利福平、苯巴比妥、氨苄西林、非那西丁及吡唑酮类镇痛药（如保泰松）等合用，可产生肝微粒体酶效应，加速本药的体内代谢，导致子宫内膜突破性出血。

【特别提示】

(1)禁用于妊娠诊断试验,不主张用于乳腺癌的术后辅助治疗。

(2)长期用药应按 28 日周期计算本药的用药日期,且长期用药的妇女不宜吸烟。

(3)每日服药的时间应相同,以免血药浓度波动大,影响避孕效果。

(4)与雌激素合用于短效口服避孕时,如停药 7 日内仍未行经,可开始服下一周期的药。连服两个周期未行经者,应查明闭经原因,排除妊娠。

(5)孕激素可引起一定程度的体液潴留,因此癫痫、偏头痛、哮喘、心肾功能不全的患者用药期间应严密观察。

(6)如发生突破性出血,应详细检查原因以除外器质性病变。

(7)如出现妊娠征兆、血栓栓塞性疾病、视觉障碍、原因不明的剧烈头痛或偏头痛、高血压、肝功能异常、精神抑郁、缺血性心脏病等,应停药。

(8)使用复方甲地孕酮注射液肌内注射避孕时,注意摇匀药液,并用 7 号注射针头于臀部深部肌内注射,以免大颗粒药物漏注或无法通过直径较小的注射针,从而因剂量不足导致避孕失败。

(9)用药前应全面查体,特别是乳腺与盆腔检查,以及宫颈细胞学检查。长期用药需注意进行肝功能和乳房检查。

甲睾酮　Methyltestosterone

【其他名称】 甲基睾丸素。

【药代动力学】 口服 1～2 小时血药浓度达峰值。舌下含服疗效是口服用药的 2 倍,剂量可减半。半衰期 2.5～3.5 小时。

【适应证】 用于男性性腺功能减退症、无睾症及隐睾症;与雌激素升高有关的疾病,如子宫肌瘤、月经过多等。亦可用于子宫内膜异位症,绝经后 1~5 年有骨转移的晚期乳腺癌的姑息治疗,以及绝经期前雌激素受体(ER)、孕激素受体(PR)阳性的乳腺癌患者。也用于产后乳房胀痛或充血。还可用于老年性骨质疏松症及儿童再生障碍性贫血等。

【用法用量】 舌下含服:绝经妇女晚期乳腺癌姑息治疗,每次 25mg,每日 1~4 次。如果对治疗有反应,2~4 周后用量可减至每次 25mg,每日 2 次。口服:男性性腺功能低下者激素替代治疗,同舌下含服项。绝经妇女晚期乳腺癌姑息治疗,同舌下含服项。男性雄激素缺乏症,开始时每日 30~100mg,维持量为每日 20~60mg。

【剂型规格】 含片:5mg;10mg。口服片:5mg。

【不良反应】 女性:痤疮、多毛、声音变粗、闭经、月经紊乱等。男性:睾丸萎缩、精子生成减少、精液减少等。舌下给药可致口腔炎,表现为疼痛、流涎等症状。如患者原有心、肾、肝疾病,服用本药后可导致水钠潴留,并可伴有充血性心力衰竭。乳腺癌患者服用本药后可引起血钙过高。长期大剂量服用易致胆汁淤积性肝炎,出现黄疸、肝功能异常。

【禁用慎用】

(1)禁用:①对本药过敏者。②肝、肾功能不全者。③前列腺增生、前列腺癌患者。④孕妇。⑤哺乳妇女。

(2)慎用:①心功能不全者。②高血压患者。

【药物相互作用】 与抗凝药(如华法林等)合用,可增强后者的疗效,增加出血的危险性;与环孢素合用,可加重后者的不良反应;与肾上腺皮质激素合用,可加重水肿;与氨苄西林、卡马西平、苯巴比妥、苯妥英钠、扑米酮、利福平等合用,本药的疗效降低。

【特别提示】

(1)女性患者使用本药时,每月总量不应超过 300mg,以免出现男性化征象。需监测其可能出现的男性化征象。

(2)糖尿病患者应用本药,能够降低血糖,因此应减少胰岛素的用量。

(3)本药可减少甲状腺结合球蛋白,使甲状腺激素作用增强。

(4)用药后如出现过敏反应、血钙过高、肝功能异常、女性男性化征象或月经异常、男性睾丸或精液异常,均应停药;如出现水肿(伴有或不伴有充血性心力衰竭),应停药并加用利尿药。

(5)用药期间应定期检查肝功能。

甲泼尼龙　Methylprednisolone

【其他名称】　6α-甲基氢化泼尼松、半琥珀酸钠甲泼尼龙、醋丙甲泼尼龙、醋酸甲基强的松龙、醋酸甲泼尼龙、丁二酸钠-6甲强的松龙、琥钠甲强龙、琥珀甲强龙、琥珀酸甲泼尼龙、琥珀酸钠甲泼尼龙、磺庚甲泼尼龙、甲基琥珀酸钠泼尼松、甲基泼尼松、甲基强的松、甲基强的松龙琥珀酸钠、甲基氢化泼尼松、甲基泼尼松龙、甲泼尼龙醋丙酸酯、甲泼尼龙醋酸酯、甲泼尼龙琥珀酸钠、甲泼尼龙琥珀酸酯、甲泼尼龙乙酸酯、甲强龙、甲氢泼尼松、甲氢泼尼松琥珀酸钠、磷酸甲泼尼龙。

【药代动力学】　口服起效较肌内注射快,水溶性制剂静脉注射可迅速起效,血浆蛋白结合率 40%～90%。生物半衰期 30分钟。

【适应证】　主要用于危重疾病的急救、胶原病、过敏反应、白血病、休克、脑水肿、多发性神经炎、脊髓炎、器官移植等。

【用法用量】　口服:初始剂量为每次 4～48mg,每日 1 次。静脉注射:危重病症的辅助药物,甲泼尼龙琥珀酸钠,推荐剂量为每次 15～30mg/kg,静脉注射至少 30 分钟。根据临床需要,可于48 小时内每隔 4～6 小时重复 1 次。预防肿瘤化疗引起的恶心及呕吐,轻至中度呕吐,在化疗前 1 小时,静脉注射甲泼尼龙琥珀酸钠 250mg(至少注射 5 分钟)。首剂可同时给予氯化酚噻嗪以增强效果。重度呕吐,静脉注射甲泼尼龙琥珀酸钠每次 250mg(至少注射 5 分钟),于化疗前 1 小时、化疗开始时及化疗结束后给药。抑制免疫,每日 800~1 000mg 静脉滴注,加入 5%葡萄糖注射液 250~500ml 中,4 小时滴完,3 日为 1 个疗程。3~4 周后可重复。

【剂型规格】 甲泼尼龙片:2mg;4mg。甲泼尼龙醋酸酯混悬注射液(局部注射):1ml:20mg;1ml:40mg。注射用甲泼尼龙琥珀酸钠(以甲泼尼龙计):40mg;500mg。

【不良反应】 水钠潴留较氢化可的松弱。大剂量给药时可导致心律失常。余参见"氢化可的松"。

【禁用慎用】

(1)禁用:①对肾上腺皮质激素类药物过敏。②全身性真菌感染。③下列疾病患者一般不宜使用。严重精神病及严重精神病史者、活动性消化性溃疡、新近胃肠吻合手术、严重高血压、明显的糖尿病、未能控制的感染(如水痘、麻疹、结核及其他真菌感染)、较重的骨质疏松。

(2)慎用:①心脏病或急性心力衰竭。②糖尿病。③憩室炎。④情绪不稳定和有精神病倾向者。⑤肝功能不全。⑥眼单纯疱疹。⑦高脂蛋白血症。⑧高血压。⑨甲状腺功能减退。⑩重症肌无力。⑪骨质疏松。⑫胃炎、食管炎、胃溃疡及溃疡性结肠炎。⑬肾功能损害或结石。⑭青光眼。

【药物相互作用】

(1)有益的药物相互作用:预防肿瘤化疗引起的恶心和呕吐;轻至中度致吐的化疗方案;氯化酚噻嗪可与首剂甲泼尼龙(化疗前 1 小时)合用以增强效果。

(2)中度致吐的化疗方案:甲氧氯普胺或丁酰苯类药物可与首剂甲泼尼龙(化疗前 1 小时)合用以增强效果。甲泼尼龙与其他抗结核化疗联合,可用于治疗暴发性或扩散型肺结核及伴有蛛网膜下隙阻塞或趋于阻塞的结核性脑膜炎。甲泼尼龙经常与烷化剂、抗代谢类药物及长春碱类药物联合用于肿瘤疾病,如白血病及淋巴瘤。

(3)有害的药物相互作用:糖皮质激素与致溃疡药物(如水杨酸盐和甾体类抗炎药)合用,会增加发生消化道并发症的危险。糖皮质激素与噻嗪类利尿药合用,会增加糖耐量异常危险。糖皮质激素会增加糖尿病患者对胰岛素和口服降糖药的需求。服用糖皮质激素的患者不可接种牛痘,也不可接受其他免疫措施,特别是大剂量服用的患者,因为有出现神经系统并发症和(或)缺乏抗体反应的危险。糖皮质激素与乙酰水杨酸联合用于凝血酶原过少的患者时应谨慎。

有报道,同时服用甲泼尼龙和环孢素会引起惊厥。因为上述两种药物会相互抑制对方的代谢,所以服用任一药物时引起的惊厥和其他不良反应在同时服用两种药物时更易发生。

【特别提示】

(1)甲泼尼龙醋酸酯分解缓慢,作用较持久,可用于肌内注射达到较持久的全身效应,也可用于关节腔内注射。甲泼尼龙琥珀酸钠为水溶性,可供肌内注射,或溶于葡萄糖注射液中静脉滴注。

(2)注射液在紫外线和荧光下易分解破坏,故使用和储藏时应避光。

(3)一般不用作肾上腺皮质功能减退的替代治疗。

(4)本药部分制剂中可能含有苯甲醇,其与致命的早产儿"喘息综合征"有关。

(5)甲泼尼龙琥珀酸钠应避免在三角肌处注射。

(6)注射给药时,建议本药与其他药物分开给药。

(7)未发现本药急性过量引起的临床综合征,长期重复、多次使用可能导致类库欣综合征及其他并发症。

（8）若经过长期治疗后需停药时，建议逐量递减，不能突然停药。

甲羟孕酮　Medroxyprogesterone

【其他名称】　安宫黄体酮、雌二醇酯、醋羟孕酮、醋酸甲孕酮、醋酸甲羟孕酮、甲孕酮、羟甲孕酮。

【药代动力学】　口服吸收良好，血药浓度峰值较高，但持续时间较短；肌内注射时血药浓度峰值低于口服，但持续时间较长。蛋白结合率 90%～95%，分布容积（20±3）升，可通过血脑屏障，可经乳汁分泌。肌内注射后的消除半衰期为 6 周。

【适应证】　痛经、月经不调、功能性闭经、功能性子宫出血，先兆流产或习惯性流产，子宫内膜异位症及其引起的疼痛；不能手术、复发性或转移性激素依赖性肿瘤采用姑息治疗或辅助治疗，如子宫内膜癌、乳腺癌、肾癌和前列腺癌等。还有绝经期血管舒缩症状。注射剂可用作长效避孕药。治疗女性多毛症。

【用法用量】　口服。乳腺癌：片剂，每次 500mg，每日 1～2 次，至少服用 1 个月，有效者可长期服用；分散片，为每日 400～800mg，可高达每日 1g。子宫内膜癌：片剂，每次 100mg，每日 3 次，或每次 500mg，每日 1～2 次，至少服用 1 个月，有效者可长期服用，作为肌内注射后的维持量；分散片，每日 200～400mg。前列腺癌：每次 500mg，每日 1～2 次，至少服用 1 个月，有效者可长期服用。肾癌：每日 200～400mg。对各种癌症化疗时保护骨髓作用：分散片，每日 0.5～1g，由化疗前 1 周用至 1 个疗程后 1 周。肌内注射。子宫内膜癌或肾癌：初始剂量为每次 0.4～1g，每周 1 次。如数周或数月内病情改善并稳定，则改用维持剂量每次 0.4g，每 1 个月 1 次。乳腺癌：初始剂量为每日 0.5～1g，持续 28 日；然后采用维持剂量，每次 0.5g，每周 2 次，直至缓解。

【剂型规格】　醋酸甲羟孕酮片：2mg；3mg；4mg；5mg；

10mg；200mg；500mg。醋酸甲羟孕酮分散片：250mg。醋酸甲羟孕酮胶囊：100mg；250mg。注射用醋酸甲羟孕酮：100mg；150mg。醋酸甲羟孕酮注射液：1ml：150mg。

【不良反应】　心血管系统、代谢与内分泌系统、肌肉骨骼系统、泌尿生殖系统、精神神经系统的不良反应，以及肝功能异常、胃肠道反应、血栓栓塞性疾病，皮肤、眼、过敏反应。

【禁用慎用】

（1）禁用：①对本药过敏者。②血栓栓塞性疾病（如血栓性静脉炎、肺栓塞、脑梗死等）及有血栓栓塞病史者。③骨转移产生的高钙血症患者。④肝、肾功能不全者。⑤已知或怀疑乳腺或生殖器恶性肿瘤患者。⑥未明确诊断的性器官或尿道出血患者。⑦过期流产者。⑧月经过多者。⑨孕妇。⑩月经初潮前的患儿。⑪不建议产后 6 周内的哺乳妇女使用本药。

（2）慎用：①心脏病患者。②哮喘患者。③糖尿病患者。④癫痫患者。⑤精神抑郁患者。⑥偏头痛患者。

【药物相互作用】　与氨基苯哌啶酮合用，可显著降低本药注射液的生物利用度。本药可降低促肾上腺皮质激素和氢化可的松的血药浓度；可显著降低氨鲁米特的生物利用度。

【特别提示】

（1）除既往诊断为子宫内膜异位症患者外，不推荐已接受子宫切除术的妇女使用黄体酮类药物。

（2）仅在其他的生育控制或子宫内膜异位症治疗方法不适当时，本药才可用作长期（如长于两年）生育控制或治疗子宫内膜异位症。当患者需继续长期使用时，应评估骨密度。

（3）长期给药应按 28 日周期计算本药的用药日期，且长期用药的妇女不宜吸烟。

（4）大剂量（500mg 以上）服用时，应取坐位或立位，多饮水。

（5）本药注射剂用前应摇匀，并不得与其他药物混合使用。

(6)绝经后应用雌激素替代疗法者,每3～6个月加用孕激素5～7日,每日10mg,可降低内膜增生发生率;使用12～14日则可使内膜成熟达最佳状态,并减少增生变化。

(7)如发生突破性出血,应详细检查以除外器质性疾病。同时可根据出血量加服炔雌醇0.05～0.1mg,连服3日,即可止血。

(8)连续长期大剂量治疗的病人,应注意观察是否出现高血压、水钠潴留或水肿、高血钙症状等,如出现这些症状应调整用药剂量。

(9)孕激素可引起一定程度的体液潴留,对癫痫、偏头痛、哮喘、心脏或肾脏功能不全等患者,用药后应严密观察。有抑郁病史的患者也需仔细观察,若病情复发到严重程度,则须停药。

(10)在应用过程中如有血栓形成的征象(如突发视力障碍、复视、偏头痛),应立即停药检查;如有视盘水肿或视网膜血管病变,应立即停药并酌情处理;如出现黄疸,应考虑停止再次给药。

(11)本药不会或极少导致乳腺癌总体危险性升高,也不会导致卵巢癌、肝癌或宫颈癌的总体危险性升高,并可降低子宫内膜癌的危险性。

(12)一旦过量,应给予对症和支持治疗。

(13)治疗前应做全面妇科体检(特别是乳腺与盆腔检查)。长期用药需注意检查乳房及监测肝功能。

甲状腺片 Thyroxine

【其他名称】 干甲状腺。

【药代动力学】 参见左甲状腺素钠。

【适应证】 本品用于各种原因引起的甲状腺功能减退症。

【用法用量】

口服给药

(1)成人常用量:开始为每日10～20mg,逐渐增加,维持量一般为每日 40～120mg,少数病人需每日 160mg。

(2) 婴儿及儿童完全替代量:1 岁以内,8～15mg;1～2 岁, 20～45mg;2～7 岁,45～60mg;7 岁以上,60～120mg。开始剂量应为完全替代剂量的 1/3,逐渐加量。由于本品 T3、T4 的含量及两者比例不恒定,在治疗中应根据临床症状及 T3、T4、TSH 检查结果来调整剂量。

【剂型与规格】 片剂:10mg;40mg;60mg。

【不良反应】 甲状腺片如用量适当,无任何不良反应。用药过量,则引起心悸、心绞痛、心律失常、头痛、神经质、兴奋、不安、失眠、骨骼肌痉挛、肌无力、震颤、出汗、潮红、怕热、腹泻、呕吐、体重减轻等类似甲状腺功能亢进症的症状。减量或停药可使所有症状消失。

【禁用慎用】

(1)禁用:心绞痛、冠心病和快速型心律失常者。

(2)慎用:①孕妇及哺乳期妇女。②动脉硬化、心功能不全、糖尿病、高血压患者。③病程长、病情重的甲状腺功能减退症或黏液性水肿患者。④伴有垂体前叶功能减退症或肾上腺皮质功能不全患者。

【药物相互作用】 本品为甲状腺激素药。本品主要成分甲状腺激素包括甲状腺素(T4)和三碘甲状腺原氨酸(T3)两种。有促进分解代谢(升热作用)和合成代谢的作用,对人体正常代谢及生长发育有重要影响,对婴幼儿中枢神经的发育甚为重要。甲状腺激素的基本作用是诱导新生蛋白质包括特殊酶系的合成,调节蛋白质、碳水化合物和脂肪三大物质,以及水、盐和维生素的代谢。由于甲状腺激素诱导细胞膜钠-钾泵的合成,并增强其活力,使能量代谢增强。甲状腺激素(主要是 T3)与核内特异性受体相结合,后者发生构型变化,形成二聚体,激活的受体与 DNA 上特异的序列,甲状腺激素应答元件相结合,从而调控基因(甲状腺激素的靶基因)的转录和表达,促进新的蛋白质(主要为酶)的合成。

左甲状腺素钠　Levothyroxine Sodium

【其他名称】　优甲乐、加衡、雷替斯、T4。

【药代动力学】　口服左甲状腺素钠后,大部分均在小肠的上端被吸收。通过制备为盖仑制剂,本品的吸收可达 80% 以上,达峰时间(tmax)为 5～6 小时。

本品口服给药后 3～5 天发生作用。左甲状腺素与特定的转运蛋白的结合率极高,大约为 99.97%。这种蛋白激素结合不是共价结构,因此,血浆中的已结合激素与游离激素会持续的非常迅速的交换。

由于其高蛋白结合率,血液透析和血液灌注时不能应用左甲状腺素。

左甲状腺素的平均半衰期为 7 天。对甲状腺功能亢进患者,本品的半衰期缩短(3～4 天),对甲状腺功能减退患者,本品的半衰期延长(9～10 天)。本品的分布容积为 10～12 升。肝脏中含有 1/3 的非甲状腺分泌的完整左甲状腺素,它能够迅速地与血清中的左甲状腺素进行交换。甲状腺激素主要在肝脏、肾脏、脑和肌肉中进行代谢。代谢物经尿和粪便排泄。左甲状腺素的总代谢清除率大约为 1.2 升血浆/天。

【适应证】

(1)治疗非毒性的甲状腺肿(甲状腺功能正常)。

(2)甲状腺肿切除术后,预防甲状腺肿复发。

(3)甲状腺功能减退的替代治疗。

(4)抗甲状腺药物治疗甲状腺功能亢进症的辅助治疗。

(5)甲状腺癌术后的抑制治疗。

(6)甲状腺抑制试验。

【用法用量】　口服给药。

甲状腺癌症术后 150～300μg ，每日 1 次。甲状腺抑制试验 200μg，每日 1 次。

在甲状腺癌的抑制治疗（推荐的每日剂量为 150～300μg）中，为了精确调整患者的服药剂量,本品 50μg 可以和其他高剂量片一同应用。

左甲状腺素钠片应于早餐前半小时,空腹将每日剂量一次性用适当液体（例如半杯水）送服。

婴幼儿在每日首餐前至少 30 分钟服用本品的全剂量。可以用适量的水将片剂捣碎制成混悬液。但谨记该步骤需服药前临时进行。得到的药物混悬液可再用适当的液体送服。

【剂型与规格】　片剂：50μg；100μg（以左甲状腺素钠计）。

【不良反应】　如果超过个体的耐受剂量或者过量服药,特别是由于治疗初始时剂量增加过快,可能出现下列甲状腺功能亢进的临床症状,包括心律失常（如心房颤动和期外收缩、心动过速）、心悸、心绞痛、头痛、肌肉无力和痉挛、潮红、发热、呕吐、月经紊乱、假脑瘤（头部受压感及眼胀）、震颤、坐立不安、失眠、多汗、体重下降和腹泻。

在上述情况下,应该减少患者的每日剂量或停药几天。一旦上述症状消失后,患者应小心地重新开始药物治疗。

对本品过敏的患者,可能会出现过敏反应。尤其可能发生皮肤及呼吸道过敏反应。曾有血管性水肿的病例报道。

【禁用慎用】

（1）禁用：①急性心肌梗死、急性心肌炎和急性全心炎。②对本药过敏者。

（2）慎用：①孕妇及哺乳期妇女。②糖尿病患者或正进行抗凝治疗的患者。

【药物相互作用】

（1）左甲状腺素钠会增加抗凝剂作用。

(2)左甲状腺素钠会升高血中苯妥英钠水平。

(3)抗惊厥药如卡马西平和苯妥英钠加快左甲状腺素钠代谢,可将甲状腺素从血浆蛋白中置换出来。

(4)与强心甙一起使用须相应调整强心甙用量。

(5)左甲状腺素钠也会增加拟交感性药物的作用。

(6)左甲状腺素钠增加儿茶酚胺受体敏感性,因此会增强三环抗抑郁药的作用。

(7)消胆胺减少左甲状腺素钠吸收,同时用口服避孕药,需增加本品用量。

【特别提示】 有垂体功能减低或肾上腺皮质功能减退者,如需补充甲状腺制剂,在给左甲状腺素钠以前几日应先应用肾上腺皮质激素。

本品含有乳糖。因此,罕见的患有遗传性的半乳糖不耐受症、Lapp 乳糖酶缺乏症或葡萄糖－半乳糖吸收障碍的患者,不得服用本品。

来曲唑　Letrozole

【其他名称】 弗隆、芙瑞。

【药代动力学】 经胃肠道吸收迅速,生物利用度 99.9%。食物不影响其吸收。消除半衰期 2 日。

【适应证】 绝经后晚期乳腺癌(雌激素受体、孕激素受体阳性者或受体状况不明者),多用于抗雌激素治疗失败后的二线治疗。局部晚期或扩散的绝经后乳腺癌的一线治疗。接受过他莫昔芬标准辅助疗法 5 年的绝经后乳腺癌患者的延伸性辅助治疗。激素阳性的乳腺癌早期患者的术后辅助治疗。

【用法用量】 口服:每次 2.5mg,每日 1 次。

【剂型规格】 片剂:2.5mg。

【不良反应】 多为轻至中度,恶心、骨关节痛、潮热、疲倦和体重增加。少见便秘、腹泻、腹痛、背痛、胸痛、乳房痛、头痛、头晕、失眠、瘙痒、皮疹、水肿、高血压、心律失常、血栓形成、阴道出血和呼吸困难等。可引起肝脏生化指标异常，而与肿瘤肝转移无关。

【禁用慎用】

(1)禁用：①对本药过敏者。②严重肝功能不全者。③绝经前妇女。④哺乳期妇女。⑤孕妇。⑥儿童。⑦对活性药物和/或任意一种赋形剂过敏者。

(2)慎用：严重肾功能不全者。

【药物相互作用】　与他莫昔芬合用时，可使本药血药浓度下降，因为前者可诱导细胞色素 P450 系统 CYP 3A4 酶代谢的药物可能影响本药的生物转化。与经 CYP 2A6 酶代谢的药物合用时不太可能产生临床相互作用。

【特别提示】

(1)服用本药时可不考虑进食时间，即本药可在进食前、后或同时服用。

(2)本药对糖皮质激素和醛固酮的影响很小，用药过程中不需要补充糖皮质激素和盐皮质激素。

(3)本药与经 CYP 2C19 酶代谢的药物合用时应非常谨慎。

(4)本药对患者驾驶和机械操作能力无明显影响，但若服药过程中出现疲乏和头晕时，应谨慎。

亮丙瑞林　Leuprorelin

【其他名称】　醋酸亮氨、醋酸亮丙瑞林；亮丙瑞林醋酸酯、亮脯瑞林、酰基辅氨酸、乙酰亮丙瑞林。

【药代动力学】　口服无效。血药浓度达峰时间肌内注射和皮下埋置分别为 3～4 小时和 4 小时，总血浆蛋白结合率43％～49％。

【适应证】 子宫内膜异位症;伴有月经过多、下腹痛、腰痛及贫血等的子宫肌瘤;绝经前乳腺癌,且雌激素受体阳性患者;前列腺癌;中枢性性早熟症;子宫内膜切除术前用药,可使内膜均匀变薄,减轻水肿,降低手术难度;辅助生育技术;常规激素治疗禁忌或无效的功能性子宫出血。

【用法用量】 皮下注射。子宫肌瘤:通常,成人每 4 周 1 次,皮下注射醋酸亮丙瑞林 1.88mg。但对于体重过重或子宫明显肿大的患者,应注射 3.75mg。初次给药应从月经周期的 1~5 日开始。前列腺癌、闭经前乳腺癌:通常,成人每 4 周 1 次,皮下注射醋酸亮丙瑞林 3.75mg。

【剂型规格】 注射用醋酸亮丙瑞林:3.75mg。注射液:5mg(1ml);10mg。亮丙瑞林微囊注射剂:3.75mg。注射用控释亮丙瑞林:3.6mg。

【不良反应】 发热、颜面潮红、发汗、性欲减退、阳痿、男子女性化乳房、睾丸萎缩、会阴不适等现象;肩腰四肢疼痛;排尿障碍、血尿等;心电图异常、心胸比例增大等;恶心、呕吐、食欲缺乏等;还可见皮疹、瘙痒等。注射部位局部疼痛、硬结、发红。偶见肝功能异常(血氨基转移酶及乳酸脱氢酶升高)。使用本药长效制剂后,可出现腹水,可见血栓形成;可出现贫血,个别患者白细胞减少;可有脱发或多毛现象,可见痤疮、皮疹、瘙痒等;还可有水肿、胸部压迫感、发冷、疲倦、体重增加、知觉异常、听力衰退、耳鸣、头部多毛,尿酸、BUN、LDH、ALT、AST 上升等。由于雌激素降低作用,可出现更年期综合征样的精神抑郁状态。用药初期会使原有症状加重。

【禁用慎用】

(1)禁用:对本制剂成分、合成的 LH-RH 或 LH-RH 衍生物有过敏史者;孕妇或有可能怀孕的妇女,哺乳期妇女;有性质不明的、异常阴道出血者(有可能为恶性疾病)等。

（2）慎用：①伴有脊髓压迫者。②输尿管梗阻患者。③老年及生理功能低下者。④肾功能不全者。⑤充血性心力衰竭、血栓栓塞或有心血管病史者。⑥骨质疏松者。⑦限制钠盐摄入者。

【药物相互作用】　乙醇可加重本品的不良反应。

【特别提示】　首次用药初期，可见骨性疼痛加重，尿潴留或脊髓压迫症状，应对症予以处理。已存在由脊髓压迫或尿潴留引起的肾功能障碍者，或者是有重新发作可能性的患者，及高龄患者慎用。治疗时一定要确认患者未妊娠，且于月经周期的1～5日开始给药，治疗期内应采用非激素性方法避孕。给药时，应留心与类似疾病（恶性肿瘤等）鉴别，如给药过程中肿瘤增大，临床症状未见改善时应中止给药。由于雌激素降低可引起骨质的损失，故需长期给药或再次给药时，应检查骨密度，慎重用药。对含有明胶的药物或含有明胶的食物有过敏史者，如休克、过敏性症状（荨麻疹、呼吸困难、口唇水肿、喉头水肿等）应慎重用药；已有因使用本品引起血栓形成及肺栓塞症的报告。

米托坦　Mitotane

【其他名称】　邻对滴滴涕、氯苯二氯乙烷、解腺瘤、邻氯苯对氯苯二氯乙烷、曼托坦。

【药代动力学】　口服后给药量的40%～60%由胃肠道吸收。每次给药3～4小时后血中药物浓度达高峰。给药剂量10%～25%以可溶于水的代谢物随尿排出，60%以原形从粪便中排出。分布广泛，主要贮存于脂肪组织中，停药10周后仍可在血中检测出药物。

【适应证】　转移性肾上腺皮质癌。

【用法用量】　口服。成人每日8～10g，分3～4次服用，有效后改为每日2～4g，4～8周为1个疗程。

【剂型规格】　片剂：250mg；500mg。

【不良反应】 恶心、食欲下降、呕吐常见。有时出现腹泻。约40％的患者出现易激惹、嗜睡、昏睡、直立性低血压、潮红等中枢神经系统症状。用药2年以上出现脑损害。约15％患者出现色素沉着、荨麻疹、斑丘疹。肾上腺皮质激素缺乏常见。

【禁用慎用】 对本药过敏者、孕妇禁用。非肿瘤转移的肝病患者慎用。

【药物相互作用】 米托坦诱导肝脏微粒体酶,加速巴比妥酸盐、苯妥英钠、环磷酰胺、皮质激素药物的代谢。米托坦增强华法林的药效。

【特别提示】 口服给药,可进餐时服用,但不宜进食高脂肪食物。

氯烯雌醚 Chloritrianisene

【其他名称】 泰舒、三对甲氧苯氯乙烯、三芳氯乙烯、三茴香基氯乙烯、氯烯雌酚、氯烯雌酚醚、Tace、NSC-10108。

【药代动力学】 滴丸剂口服后在胃中分布均匀,吸收快。与血浆蛋白中度或高度结合。

【适应证】 女性更年期综合征、萎缩性阴道炎、女性性腺功能不全或妇科手术后的雌激素替代治疗、青春期功能性子宫出血、女阴干枯症。男性前列腺增生和前列腺癌晚期。

【用法用量】 口服。前列腺增生:每日12～24mg,分2～3次服,4～8周为1个疗程。前列腺癌:每日12～24mg,极量每日80mg。可使肿块缩小甚至消退。

【剂型规格】 胶囊:4mg;12mg。滴丸:4mg。

【不良反应】

(1)少见:点滴状阴道出血、撤退性阴道出血或持续性阴道出血,阴道分泌物如凝乳块。嗜睡、尿频、尿痛、严重头痛、胸痛、行动突发性失去协调、臀部或腿部疼痛、呼吸短促、突然视力改变、突然言语不清、手或脚发软或麻痹、血压上升、乳房有结节或分泌物、精神抑郁、胃痛、腹痛、巩膜或皮肤黄染、皮疹等。

（2）极少见：腹泻和腹痛，体重增加或减轻，皮肤过敏，男性性欲减退，女性性欲增强，皮肤色素沉着。

（3）偶见：阴道出血、嗜睡、尿频、尿痛、头痛、腹痛、胸痛、皮疹等，大多数症状在继续用药中可自行好转。

【禁用慎用】

（1）禁用：①孕妇。②哺乳妇女。③乳腺癌患者。④雌激素依赖性肿瘤患者。⑤有胆汁淤积性黄疸史者。⑥血栓栓塞症患者。⑦不明原因的阴道出血者。

（2）慎用：①哮喘患者。②癫痫患者。③糖尿病患者。④肾功能不全患者。⑤胆囊疾病（或有其病史），特别是胆石症患者及肝功能损害患者。⑥高血压、冠心病及心功能不全患者。⑦子宫肌瘤、子宫内膜异位症患者。⑧精神抑郁（或有其病史）患者。⑨偏头痛患者。⑩卟啉病患者。⑪高血钙合并肿瘤或骨代谢病患者。⑫良性乳房病患者。⑬有血栓史患者。

【药物相互作用】 与苯巴比妥、苯妥英钠或扑米酮等合用，本药药效降低。能减弱抗凝药的抗凝作用，必须合用时，应根据测定凝血因子Ⅱ的时间来调节抗凝药的用量。可使三环类抗抑郁药的不良反应增强，药效减弱。

【特别提示】 饭后服药可减少恶心反应。怀孕期间应停药就医。本药仅作为成人的替代治疗以补充雌激素不足。持续用药时应注意观察腹痛、胃纳减少、恶心、水潴留（腿和踝水肿）、乳房肿胀等现象；每6～12个月做1次妇科检查。用药前后及用药时应监测血压、肝功能、巴氏涂片检查。

螺内酯 Spironolactone

【其他名称】 安体舒通、螺旋内酯、螺旋内酯固醇、螺旋内酯甾醇、螺旋内酯甾酮。

【药代动力学】 口服吸收较好,血浆蛋白结合率 90％以上。药物或代谢产物能通过胎盘,也能经乳汁排泄。

【适应证】 主要用于睾丸切除后的转移性前列腺癌治疗。与其他利尿药合用,治疗心源性水肿、肝硬化腹水、肾性水肿等。也用于特发性水肿的治疗。原发性醛固酮增多症的诊断和治疗。高血压的辅助治疗。与噻嗪类利尿药合用,增强利尿效应,预防低钾血症。

【用法用量】 口服。每次 100mg,每日 1 次。老年人对本药较敏感,开始用量宜偏小。

【剂型规格】 片剂:20mg。胶囊剂:20mg。

【不良反应】

(1)常见:①高钾血症最为常见,尤其是单独用药、进食高钾饮食、与含钾药物(如青霉素钾等)合用,以及存在肾功能损害、少尿、无尿时。②胃肠道反应,如恶心、呕吐、胃痉挛和腹泻;尚有报道可致消化性溃疡。

(2)少见:①低钠血症。单用时少见,与其他利尿药合用时发生率增高。②抗雄激素样作用或对内分泌系统的其他影响。如长期服用本药可致男性乳房发育、阳痿、性功能低下;可致女性乳房胀痛、声音变粗、毛发增多、月经失调、性功能下降。③中枢神经系统。如长期或大剂量服用本药可发生行走不协调、头痛等。

(3)罕见:①过敏反应,出现皮疹、呼吸困难。②暂时性血清肌酸酐、尿素氮升高,主要与过度利尿、有效血容量不足、肾小球滤过率下降有关。③轻度高氯性酸中毒。④长期服用本药和氢氯噻嗪后发生乳腺癌。

(4)其他:可使血浆肾素、血镁、血钾升高,尿钙排泄可能增多,而尿钠排泄减少。

【禁用慎用】

(1)禁用:①高钾血症。②肾衰竭。

(2)慎用:①无尿或肾功能不全者。②肝功能不全者(本药引起电解质紊乱,可诱发肝性脑病)。③低钠血症者。④酸中毒者(一方面酸中毒可加重或促发本药所致的高钾血症,另一方面本药可加重酸中毒)。⑤乳房增大或月经失调者。

【药物相互作用】

(1)多巴胺能增强本药的利尿作用。

(2)与引起血压下降的药物合用,可增强利尿和降压作用。

(3)与噻嗪类利尿药或含汞剂利尿药合用可增强利尿作用,并可抵消噻嗪类利尿药的排钾作用。

(4)与下列药物合用时,高钾血症发生率增加,如含钾药物、库存血(含钾 30mmol/L,如库存 10 日以上含钾可达 65mmol/L)、血管紧张素转换酶抑制药、血管紧张素Ⅱ受体拮抗药、环孢素等。

(5)本药可使地高辛等强心苷的半衰期延长而引起中毒。

(6)与氯化铵、考来烯胺合用易发生代谢性酸中毒。

(7)与锂盐合用时,由于近端小管对钠离子和锂离子的重吸收,可使血锂浓度升高,应避免合用。

(8)与肾毒性药物合用,可增加肾毒性。

(9)非甾体类解热镇痛药(尤其是吲哚美辛)能降低本药的利尿作用,两者合用时肾毒性增加。

(10)与葡萄糖胰岛素液、碱剂、钠型降钾交换树脂合用,可减少高钾血症的发生。

(11)肾上腺皮质激素(尤其是具有较强盐皮质激素作用的药)、促皮质素能减弱本药利尿作用,而拮抗本药潴钾作用。

(12)雌激素可引起水钠潴留,合用时会减弱本药的利尿作用。

(13)甘珀酸钠、甘草类制剂具有醛固酮样作用,可降低本药的利尿作用。

(14)拟交感神经药物可降低本药的降压作用。

(15)本药可使血糖升高,不宜与抗糖尿病药合用。

(16)本药能明显降低口服双香豆素的抗凝血作用,应避免同时使用。

(17)与右丙氧芬合用,可出现男性乳房女性化和皮疹。

【特别提示】

(1)给药应个体化,一般从小剂量开始使用,观察电解质变化,而后再逐渐增至有效剂量。

(2)如每日服药 1 次,则应于早晨服药,以免夜间排尿次数增多。

(3)宜进食时或餐后服药,以减少胃肠道反应,并可能提高本药的生物利用度。

(4)本药起效较慢,而维持时间较长,故首日剂量可增至常规剂量的 2～3 倍,以后酌情调整剂量。在与其他利尿药合用时,可先于其他利尿药 2～3 日服用。在已应用其他利尿药后再加用本药时,其他利尿药的剂量应在最初 2～3 日减量 50%,以后酌情调整剂量。停药时,本药应先于其他利尿药 2～3 日停用。

(5)用药期间禁止补钾,以防血钾过高。用药期间如出现高钾血症,应立即停药。

(6)本药用于治疗与醛固醇升高有关的顽固性水肿,故对肝硬化和肾病综合征的患者较有效,而对充血性心力衰竭效果较差(缺钠而引起继发性醛固酮增多者除外)。单用本药时利尿作用往往较差,故常与噻嗪类、髓袢利尿药合用,既能增强利尿效果,又可防止低血钾。

(7)用药前应检查患者血钾浓度(但在某些情况血钾浓度并不能代表机体内钾含量,例如,酸中毒时钾从细胞内转移至细胞外而易出现高钾血症,酸中毒纠正后血钾即可下降)。用药期间也必须密切随访血钾浓度和心电图。

那法瑞林　Nafarelin

【其他名称】　萘瑞林。

【药代动力学】　经直肠或阴道给药后不吸收,经鼻或皮下注射很快吸收进入体循环,经鼻给药后 $10 \sim 40$ 分钟血药浓度达高峰,平均血清半衰期约 3 小时,血浆蛋白结合率为 $77\% \sim 80\%$。不易透过血脑屏障,在靶器官或垂体腺中无蓄积。

【适应证】　主要用于前列腺癌的治疗,以及避孕药,也可治疗子宫内膜异位症、子宫肌瘤、妇女多毛症、良性前列腺增生。

【用法用量】　定量喷雾器,喷鼻,早晚各 1 次,每次 $200\mu g$。

【剂型规格】　鼻喷雾剂:每瓶 10ml 醋酸萘法林滴鼻液,含那法瑞林 $2mg/ml$。并配有定量喷雾器,每次喷出量为 $200\mu g$。

【不良反应】　低雌激素样作用和雄激素样作用两类。前者包括热感、性欲降低、阴道干燥、头痛、情感变态、失眠;后者包括粉刺、肌痛、乳房缩小、水肿、脂溢性皮炎、体重增加、多毛、性欲增高,鼻刺激、忧郁、体重降低。

【禁用慎用】　过敏者、阴道出血者,以及孕妇、哺乳期妇女禁用。

【药物相互作用】　口服避孕药、地高辛可抑制促性腺激素的分泌和释放。左旋多巴和螺内酯可使血清促性腺激素浓度升高,影响促性腺激素释放激素试验的结果。

【特别提示】　可有多胎妊娠、注射处炎症,偶有暂时性阴茎肥大。对苯甲醇过敏者忌用。患者妊娠时应即停药。应采取避孕措施,以免有不需要的排卵。腺垂体瘤患者禁用。同时服用影响腺垂体分泌促性腺激素的药物,可改变机体对该品的反应。其他激素疗法和皮质激素类药物亦能影响反应。螺内酯和左旋多巴能刺激促性腺激素分泌,而吩噻嗪类、多巴胺拮抗药、地高辛和性激素则抑制分泌。

尼鲁米特　Nilutamide

【其他名称】　尼鲁他胺。

【药代动力学】　口服吸收迅速而完全,消除半衰期为 5～6 小时,血浆蛋白结合率 80%～84%。

【适应证】　前列腺癌或转移性前列腺癌治疗,一般与手术治疗和化学治疗合并应用。

【用法用量】　口服。去势用量,在手术和化疗方法时,开始诱导剂量每日 300mg,连续 4 周,维持剂量,每日 150mg,1 次服用或分几次服用效果一样。如出现不良反应时,特别是胃肠道反应时,可以缩短诱导期,提前进入维持剂量。

【剂型规格】　薄膜衣片剂:50mg。

【不良反应】　可能出现黑夜中视力调节障碍和色觉障碍,但停药可恢复。可能有肝功能影响,转氨酶短时性升高,继续治疗不必停药,可自行恢复,不影响疗效。胃肠道症状可出现恶心、呕吐、食欲减退等。部分用药患者可发生呼吸困难。少数患者阳痿、性功能减退、面部潮红。

【禁用慎用】　肝功能受损者禁用。机动车驾驶者(并注意视力变化)、一般肝功能不良者、有呼吸功能不良者慎用。

【药物相互作用】　可使抗维生素 K 类、苯妥英钠、普萘洛尔、氯氮草、地西泮、茶碱等药物的消除减慢,而血药浓度可增加,这些药物或代谢途径类似的其他药物在与本品并用时应适当调整剂量。当与抗维生素 K 类并用时,应随时严密注意凝血功能(凝血酶原值),在以本品治疗时有时要减低抗维生素 K 类药物的用量。

【特别提示】　当临床出现疑似肝炎的症状,如恶心、呕吐、腹痛、黄疸,应检查转氨酶,如超过正常上限 3 倍应中止给药。出现原因不明的呼吸困难或其症状加剧时,应做 X 线检查,如发现肺部间质性病变应立即停药。机动车或机器操作人员应注意其可能出现视物模糊作用。

泼尼松　Prednisone

【其他名称】　醋酸泼尼松、泼尼松醋酸酯、去氢可的松、去氢皮质素、去氢皮质酮。

【药代动力学】　在肝内转化为泼尼松龙后才有药理活性,生物半衰期为 60 分钟。

【适应证】　系统性红斑狼疮、重症多发性肌炎及严重的支气管哮喘、皮肌炎、血管炎等疾病,各种急性细菌感染、风湿病、肾病综合征、重症肌无力、血小板减少性紫癜、粒细胞减少症,以及剥脱性皮炎、天疱疮、神经性皮炎、湿疹等严重皮肤病。器官移植的抗排斥反应。肿瘤如急性淋巴细胞白血病、恶性淋巴瘤的治疗。某些眼科疾病的治疗及某些疾病的辅助诊断。

【用法用量】　口服。一般每次 5～10mg,每日 10～60mg。防止器官移植排斥反应:一般在术前 1～2 日开始给药,每日 100mg,术后 1 周改为每日 60mg,以后逐渐减量。急性白血病及其他恶性肿瘤:每日 60～80mg,症状缓解后减量。

【剂型规格】　泼尼松片:5mg。醋酸泼尼松片:5mg。醋酸泼尼松眼膏:0.5%。

【不良反应】　对下丘脑-垂体-肾上腺轴抑制作用较强。并发感染为其不良反应。潴钠作用较可的松相对较弱,一般不易引起电解质紊乱或水肿等不良反应。

【禁用慎用】

(1)禁用:①对肾上腺皮质激素类药物过敏者。②真菌和病毒感染患者。③高血压、血栓症、胃与十二指肠溃疡、精神病、电解质异常、心肌梗死、内脏手术、青光眼等。④肝功能不全。

（2）慎用：①急性心力衰竭或其他心脏病。②糖尿病患者。③憩室炎患者。④情绪不稳定和有精神病倾向者。⑤高脂蛋白血症患者。⑥甲状腺功能减退者。⑦重症肌无力患者。⑧骨质疏松患者。⑨胃炎或食管炎患者。⑩肾功能不全或有结石者。⑪结核病患者。

【药物相互作用】　酮康唑可升高本药血药浓度（本药血浆总浓度和游离浓度）。

【特别提示】　长期应用本药的患者在手术时及术后 3～4 日内常需增加用量，以防皮质功能不足。一般外科患者应尽量不用，以免影响伤口的愈合。长期用药者在停药时应逐渐减量。因本药的盐皮质激素活性很弱，故不适用于原发性肾上腺皮质功能不全症的替代治疗。甲状腺功能亢进者需加大用量。

泼尼松龙　Prednisolone

【其他名称】　醋酸泼尼松龙、磷酸泼尼松龙、泼尼松龙磷酸钠、强的松龙、强的松龙醋酸酯、氢化泼尼松、氢化泼尼松醋酸酯、氢化泼尼松磷酸二钠、氢化泼尼松磷酸钠、氢化强的松、氢泼尼松、去氢氢化可的松、去氢氢化可的松醋酸酯。

【药代动力学】　口服极易吸收，1～2 小时血药浓度达峰值，血浆蛋白结合率高。血浆半衰期 2～3 小时，组织半衰期 18～36 小时。

【适应证】　主要用于器官移植的排斥反应、急性淋巴细胞性白细胞、恶性淋巴瘤、乳腺癌、前列腺癌、多发性骨髓瘤、肾癌等。用于过敏性、自身免疫性及炎症性疾病，用于各种急性严重细菌感染、严重的过敏性疾病、结缔组织病（红斑狼疮、结节性动脉周围炎等）、风湿病、肾病综合征、严重的支气管哮喘、血小板减少性紫癜、粒细胞减少症、肾上腺皮质功能不全、剥脱性皮炎、天疱疮、神经性皮炎、湿疹等。本药滴眼液适用于治疗睑结膜、球结膜、角膜及其他眼前段组织对糖皮质激素敏感的炎症。

【用法用量】 口服。急性淋巴细胞白血病：每次 40～60mg，每日 1 次。恶性淋巴瘤：每次 40mg/m²，连服 14 日。慢性淋巴细胞白血病：每次 60～80mg，隔日或每周 1 次。肾癌：每次 20mg，每日 1 次。

【剂型规格】 泼尼松龙片：5mg。醋酸泼尼松龙片：1mg；5mg。醋酸泼尼松龙注射液：1ml：25mg；5ml：125mg。泼尼松龙磷酸钠注射液：1ml：20mg；2ml：10mg。注射用泼尼松龙：25mg；50mg；100mg；250mg。泼尼松龙软膏：0.25%～0.5%。泼尼松龙眼膏：0.25%。醋酸泼尼松龙软膏：4g：20mg；10g：50mg。醋酸泼尼松龙滴眼液：5ml：50mg。

【不良反应】 本药潴钠作用相对较氢化可的松弱，一般不易引起水、电解质紊乱等不良反应。经眼给药后，可能引起眼压升高，导致视神经损害、视野缺损。也可能导致后囊膜下白内障形成，继发眼部真菌或病毒感染。另外，可能引起伤口愈合延缓。也可能引起急性眼前段葡萄膜炎或眼球穿孔。偶有报道，眼部应用皮质类固醇引起瞳孔散大、眼调节能力降低和上睑下垂。

【禁用慎用】

(1)禁用：①对肾上腺皮质激素类药物过敏。②下列疾病患者一般不宜使用：严重的精神病（过去或现在）和癫痫、活动性消化性溃疡、新近胃肠吻合手术、骨折、创伤修复期、角膜溃疡、肾上腺皮质功能亢进症、高血压、糖尿病、孕妇、未能控制的感染（如水痘、麻疹、真菌感染）、较重的骨质疏松等。③本药滴眼液禁用于急性化脓性眼部感染未经抗感染治疗者、急性单纯疱疹病毒性角膜炎（树枝状角膜炎），以及牛痘、水痘及其他大多数的角结膜病毒感染。

(2)慎用：①心脏病或急性心力衰竭患者。②憩室炎。③情绪不稳定和有精神病倾向患者。④肝功能不全。⑤眼单纯疱疹。⑥高脂蛋白血症。⑦青光眼。⑧甲状腺功能减退。⑨重症肌无力。⑩骨质疏松。⑪胃炎、食管炎及胃溃疡等。⑫肾功能损害或结石。⑬结核病患者。

【药物相互作用】

(1)与拟胆碱药(如新斯的明、吡斯的明)合用,可增强后者的疗效。

(2)与维生素 E 或维生素 K 合用,可增强本药的抗炎效应,减轻撤药后的反跳现象;与维生素 C 合用可防治本类药物引起的皮下出血反应;与维生素 A 合用可消除本类药物所致创面愈合迟延,但也影响本类药物的抗炎作用,本类药物还可拮抗维生素 A 中毒时的全身反应(恶心、呕吐、嗜睡等)。

(3)本药有可能使氨茶碱血药浓度升高。

(4)与非甾体类抗炎药合用,可增加本药的抗炎作用,但可能加剧致溃疡作用。本药可降低血浆水杨酸盐的浓度,可增强对乙酰氨基酚的肝毒性。

(5)避孕药或雌激素制剂可加强本药的治疗作用和不良反应。

(6)与强心苷合用可提高强心效应,但也增加洋地黄毒性及心律失常的发生,故两者合用时应适当补钾。

(7)与蛋白质同化激素合用,可增加水肿的发生率,使痤疮加重。

(8)与两性霉素 B 和碳酸酐酶抑制药等排钾利尿药合用时可致严重低血钾,应注意血钾和心功能变化。长期与碳酸酐酶抑制药合用,易发生低血钙和骨质疏松;噻嗪类利尿药可消除本类药物所致的水肿。

(9)与降糖药(如胰岛素)合用时,因可使糖尿病患者血糖升高,应适当调整降糖药剂量。

(10)与抗胆碱能药(如阿托品)长期合用,可致眼压增高。

(11)三环类抗抑郁药可使本药引起的精神症状加重。

(12)可增强异丙肾上腺素的心脏毒性作用。

(13)与单胺氧化酶抑制药合用时,可能诱发高血压危象。

(14)与免疫抑制药合用,可增加感染的危险性。

(15)苯妥英钠和苯巴比妥可加速本类药物的代谢灭活(酶诱导作用),降低药效。

(16)本类药可抑制生长激素的促生长作用。

(17)糖皮质激素可降低奎宁的抗疟效力。

(18)本药及其他糖皮质激素可降低抗凝药、神经肌肉阻滞药的药理作用。

(19)甲状腺激素、麻黄碱、利福平等药可增加本药的代谢清除率,合用时应适当调整本药剂量。

(20)本类药可促进异烟肼、美西律在体内代谢,降低后者血药浓度和疗效。

(21)考来烯胺、考来替泊等可减少本类药的吸收。

【特别提示】

(1)本药可直接发挥效应,无须经肝脏转化,可用于肝功能不全患者。

(2)泼尼松龙磷酸钠水溶性强,作用快速,可供肌内注射、静脉滴注或静脉注射。醋酸泼尼松龙混悬液吸收缓慢,可供肌内注射或关节腔内注射。

(3)长期应用本药的患者,在手术时及术后3～4日内常需增加用量,以防皮质功能不足。一般外科患者应尽量不用,以免影响伤口的愈合。

(4)与抗菌药物并用于细菌感染疾病时,应在抗菌药物使用之后使用,而停药则应在用抗菌药物之前,以免掩盖症状,延误治疗。

(5)本药的盐皮质激素活性很弱,故不适用于原发性肾上腺皮质功能不全症的替代治疗。

(6)过量应用本药可能引起全身性不良反应,但眼局部应用时很少发生全身性反应。

氢化可的松　Hydrocortisone

【其他名称】　丙酸丁酸氢化可的松、醋丙氢化可的松、醋酸丙酸氢化可的松、醋酸考的索、醋酸可的索、醋酸皮质醇、醋酸氢化可的松、醋酸氢化皮质素、琥钠氢可松、琥珀酸钠皮质醇、琥珀酸皮质醇、环戊丙酸氢化可的松、考的索、皮质醇、皮质醇 21-琥珀酸酯、氢化可的松半琥珀酸酯、氢化可的松醋酸酯、氢化可的松琥珀酸钠、氢化可的松琥珀酸酯、氢化可的松磷酸钠、氢化皮质素、氢考的松、氢可的松、氢可琥钠。

【药代动力学】　自消化道迅速吸收,也可经皮肤吸收,在皮肤破损处吸收更快。口服约 1 小时血药浓度达峰值,血中 90％以上与血浆蛋白结合。生物半衰期约 100 分钟。

【适应证】　主要用于急性淋巴细胞白血病、恶性淋巴瘤、乳腺癌、前列腺癌、多发性骨髓瘤的治疗,也可用于缓解其他肿瘤引起的症状。还用于原发性或继发性(垂体性)肾上腺皮质功能减退症的替代治疗。治疗合成糖皮质激素所需酶系缺陷所致的各型肾上腺皮质增生症(包括 21-羟化酶缺陷、17-羟化酶缺陷、11-羟化酶缺陷等)。

利用激素的抗炎、抗风湿、免疫抑制及抗休克作用可治疗多种疾病:①自身免疫性疾病,如系统性红斑狼疮、皮肌炎、风湿性关节炎、自身免疫性溶血、血小板减少性紫癜、重症肌无力等。②过敏性疾病,如严重支气管哮喘、血清病、血管性水肿、过敏性鼻炎等。③器官移植排斥反应,如肾、肝、心、肺等组织移植。④中毒性感染,如中毒性细菌性痢疾、中毒性肺炎、重症伤寒、结核性脑膜炎、胸膜炎等。⑤炎症性疾患,如节段性回肠炎、溃疡性结肠炎、损伤性关节炎等。⑥血液病,如急性白血病、淋巴瘤等。⑦抗休克及危重病例的抢救等。⑧外用制剂可局部用于皮肤及眼科等炎症性或过敏性疾病,如过敏性皮炎、神经性皮炎、虹膜睫状体炎等。

【用法用量】　成人静脉滴注:每日 100～200mg;口服:每次 10～20mg,每日 3～4 次。

【剂型规格】　片剂:4mg,10mg,20mg。注射液:2ml: 10mg;3ml:25mg;5ml:25mg;10ml:50mg;20ml:100mg。眼膏:0.25%～2.5%。软膏:10g:25mg(0.25%);0.5%;10g: 100mg(1%);2%;2.5%。霜剂:0.5%～2.5%。

【不良反应】

(1)不良反应与疗程、剂量、用药种类、用法及给药途径等有密切关系,但应用生理剂量替代治疗时未见明显不良反应。

(2)大剂量或长期应用本类药物,可引起医源性库欣综合征,表现为满月脸、向心性肥胖、紫纹、出血倾向、痤疮、糖尿病倾向(血糖升高)、高血压、骨质疏松或骨折(包括脊椎压缩性骨折、长骨病理性骨折)等。还可见血钙、血钾降低,广泛小动脉粥样硬化、下肢水肿、创口愈合不良、月经紊乱、股骨头缺血性坏死、儿童生长发育受抑制及精神症状(如欣快感、激动、不安、谵妄、定向力障碍)等。其他不良反应还包括肌无力、肌萎缩、胃肠道刺激(恶心、呕吐)、消化性溃疡或肠穿孔、胰腺炎、水钠潴留(血钠升高)、水肿、青光眼、白内障、眼压增高、良性颅内压升高综合征等。另外,使用糖皮质激素还可并发(或加重)感染。

(3)静脉迅速给予大剂量时可能发生全身性的过敏反应,表现为面部、鼻黏膜及眼睑肿胀,荨麻疹、气短、胸闷、喘鸣等。

(4)外用偶可出现局部烧灼感、瘙痒、刺激及干燥感。若较长时间或大面积使用,可能导致皮肤萎缩、毛细血管扩张、皮肤条纹及痤疮等,甚至出现全身性不良反应。

(5)用药后可见血胆固醇、血脂肪酸升高,淋巴细胞、单核细胞、嗜酸粒细胞和嗜碱粒细胞计数下降,多形核白细胞计数增加,血小板计数增加或下降。

(6)糖皮质激素停药后综合征可有以下各种不同的情况:①下丘脑-垂体-肾上腺轴功能减退,可表现为乏力、食欲减退、恶心、呕吐、血压偏低。长期治疗后该轴功能的恢复一般需要9~12个月。②已被控制的疾病症状可于停药后重新出现。③有的患者在停药后出现头晕、头痛、昏厥倾向、腹痛或背痛、低热、食欲减退、恶心、呕吐、肌肉或关节疼痛、乏力等,经仔细检查如能排除肾上腺皮质功能减退和原来疾病的复发,则可考虑为对糖皮质激素依赖综合征。

【禁用慎用】

(1)禁用:①对肾上腺皮质激素类药物过敏。②下列疾病患者一般不宜使用,严重的精神病(过去或现在)和癫痫、活动性消化性溃疡、新近胃肠吻合手术、骨折、创伤修复期、角膜溃疡、肾上腺皮质功能亢进症、高血压、糖尿病、孕妇、未能控制的感染(如水痘、麻疹、真菌感染)、较重的骨质疏松等。③以下患者应避免使用,动脉粥样硬化、心力衰竭或慢性营养不良。

(2)慎用:①心脏病患者。②憩室炎患者。③情绪不稳定和有精神病倾向患者。④肝功能不全。⑤眼单纯疱疹。⑥高脂蛋白血症。⑦甲状腺功能减退(此时糖皮质激素作用增强)。⑧重症肌无力。⑨骨质疏松。⑩胃溃疡、胃炎或食管炎等。⑪肾功能损害或结石。⑫结核病患者。⑬全身性真菌感染。⑭青光眼。

【药物相互作用】 参见"泼尼松龙"。

【特别提示】

(1)可直接静脉注射,常用于各种危重病人的抢救。

(2)混悬液(酯型)可供关节腔内注射。局部给药也可用于眼科、皮肤科疾病。

（3）本药注射剂（醇型）中含有 50％乙醇，故必须充分稀释至 0.2mg/ml 后供静脉滴注用，需大剂量用药时应改用氢化可的松琥珀酸钠。

（4）可直接发挥药理作用，与醋酸可的松不同（需经肝脏活化），故现已逐渐替代可的松。

（5）为避免发生肾上腺皮质功能减退及原有疾病症状复燃，在长程糖皮质激素治疗后应逐渐缓慢减量，并由原来的每日用药数次改为每日上午用药 1 次，或隔日上午用药 1 次。

（6）糖皮质激素与感染的关系，生理剂量的糖皮质激素可提高病人对感染的抵抗力；非肾上腺皮质功能减退患者接受药理剂量糖皮质激素后易发生感染，但某些感染时应用糖皮质激素可减轻组织的破坏、减少渗出、减轻感染中毒症状，但必须同时使用有效的抗生素治疗、密切观察病情变化，在短期用药后即应迅速减量、停药。

（7）长期使用糖皮质激素可发生失钾、缺钙、负氮平衡和垂体-肾上腺皮质功能的抑制，应补充钾和钙、高蛋白饮食，必要时配合蛋白同化激素等，并限制糖摄入，同时及早采用保护肾上腺皮质功能的措施，如隔日疗法和定期 ACTH 兴奋等。

（8）肾上腺以外的疾病，利用糖皮质激素的药理作用，大致可分为以下 3 类情况。①急症。如过敏性休克、感染性休克、严重哮喘持续状态、器官移植抗排斥反应，往往需静脉给予大剂量糖皮质激素，疗程限于 3～5 日，必须同时应用有关的其他有效治疗，如感染性休克应用有效抗生素，过敏性休克时用肾上腺素、抗组胺药等。停药时不需严格递减。②中程治疗。对一些较严重的疾病，如肾病综合征、狼疮性肾炎、恶性浸润性突眼，应采用药理剂量的人工合成制剂，生效后减至维持量，疗程为 4～8 周。用药剂量和疗程需根据病情的程度和治疗效果而予以调整。停药时须逐渐递减。③长程治疗。慢性疾病,如类风湿关节炎、血小板减少性紫癜、系统性红斑狼疮,应尽量采用其他治疗方法,必要时用糖皮质激素,采用尽可能小的剂量,病情有好转时即减量,每日上午或隔日上午用 1 次中效制剂,以尽可能减轻对下丘脑-垂体-肾上腺轴的抑制作用。对于病情较重者,在隔日疗法的不用激素日可加用其他治疗措施。

(9)用药前后及用药时应当检查或监测:①血糖、尿糖或糖耐量试验,尤其糖尿病患者或有患糖尿病倾向者。②小儿应定期监测生长发育情况。③眼科检查,注意白内障、青光眼或眼部感染的发生。④血电解质和大便隐血。⑤血压和骨密度检查(尤其是老年人)。

曲普瑞林　Triptorelin

【其他名称】　垂普托雷林、醋酸曲普瑞林、色氨瑞林、双羟萘酸曲普瑞林。

【药代动力学】　皮下注射迅速吸收,15 分钟达血药峰浓度,1小时达最大效应。肌内注射生物利用度 100%。半衰期 12 小时。

【适应证】　治疗一般需要把性激素血清浓度降低至去势水平的疾病,如前列腺癌、子宫内膜异位症、子宫肌瘤和乳腺癌。可用于 9 岁以下女孩和 10 岁以下男孩中枢性性早熟。女性不孕症。

【用法用量】　皮下注射,0.5mg 每日 1 次,连用 7 日;然后0.1mg,每日 1 次,作为维持剂量。

【剂型规格】　注射用醋酸曲普瑞林:3.75mg。醋酸曲普瑞林注射液:1ml∶0.1mg(按曲普瑞林计,0.095mg)。

【不良反应】

(1)男性:面部潮红、阳痿及性欲减退。

(2)女性:面部潮红,阴道干涸、交媾困难、出血斑,及因雌激素血浓度降低至绝经后可能引起的轻微小梁骨基质流失。一般在治疗停止后 6～9 个月均可完全恢复正常。

（3）其他少见不良反应：注射部位局部反应、轻微过敏症状（发热、发痒、出疹、过敏反应）、男子女性型乳房、出血斑、头痛、疲惫及睡眠紊乱。

【禁用慎用】　禁用：①非激素依赖性的前列腺癌或前列腺切除手术后的病人。②对本品任何成分过敏或对促性腺激素释放激素（GnRH）及其类似物过敏的患者。③在治疗期间，若患者发现已怀孕，应停止使用曲普瑞林。

【药物相互作用】　与促性腺激素合用时，可引起腹腔和（或）盆腔的疼痛。

【特别提示】　治疗时应密切监测性类固醇血清水平。

（1）男性：少数病人在治疗开始时，因血清睾酮含量短暂增加，可能会引起暂时性如尿道梗阻或骨骼疼痛等第二症状的恶化。因此，在治疗的第一周内需严密监护，在疗程开始时使用抗雄激素的药物可防止血清睾酮水平暂时性增加。对有关症状者可对症治疗。

（2）女性：治疗前必须确认病人并未怀孕。在治疗期的第一个月里，病人应使用激素类以外的方法来避孕。女性在使用曲普瑞林治疗期间不得服用含雌激素类药物，在治疗子宫肌瘤时需经常使用如超声影像技术的方法测量子宫及肌瘤的大小。有少数病例，当子宫迅速缩小的速率与肌瘤缩小的速率不成比例时，会引起出血及脓毒症。为了防止在辅助生育时产生刺激过度，应对卵泡的生长及黄体期做谨慎的监测，对多囊卵泡的病人更应特别留意。

炔雌醇　Ethinylestradiol

【其他名称】　乙炔雌二醇。

【药代动力学】 口服迅速吸收,60～90 分钟达血药浓度高峰。不与性激素结合球蛋白(SHBC)结合,但可明显增高 SHBC 的结合容量。药物分泌到乳汁中的含量甚低。

【适应证】 补充雌激素不足,治疗女性性腺功能不良、更年期综合征、月经紊乱(如闭经、月经过少)、功能性子宫出血、阴道干燥和萎缩等。晚期乳腺癌(绝经期后妇女)、晚期前列腺癌。与孕激素类药合用于避孕。

【用法用量】 口服。乳腺癌:每次 1mg,每日 3 次。前列腺癌:每次 0.05～0.5mg,每日 3～6 次。

【剂型规格】 片剂:$5\mu g$;$12.5\mu g$;$20\mu g$;$50\mu g$;$500\mu g$。

【不良反应】

(1)较常见:恶心、食欲缺乏、腹部绞痛或胀气、踝及足水肿、乳房胀痛或肿胀、体重增加或减少,继续用药后症状可减轻。

(2)不常见或罕见:①阴道不规则出血、点滴或突破出血、长期出血不止或闭经、黏稠的白色凝乳状阴道分泌物(念珠菌病)、乳腺小肿块。②严重或突发性头痛、困倦、精神抑郁。③共济失调、不自主运动(舞蹈病)、臂(或腿)无力或麻木及胸、上腹(胃)、腹股沟或腿痛(尤其是腓肠肌痛)。④血压升高、呼吸急促、胆道阻塞、尿频或尿痛。⑤构音障碍、视力突然改变(眼底出血或血块)、眼结膜或皮肤黄染、皮疹。

【禁用慎用】

(1)禁用:①已知或怀疑与雌激素有关的肿瘤(如乳腺癌、子宫颈癌)患者(绝经期后乳腺癌除外)。②急性血栓性静脉炎或血栓栓塞患者。③既往使用雌激素时曾伴有血栓性静脉炎或血栓栓塞的患者(治疗晚期乳腺癌和前列腺癌时除外)。④有胆汁淤积或急性黄疸史者。⑤未明确诊断的阴道不规则出血者。⑥哺乳妇女。⑦孕妇。

(2)慎用:①心功能不全。②肝功能异常。③肾功能不全。

④良性乳腺疾病。⑤子宫内膜异位症。⑥子宫肌瘤。⑦有黄疸史者。⑧脑血管疾病。⑨冠状动脉疾患。⑩高血压。⑪胆囊疾患或胆囊病史(尤其是胆结石)。⑫急性、间歇性或复杂性肝性血卟啉病。⑬哮喘。⑭血钙过高,伴有肿瘤或代谢性骨质疾患。⑮甲状腺疾患。⑯糖尿病。⑰偏头痛。⑱癫痫。⑲精神抑郁。

【药物相互作用】

(1)口服维生素 C 1g,能使本药单次口服的生物利用度提高到 $60\% \sim 70\%$。

(2)本药可增加钙剂的吸收。

(3)与孕激素类药合用,对抑制排卵有协同作用。

(4)与三环类抗抑郁药合用,大量的雌激素可加重抗抑郁药的不良反应,同时降低其药效。

(5)与卡马西平、苯巴比妥、苯妥英钠、扑米酮、利福平等合用,可降低雌激素的药效。其作用机制是这些药物可诱导肝微粒体酶,从而加快雌激素的代谢。

(6)与抗凝药合用,雌激素可降低其抗凝效应。当两者必须同用时,应调整抗凝药用量。

(7)与抗高血压药或他莫昔芬合用,可降低后两者的疗效。

【特别提示】

(1)应尽可能短程并以最低有效量使用本药,以减少可能发生的不良反应。

(2)男性患者及女性闭经和子宫切除后的患者通常采用周期治疗,即用药 3 周停药 1 周,相当于自然月经周期中雌激素的变化情况。为避免过度刺激子宫内膜,可在周期的最后 10～14 日加用孕激素,模拟自然周期中激素水平的变化。

(3)长期或大量使用本药者,停药或减量时须逐步进行。

(4)用药前对乳腺及子宫内膜厚度、雌激素水平的生化检测尤为重要。长期服用雌激素者,必须定期体检(每 6～12 个月 1

次),主要应检查血压、肝功能、阴道脱落细胞等。

他莫昔芬 Tamoxifen

【其他名称】 柠檬酸三苯氧胺、三苯氧胺、三芳乙烯、特莱芬、昔芬。

【药代动力学】 口服 4~7 小时达血药浓度峰值。半衰期 α相为 7~14 小时,β 相大于 7 日。

【适应证】 雌激素受体或孕激素受体阳性的女性转移性乳腺癌。乳腺癌手术后的辅助治疗,以预防复发。卵巢癌、子宫内膜癌及子宫内膜异位症等。

【用法用量】 口服,每次 10~20mg,每日 2 次(早晚各 1次)。

【剂型规格】 片剂:10mg;20mg。

【不良反应】 可引起面部潮红、潮热、体重增加,血脂改变。骨转移患者可出现高钙血症。可有食欲缺乏、恶心、呕吐或腹泻。个别患者可发生胆汁淤积、氨基转移酶升高及脂肪肝等。罕见血栓形成(表现为下肢肿痛等)。个别患者出现心肌梗死。血小板、白细胞暂时性减少及贫血。罕见头痛、记忆力减退、抑郁、眩晕、精神错乱、晕厥、小脑功能障碍、错觉、无力、嗜睡。罕见肺栓塞。少见月经紊乱、外阴瘙痒。少数绝经前妇女可出现卵巢囊肿。罕见子宫内膜瘤、子宫内膜增生、内膜息肉。性功能减退、肾病综合征。皮肤干燥、皮疹、脱发。紫癜性脉管炎。可出现视物模糊、视敏度降低、角膜混浊及视网膜病变。治疗初期,可出现骨和肿瘤疼痛一过性加剧,继续治疗时可逐渐减轻。

【禁用慎用】

(1)禁用:①对本药过敏者。②有眼底疾病者。③有深部静脉血栓史、肺栓塞史或正在接受抗凝治疗的患者。④孕妇。⑤哺乳期妇女。

(2)慎用:①肝功能不全者。②白细胞、血小板减少者。

【药物相互作用】

(1)与氟尿嘧啶、环磷酰胺、甲氨蝶呤、长春新碱及多柔比星等合用可提高疗效。

(2)可以提高甲磺酸溴隐亭的多巴胺能作用。

(3)可延长阿曲库铵的神经肌肉阻滞作用。

(4)可增强抗凝血药作用,不宜与抗凝血药(如华法林、香豆素类抗凝集素)合用。

(5)抗酸药及西咪替丁、法莫替丁、雷尼替丁等可改变胃内pH值,使本药肠溶片提前分解,对胃产生刺激作用,合用时与上述药物应间隔1～2小时。

(6)雌激素可影响本药治疗效果,不宜合用。

(7)体外试验研究结果显示,本药可能抑制他克莫司的代谢。

(8)与丝裂霉素合用,发生溶血性血尿综合征的危险增加。

(9)与雷藤内酯合用,可导致小鼠肿瘤生长加快,故合用时应谨慎。

(10)与别嘌醇合用,可加重本药肝毒性。

(11)与其他细胞毒性药物合用,有增加血栓栓塞的危险。

【特别提示】

(1)本药可促进排卵,患有乳腺癌的未绝经妇女理论上不宜用本药治疗,若绝经前必须使用本药,应同时服用抗促性腺激素药物。

(2)治疗期间及停药后2个月,患者应严格避孕。不得使用雌激素类药物进行避孕。

(3)治疗期间应定期检查血常规、血钙浓度;大剂量长期服用者应定期做眼科检查。

酮康唑　Ketoconazole

【其他名称】　采乐、敬宇、康特、可宁、里秦量、里素劳、霉康灵、尼唑拉、酮哌嗯咪唑。

【药代动力学】　口服后在胃酸内溶解易吸收,单次口服达峰时间为 1～4 小时。餐后服用的生物利用度为 75%。分布广泛,可渗入发炎的关节、唾液、胆汁、尿液、乳汁、肌腱、皮肤软组织、粪便等中。不易透过血脑屏障,可透过胎盘屏障。血浆蛋白结合率达 90% 以上。主要在肝脏代谢,由胆汁排泄,仅给药量的 13% 经肾排出,其中有 2%～4% 以原形随尿液排出。半衰期为 6.5～9 小时。

【适应证】　用于全身性真菌感染,如白色念珠菌病、球孢子菌病、副球孢子菌病、组织胞浆菌病、芽生菌病等。用于局部治疗无效或不宜局部治疗的皮肤、毛发和指(趾)甲的真菌和(或)酵母菌感染,如皮肤真菌病、甲癣、甲周炎、马拉色菌毛囊炎、慢性及复发性阴道念珠菌病等,还可用于胃肠道酵母菌感染。外用于手足癣、体癣、股癣、花斑癣、皮肤念珠菌病、头皮糠疹(头皮屑)、脂溢性皮炎等。用于因防治免疫功能降低(遗传性及由疾病或药物引起)而易发生真菌感染的患者。用于前列腺癌的缓解治疗;用于需快速抑制睾酮至去势水平的前列腺癌。

【用法用量】　口服。前列腺癌:每日 800～1 200mg。

【剂型规格】　片剂:200mg。胶囊:200mg。混悬液:100ml:2g。乳膏:10g:200mg(2%);13g:260mg(2%);15g:300mg(2%);20g:400mg(2%)。霜剂:2%。洗剂:1g:10mg;1g:20mg(2%)。

【不良反应】　常见恶心、呕吐、腹痛,少见腹泻、消化不良。可见可逆性血清氨基转移酶(AST、ALT)升高、血胆红素升高。极罕见严重肝毒性,如黄疸、肝炎、肝坏死,包括导致肝移植或致命性的肝衰竭。儿童中亦有肝炎发生。常见瘙痒、刺痛,少见皮疹、脱发,极罕见荨麻疹。外用可出现局部皮肤烧灼感、油腻或干燥、接触性皮炎等。少见头痛、头晕、畏光、嗜睡,罕见感觉异常,极罕见可逆性颅内压升高(如视盘水肿、婴儿囟门突出)。少见可逆性男性乳房增大,罕见阳痿,极罕见月经异常、精子减少、血浆睾酮浓度一过性减少。罕见血小板减少。偶有戒酒样反应,表现为恶心、头痛、面部潮红、皮疹、外周水肿,数小时内可完全消失。极罕见过敏反应、过敏性休克。外用乳膏还可出现局部头发纹理异常、油腻或干燥;脂溢性皮炎和有头皮屑的患者可伴有脱发。有报道,头发受到化学损害或灰发患者可能出现头发褪色;还有报道可导致卷发永久性消失。

【禁用慎用】

(1)禁用:①对本药及其他咪唑类药过敏者。②急慢性肝病患者。③头皮破损或感染时禁用本药洗剂。

(2)慎用:①胃酸缺乏者(可引起本药的吸收明显减少)。②酒精中毒者。③肝功能受损者。④哮喘患者慎用本药乳膏。

【药物相互作用】

(1)与利托那韦合用,可提高本药的生物利用度,故两者合用时,本药剂量应酌减。

(2)与特非那丁、阿司咪唑、咪唑斯汀、西沙必利、多非利特、奎尼丁、匹莫齐特合用,因本药可抑制由细胞色素 P450 介导的这些药物的代谢,使其血药浓度增加,从而可能导致 QT 间期延长、出现尖端扭转型室性心动过速,故本药与这些药物禁止联用。

(3)与环孢素合用,可使后者的血药浓度升高,并增加发生肾毒性的危险。

(4)与苯妥英钠合用,可使后者的代谢减慢,血药浓度明显升高,同时可使本药的血药浓度降低。

(5)与口服抗凝药(如华法林、双香豆素或茚满二酮衍生物)

合用,可使这些药物的作用增强,导致凝血酶原时间延长,故合用时这些药物剂量宜酌减。

(6)与多潘立酮合用,可能导致 QT 间期延长,故两者禁止联用。

(7)与两性霉素 B 合用,呈相互拮抗作用。

(8)与酶诱导药物(如利福平、利福布汀、卡马西平、异烟肼、苯妥英)合用,可降低本药的生物利用度,从而降低疗效。

(9)与制酸药、抗胆碱药、镇静药、组胺 H_2 受体拮抗药、奥美拉唑、硫糖铝合用,可使本药的吸收明显减少,故宜在服用本药后至少 2 小时方可服用这些药物。

(10)与双去氧肌苷(Didanosine,DDI)合用,可影响本药的吸收,因后者所含缓冲剂可使胃肠 pH 值升高,故两者联用需间隔 2 小时以上。

【特别提示】

(1)与三唑仑和咪达唑仑口服制剂、羟甲基戊二酸单酰辅酶 A(HMG-CoA)还原酶抑制药(如辛伐他汀、洛伐他汀)禁止联用。

(2)与本药合用,以下药物的剂量宜酌减:茚地那韦、沙奎那韦、长春碱、白消安、多西他赛、二氢吡啶、维拉帕米、他克莫司、西罗莫司、帕霉素、地高辛、丁螺环酮、阿芬太尼、西地那非、阿普唑仑、溴替唑仑、静脉用咪达唑仑、甲泼尼龙、三甲曲沙、伊巴斯汀、瑞波西汀。

(3)胃酸降低会影响本药的吸收。对接受酸中和药治疗者,宜在服用本药至少 2 小时后再服用这类药。对胃酸缺乏者,如某些艾滋病患者、服用胃酸分泌抑制药(如 H_2 受体阻断药、质子泵抑制药)者,服用本药时宜同时饮用可乐等酸性饮料。

(4)用药后如出现有关肝炎的症状和体征(如食欲减退、恶心、呕吐、疲劳、腹痛或尿色加深),应立即停药。血清氨基转移酶的升高可能不伴肝炎症状,如果血清氨基转移酶值持续升高(即使是轻度升高)或加剧,或同时伴有肝毒性症状时,均应立即停药。

托瑞米芬　Toremifene

【其他名称】　柠檬酸托瑞米芬、氯三苯氧胺。

【药代动力学】　口服吸收迅速,约 3 小时达血药浓度峰值。血浆蛋白结合率大于 99.5%。进食对吸收程度无影响,但可使达峰时间延迟 1.5~2 小时。

【适应证】　雌激素受体阳性(或不详)的乳腺癌。

【用法用量】　口服。推荐剂量为每次 60mg,每日 1 次。

【剂型规格】　托瑞米芬片:20mg;60mg。柠檬酸托瑞米芬片:40mg(以托瑞米芬计);60mg。

【不良反应】　白细胞和血小板减少;血栓栓塞事件的发生率低于 1%,包括深静脉栓塞及肺栓塞;白带增多、阴道出血;少见子宫肥大,罕见子宫息肉,子宫内膜增生及子宫内膜癌则非常罕见;恶心、呕吐、厌食、便秘、食欲缺乏;部分病例氨基转移酶升高;头晕、乏力、失眠、局部麻痹、震颤、眩晕;黄体生成素(LH)和促卵泡素(FSH)水平下降。骨转移患者服用本药初期可出现高钙血症;绝经后乳腺癌患者服用本药后,可出现血清总胆固醇和低密度脂蛋白(LDL)中度下降;呼吸困难;可逆性角膜混浊;面部潮红、多汗、水肿、瘙痒、皮肤变色;疼痛(包括胸痛、背痛、头痛),体重增加。

【禁用慎用】

(1)禁用:①对本药过敏者。②孕妇。③哺乳妇女。④既往有血栓栓塞性疾病史者一般不宜接受本药治疗。⑤子宫内膜增生症或严重肝衰竭患者禁止长期服用本药。⑥儿童。

(2)慎用:①骨转移患者。②非代偿性心功能不全及严重心绞痛患者。③有发生子宫内膜癌风险的患者。④肝功能不全者。

⑤白细胞减少及血小板减少症患者。

【药物相互作用】

(1)与减少肾排泄钙的药物(如噻嗪类利尿药)合用,可增加高钙血症发生的风险。

(2)抗雌激素药物与香豆素类抗凝血药(如华法林)有协同作用,可使出血时间过度延长,应避免本药与此类药物合用。

(3)对 CYP3A 酶系统有抑制作用的药物(如酮康唑及类似的抗真菌药、红霉素、三乙酰夹竹桃霉素)均可抑制本药的代谢,与此类药物合用时应慎重。

(4)酶诱导药(如苯妥英钠、苯巴比妥、卡马西平)可加速本药代谢,使本药的稳态血药浓度下降。出现这种情况时应将本药的日剂量加倍。

【特别提示】

(1)约有 3%的患者因不良反应停止治疗,最常见的停药原因为恶心、呕吐、眩晕、高钙血症和阴道出血。

(2)尚无用于不稳定或控制不好的糖尿病、严重功能(或体力)状况改变、心力衰竭患者、非代偿性心功能不全或严重的心绞痛患者的有关数据。非代偿性心功能不全患者及严重心绞痛患者服用本药时,需密切监测。

(3)骨转移患者出现骨痛和高钙血症时需密切监测,并做相应处理;高钙血症严重时应停用本药。

(4)目前尚无过量服用本药的病例报道。健康志愿者每日服用本药 680mg 时出现眩晕、头晕和头痛。目前本药尚没有特殊的解毒药,药物过量时应采取对症治疗。

(5)治疗前应进行妇科检查,明确是否有子宫内膜异常,之后最少每年进行 1 次妇科检查。定期进行血细胞计数、血钙水平及肝功能检查。对白细胞或血小板减少的患者,应监测白细胞和血小板计数。骨转移患者在治疗初期可能出现高钙血症,故对这类患者尤应严密监测血钙。

依西美坦　Exemestane

【其他名称】　尤尼坦。

【药代动力学】　口服吸收迅速,受食物影响显著。2～4 小时达血药峰浓度,血浆蛋白结合率 90%。药物母体清除半衰期为 24 小时。

【适应证】　雌、孕激素受体阳性的绝经后晚期乳腺癌。

【用法用量】　口服。推荐剂量为每次 25mg,每日 1 次,饭后服用。应坚持治疗,直至病情进展(恶化)。

【剂型规格】　片剂:25mg。胶囊:25mg。

【不良反应】　主要不良反应有恶心、口干、便秘、腹泻、头晕、失眠、皮疹、疲劳、发热、水肿、疼痛、高血压、抑郁、焦虑、呼吸困难、咳嗽、呕吐、腹痛、食欲增加、体重增加等。淋巴细胞计数下降、肝功能异常(如丙氨酸氨基转移酶升高)等。

【禁用慎用】　对本药过敏者、孕妇、哺乳妇女、绝经前妇女、儿童禁用。心血管疾病或高脂血症、胃肠道疾病,以及中、重度肝肾功能不全者慎用。

【药物相互作用】　高脂食物可促进本药吸收,使其血药浓度增加约 40%。

【特别提示】　不能与含有雌激素的制剂联用。本药无特殊解毒药,药物过量时应密切观察患者生命体征。用药前应检查促黄体生成素(LH)、促卵泡素(FSH)和雌二醇水平。肿瘤病灶的影像学检查。白细胞计数及分类、血液生化及血脂检查。

第七章　靶向抗肿瘤药物

一、药物概述

靶向抗肿瘤药物的基本种类有：单克隆抗体、基因工程抗体与抗体片段、免疫耦联物、抗体融合蛋白、双特异抗体和多功能抗体。本类药物的主要特性为：①抗体药物的特异性，包括与相关抗原的特异性结合，对肿瘤靶细胞的选择性杀伤作用，在体内的靶向性分布，对相关的肿瘤显示更强的疗效和在临床使用取得确定的疗效。②抗体药物的多样性，如抗原的多样性、抗体结构的多样性、抗体活性的多样性、免疫耦联物与融合蛋白的多样性。③抗体药物的定向性制备，如针对特定的靶分子，定向制备抗体药物及抗体药物的"效应分子"可以根据需要进行选择。

靶向抗肿瘤药物活性的多样性主要表现为作用靶点各异性和作用机制的多样性，主要的作用靶点和机制为：靶向杀伤肿瘤细胞、封闭靶分子的生物学功能、激发免疫效应杀伤肿瘤靶细胞、抑制肿瘤血管生成、抗体导向的酶催化前药治疗、胞内抗体治疗。

本类抗体药物应用时可能发生的不良反应有：胃肠道反应的恶心、呕吐、腹痛、腹泻，呼吸道系统的呼吸困难、咳嗽等。其中，利妥西单抗使用时可能会出现发热和寒战等不良反应，主要发生在第一次滴注的 2 小时内；曲妥珠单抗单独使用时可引起心室功能不全和充血性心力衰竭；替伊莫单抗使用时，血液系统有可能出现骨髓移植血液恶性肿瘤等不良反应。

使用时应注意：对抗体成分敏感的病人禁用；孕妇、哺乳期妇女、儿童禁用或慎用，育龄期妇女需采取有效避孕手段；胃肠外给药应注意无菌操作。另外，西妥昔单抗在使用前不能震荡、不能稀释；利妥西单抗输注时如果发生过敏样或高敏感性反应，应给予抗过敏治疗，如肾上腺素、抗组胺药和糖皮质激素等；曲妥珠单抗禁止静脉滴注，且不能与葡萄糖溶液混合或同时给药。

二、药物应用

巴利昔单抗　Basiliximab

【其他名称】　巴西单抗、舒莱。

【药代动力学】　清除率为(41 ± 19)ml/h。半衰期为(7.2 ± 3.2)日。

【适应证】　用于预防肾移植术后的早期急性器官排斥反应。常采用两联（与环孢素及皮质类固醇激素联用，成人及儿童均可）或长期三联免疫抑制药治疗方案（与环孢素、皮质类固醇激素、硫唑嘌呤/吗替麦考酚酯联用，仅限于成年人）。

【用法用量】　成人静脉给药：推荐总剂量为40mg，分2次使用。首次20mg于移植术前2小时内给予，剩余20mg于移植术后4日给予。如发生术后并发症（如移植物功能丧失等），应停止第二次给药。儿童静脉给药（用于1～17岁儿童）：小于35kg者，推荐剂量为20mg，分2次使用，每次10mg。首次10mg于移植术前2小时内给予，剩余10mg于移植术后4日给予。如发生术后并发症（如移植物功能丧失等），应停止第二次给药。2.35kg或35kg以上者，同成人给药。

【剂型规格】　注射用巴利昔单抗：10mg；20mg。

【不良反应】　不会加重器官移植患者的基本疾病及增加免

疫抑制药或与其他药联用所发生的不良反应。罕见过敏反应,有皮疹、荨麻疹、打喷嚏、气喘、支气管痉挛、肺水肿、心力衰竭、呼吸衰竭及毛细血管漏综合征。其人体抗鼠抗体的反应罕见。

【禁用慎用】 对本药过敏者禁用。曾因使用本药、达昔单抗或其他单克隆抗体而致病的患者慎用。

【药物相互作用】 松果菊可能降低本药的疗效,危及器官移植患者的生命,故两者应避免联用。与他克莫司合用,可使后者血浆谷浓度升高,增加中毒的危险性,其作用机制可能因细胞因子引起细胞色素 P450 系统 CYP3A4 介导的他克莫司代谢发生改变,故两者联用时,应在移植后 1～2 个月密切监测他克莫司血浆浓度,必要时据此调整剂量。

【特别提示】

(1)配好的药液为等渗液,可 1 次性大剂量静脉注射,也可用 0.9％氯化钠注射液或 5％葡萄糖注射液稀释至 50ml(20mg),或稀释至 25ml(10mg)后静脉滴注 20～30 分钟。

(2)静脉注射未出现细胞因子释放综合征,无须使用激素预防。

(3)用药期间应观察是否出现中毒征象,如出现严重的过敏反应须立即停药,不得再次使用。

(4)配制好的药液,在 2℃～8℃可保存 24 小时,在室温下可保存 4 小时,宜尽早使用。

贝伐珠单抗 Bevacizumab

【其他名称】 阿瓦斯汀、贝伐左单抗。

【药代动力学】 静脉给药后,平均清除半衰期为 20 日(范围 11～50 日),预测达到稳态的时间为 100 日。给予 0.3～10mg/kg 时,总体清除率为每日 2.75～5ml/kg 或 0.2L/d。

【适应证】 用于转移性结肠直肠癌,与以 5-氟尿嘧啶为基础的化疗联合作为一线或二线治疗;用于不可切除的、局部晚期、复发或转移性非鳞状非小细胞肺癌,联合紫杉醇和卡铂作为一线治疗;还用于转移性乳腺癌的治疗。

【用法用量】　成人静脉滴注:转移性结肠直肠癌,每次5mg/kg(与IFL联合),或10mg/kg(与FOLFOX4联合),每2周1次。首次给药时间90分钟;若耐受良好,随后可加快给药速度。第二次给药时间60分钟,以后给药时间30分钟。非小细胞肺癌,每次15mg/kg,联合紫杉醇200mg/m^{2}及卡铂(AUC6)化疗,每3周1次,6个疗程。随后单用本药,除非病情发展。

【剂型规格】　注射液:4ml∶100mg;16ml∶400mg。

【不良反应】　高血压、充血性心力衰竭、肾病综合征、胃肠道穿孔、出血、输液反应等。

【禁用慎用】

(1)禁用:①胃肠穿孔、有未愈合伤口或严重出血者。②肾病综合征患者。③高血压危象、严重动脉血栓者。④术前或重大手术后28日内及近期咯血患者。

(2)慎用:①有单克隆抗体过敏史者。②有出血倾向患者(已报道发生鼻出血和致死性出血)。③充血性心力衰竭、高血压及其他心血管疾病患者(出现心血管血栓栓塞的风险增加)。④肾功能不全、蛋白尿患者。⑤有动脉血栓栓塞史者(出现动脉血栓的风险增加)。⑥老年(≥65岁)患者(出现血栓形成的风险增加)。⑦孕妇。⑧哺乳期妇女。

【药物相互作用】　与舒尼替尼合用可导致微血管病性溶血性贫血,不推荐两者合用。

【特别提示】

(1)与葡萄糖有配伍禁忌,且不可与其他药物混用。

(2)不得静脉弹丸注射或推注给药。

(3)使用前可以给予苯海拉明预防过敏反应。

（4）高血压患者可以在用药前 12 小时适当调整抗高血压药。

（5）若出现胃肠道穿孔、难愈伤口、严重出血、肾病综合征、高血压危象、严重动脉血栓栓塞事件,应永久停药;若出现中至重度蛋白尿、未控制的重度高血压、严重输液反应,应暂时停药。

（6）可用 0.9％氯化钠注射液 100ml 稀释。

硼替佐米 bortezomib

【其他名称】 波替单抗、万珂、保特佐米。

【药代动力学】 主要在肝脏内经细胞色素 P450 酶（3A4,2D6,2C19,2C9 和 1A2）代谢,首剂后的平均消除半衰期为 9～15 小时。

【适应证】 用于多发性骨髓瘤。

【用法用量】 静脉注射:每次 1.3mg/m²,每周 2 次,连续给药 2 周,停药 10 日,3 周为 1 个疗程（即第 1、4、8、11 日给药,第 12～21 日停药）。两次给药至少间隔 72 小时。症状改善的患者可再接受 2 个疗程的治疗。

【剂型规格】 硼替佐米的无菌冻干粉末:3.5mg。注射液:10ml∶3.5mg。

【不良反应】 虚弱、恶心、腹泻、食欲下降、便秘、血小板减少、周围神经病、发热、呕吐和贫血。最常见血小板减少和中性粒细胞减少症。

【禁用慎用】

（1）禁用:①对本药过敏者。②哺乳期妇女。

（2）慎用:①有过敏、哮喘或对其他药物有过敏样反应病史的患者。②同时进行可引起周围神经病变或血压降低的药物治疗的患者。③电解质或酸碱平衡紊乱者。④肝脏疾病或肝血流量减少者。⑤低血压（特别是直立性低血压）患者。⑥脱水患者。⑦骨髓抑制者。⑧现患或曾有周围神经病变或其他神经疾患史者。⑨肾功能损害的患者。

【药物相互作用】　与细胞色素 P450CYP3A4 的抑制剂或者诱导剂合用时,应密切监测毒性的发生或有效性的降低。密切监测口服抗糖尿病药患者的血糖水平,并注意调节抗糖尿病药的剂量。与胺碘酮、抗病毒药、异烟肼、呋喃妥因或他汀类合用可能会引起周围神经病或血压降低。

【特别提示】

(1)患者在使用前应至少接受过两种治疗,且最近每次治疗中病情仍在进展。

(2)注射液含有硼、甘露醇作为赋型剂,对此赋型剂过敏者,不可使用。

(3)粉针剂须用 0.9％氯化钠注射液 3.5ml 完全溶解后在3～5秒内通过导管静脉注射,随后用 0.9％氯化钠注射液冲洗。

(4)在使用本品治疗期间应密切监测全血计数。

(5)快速杀死恶性细胞,可能引起肿瘤溶解综合征的并发症。在治疗前处于高肿瘤负担的患者具有肿瘤溶解综合征的危险。

(6)育龄妇女在用药期间应避免受孕。

(7)若患者出现 4 级血液毒性或 3 级非血液毒性(不包括神经病变)时,应停药至毒性症状消失,然后再减量 25％给药。

(8)若用药过量,应监测患者的生命体征,并采取适当的支持治疗以维持血压和体温。

(9)用药前后及用药时应当检查或监测,治疗前及治疗时应定期做全血计数、肝功能、血清电解质和常规血生化检查。

拉帕替尼　Lapatinib

【其他名称】　泰克泊。

【药代动力学】　口服后吸收不完全且不稳定,3～6 小时达血药峰浓度 1.22～2.43μg/ml,6～7 日后达稳态血药浓度。蛋白结合率高于 99％。大部分在肝脏通过 CYP 3A4 和 CYP 3A5 代谢。肾排泄率低于 2％,重复用药和单次用药的消除半衰期分别为 24 小时和 14.2 小时。

【适应证】 与卡培他滨联用于经其他化疗失败后的人表皮生长因子受体-2(HER-2)过度表达的晚期或转移性乳腺癌。

【用法用量】 口服:每次 1 250mg,每日 1 次,21 日为 1 个周期;每周期的前 14 日联用卡培他滨(每日 2 000mg/m²,分 2 次服用)。持续给药直到病情进展或出现不能耐受的毒性。严重肝功能不全者的用量应减为每日 750mg。

【剂型规格】 二甲苯磺酸拉帕替尼片:250mg。

【不良反应】 变异型心绞痛、呼吸困难、背痛、四肢痛、失眠、ALT 升高、AST 升高、高胆红素血症、口炎、消化不良、黏膜炎症、恶心、呕吐、腹泻、贫血、血小板减少、皮肤干燥、细胞毒疗法所致的手-足综合征、皮疹。

【禁用慎用】 对本药过敏者禁用。严重肝功能不全者、左心室射血分数(LVEF)降低者、QT 间期延长或有致 QT 间期延长的易感因素者(低钾血症、低镁血症、先天性 QT 间期延长综合征)慎用。

【药物相互作用】

(1)CYP 3A4 抑制药(阿扎那韦、茚地那韦、奈非那韦、利托那韦、沙奎那韦、克拉霉素、伊曲康唑、酮康唑、萘法唑酮、泰利霉素、伏力康唑),抑制 CYP 3A4 介导的本药代谢,显著升高本药的血药浓度,应避免合用。如需合用,本药用量应减至每日 500mg。停用 CYP 3A4 抑制药 1 周后,再将本药剂量增至常规剂量。

(2)CYP 3A4 诱导药(卡马西平、地塞米松、苯巴比妥、苯妥英、利福布汀、利福平、利福喷汀、圣约翰草),可诱导 CYP 3A4 介导的本药的代谢,显著降低本药的血药浓度,应避免合用。如需合用,应根据耐受情况将本药用量逐渐增至每日 4 500mg。一旦停用 CYP 3A4 诱导药,本药用量应减至常规剂量。

(3)食物可增加本药的血药浓度,建议用药与进餐的间隔时间至少 1 小时。

(4)饮用葡萄柚汁可显著升高本药的血药浓度,应避免两者合用。

【特别提示】

(1)先前使用过蒽环类抗生素或曲妥珠单抗的患者慎用,因可能增加心脏病发生的风险。

(2)可导致严重腹泻,用药前可能需要补充电解质及补液。

(3)如出现 2 级或 2 级以上的 LVEF 降低或 LVEF 低于正常值下限时,应停药至少 2 周,直至 LVEF 恢复至正常且患者无相关症状。此后以每日 1 000mg 的剂量重新给药。如出现 2 级或 2 级以上的其他毒性,应考虑暂时停药,直至毒性改善至 1 级或更轻。如重新用药后,毒性又重新出现,应再次考虑暂时停药,直至毒性改善至 1 级或更轻,且重新用药时应减量至每日 1 000mg。

利妥昔单抗　Rituximab

【其他名称】　美罗华。

【药代动力学】　静脉滴注 $375mg/m^2$,平均血清半衰期、血药浓度峰值、血浆清除率在首次滴注后分别为 68.1 小时、238.7μg/ml、0.0459L/h,第 4 次滴注后分别为 189.9 小时、480.7μg/ml、0.0145L/h。

【适应证】　用于治疗复发或化疗耐药的惰性 B 细胞性非霍奇金淋巴瘤。与甲氨蝶呤合用,用于对一种或多种肿瘤坏死因子拮抗药无效的中至重度类风湿关节炎。与卡培他滨联用于经其他化疗失败后的人表皮生长因子受体-2(HER-2)过度表达的晚期或转移性乳腺癌。

【用法用量】　静脉滴注:每次 $375mg/m^2$,每周 1 次,共 4 次;

与其他化疗药联合,也可每3周给药1次。

【剂型规格】 注射液:10ml:100mg;50ml:500mg。

【不良反应】 白细胞减少、血小板减少、中性粒细胞减少。一过性再生障碍性贫血(纯红细胞再生障碍性贫血)和溶血性贫血,凝血功能障碍、全血细胞减少罕见。可见高血压、直立性低血压、低血压、心律失常、血管扩张。严重的心血管不良反应包括心功能不全、心肌梗死。可有头痛、乏力、眩晕、失眠、紧张、嗜睡、抑郁、感觉异常、神经质、味觉障碍。罕见脑神经病变伴有周围神经病变的报道。有引起进行性多灶性脑白质病的报道。可有高血糖、周围性水肿。还可能引起高钾血症、低钙血症、高尿酸血症、高磷血症。可见消化不良、食欲缺乏、恶心、呕吐、腹痛、腹泻,通常都发生于首次用药。可见排尿困难、血尿。有报道,可出现急性肾衰竭甚至致死,血循环中恶性细胞大于 $2.5 \times 10^7/L$ 或与顺铂合用时更易发生。可引起轻度、暂时性的肝功能异常,乳酸脱氢酶升高。有乙肝病毒携带者用药后出现体内乙肝病毒急性爆发,导致肝坏死而死亡的报道。可出现咳嗽、鼻炎、鼻窦炎、气管炎、呼吸困难、支气管痉挛。用药后 1~4 周内发生的急性支气管痉挛、毛细支气管炎和急性肺炎可能与本药有关。罕见呼吸功能衰竭。可出现盗汗、皮疹、皮肤瘙痒、荨麻疹、单纯性疱疹、带状疱疹。有报道,本药可引起致命的皮肤黏膜反应,如天疱疮、史-约综合征、苔藓样皮炎、大疱性皮炎和中毒性表皮坏死。可见肌痛、关节痛、骨痛、背痛、胸痛。可出现低血压、支气管痉挛和血管神经性水肿等过敏反应。可出现泪腺分泌紊乱、结膜炎。可能发生严重甚至致命的输液反应(包括细胞因子释放综合征),严重细胞因子释放综合征,感染,淋巴结病。

【禁用慎用】

(1)禁用:①对本药或鼠源蛋白过敏者。②儿童。③哺乳妇女。④孕妇。

(2)慎用：①有药物过敏史者。②血液循环中恶性细胞含量高者（>$2.5×10^7$/L）。③有心肺疾病史者。④曾用过鼠源性单克隆抗体者。⑤中性粒细胞计数低于 $1.5×10^9$/L 或血小板计数低于 $75×10^9$/L 者。⑥乙肝病毒携带者。⑦QT 间期延长或有致 QT 间期延长的易感染因素者（低钾血症、低镁血症、先天性 QT 间期延长综合征）。

【药物相互作用】　与顺铂合用可能会导致严重的肾毒性，故不主张两者合用。用药时接种活疫苗，可能增加活疫苗感染的危险性。与 CHOP（环磷酰胺、阿霉素、长春新碱、泼尼松）方案合用时未观察到毒性相加。

【特别提示】

(1)不得静脉注射。不得与其他药物混合使用。

(2)用药期间可出现低血压，故用药前 12 小时及用药期间应避免使用降压药。

(3)首次治疗后，患者的外周血 B 淋巴细胞计数的中位值显著降低至正常水平以下，但于 6 个月后开始恢复，在完成治疗后 9～12 个月恢复到正常水平。

(4)循环中恶性肿瘤细胞数目较多（>25 000/mm^3）或肿瘤负荷较大的患者（慢性淋巴细胞白血病、套细胞淋巴瘤等患者），其发生严重的细胞因子释放综合征的危险性较大，须在无其他治疗手段时谨慎使用本药，此类患者在首次滴注时应减速并密切观察。

(5)育龄妇女用药期间及治疗结束后 12 个月内应采取避孕措施。

(6)用药前应于 5% 葡萄糖注射液或 0.9% 氯化钠注射液中稀释，稀释后浓度为 1～4mg/ml，配置好的药液静脉滴速如下：①首次使用，开始为 50mg/h，随后每 30 分钟增加 50mg/h，直至最大速度 400mg/h。②如患者对首次滴速可耐受，则以后滴速可从 100mg/h 开始,每 30 分钟增加 100mg/h,直至最大速度 400mg/h。如果患者不能耐受首次滴速,则以后每次用药应严格按首次滴注原则进行。

(7)典型的过敏反应通常在输液开始后几分钟之内出现,过敏反应较细胞因子释放综合征发生的报道少,用药前 30～60 分钟可酌情给予对乙酰氨基酚、苯海拉明、肾上腺皮质激素以预防过敏反应。如出现过敏反应,应酌情减慢滴速或停药。

(8)出现严重细胞因子释放综合征者应立即停止输液,同时应评估是否出现肿瘤溶解综合征,给予对症治疗(使用解热镇痛药、抗组胺药可缓解,偶尔需吸氧、静脉输注盐水或支气管扩张药,必要时使用肾上腺皮质激素)后症状可改善。

帕尼单抗 Panitumumab

【其他名称】 Vectibix、维克替比。

【药代动力学】 静脉滴注后,血药峰浓度为(213±59)μg/ml,曲线下面积为每日(1 306±374)mg/ml。总清除率每日(4.9±1.4)ml/kg,消除半衰期 7.5 日(3.6～10.9 日)。

【适应证】 用于表皮生长因子受体(EGFR)表达阳性,且经含氟尿嘧啶、奥沙利铂和伊立替康的化疗失败后的转移性结肠直肠癌。

【用法用量】 静脉滴注:每次 6mg/kg,每 14 日 1 次,滴注时间 60 分钟;剂量高于 1 000mg 时滴注时间 90 分钟。

【剂型规格】 注射液:5ml：100mg;10ml：200mg;20ml：400mg。

【不良反应】 外周水肿、高血糖症、低钙血症、低钾血症、低镁血症、咳嗽、呼吸困难、肺纤维化、背痛、骨痛、僵直、抗体形成、输液反应、虚弱、疲乏、疼痛、唇炎、口腔炎、食欲缺乏、恶心、呕吐、腹痛、便秘、腹泻、非感染性胃肠道黏膜炎症、深静脉血栓、血栓性静脉炎、皮肤毒性、眼结膜炎、泪液过量、眼刺激症状、睫毛增生、眼充血。

【禁用慎用】 对本药过敏者禁用。肺纤维化、间质性肺疾病、肺炎或肺浸润患者慎用。

【药物相互作用】 与伊立替康、氟尿嘧啶和亚叶酸钙联用，可增加腹泻的发生率和严重程度，不推荐联用。

【特别提示】

(1)不可静脉弹丸式注射或静脉推注，应以静脉输液泵给药，并使用适宜的过滤网，不得与其他任何药物或静脉溶液混合给予。使用前必须经过 0.9％氯化钠注射液进行适当稀释，用药前后均应使用 0.9％氯化钠注射液冲洗静脉管路。

(2)给药量低于 1 000mg 时可用 0.9％氯化钠注射液稀释至100ml，高于 1 000mg 时应稀释至 150ml。溶液的终浓度不应超过 10mg/ml。稀释后，若于室温保存应在 6 小时内使用，若于2℃～8℃下保存应在 24 小时内使用。稀释后的溶液不得冷冻。

(3)用药后若出现严重皮肤毒性，应暂停或停用，并监测炎症反应的情况或感染的后遗症。若出现严重输液反应，应立即停药，并根据反应的严重性和(或)持续性确定是否永久停药。

(4)用药前后及用药时应当检查或监测，用药期间及治疗结束后 8 周内应定期检测电解质。

曲妥珠单抗 Trastuzumab

【其他名称】 赫赛汀、HER-2 单抗、群司珠单抗。

【药代动力学】 药代动力学呈剂量依赖性。随剂量水平的提高，平均消除半衰期延长、清除率下降。使用了 4mg/kg 的首次负荷量和 2mg/kg 的每周维持量后，平均消除半衰期为 5.8 日(1～32 日)。在 16～32 周，血浆浓度达到稳态水平，平均谷浓度约 75μg/ml。

【适应证】 用于治疗人表皮生长因子受体-2(HER-2)蛋白过度表达的转移性乳腺癌。

【用法用量】 静脉滴注:1周方案,初次负荷剂量 4mg/kg,滴注时间 90 分钟;维持剂量每次 2mg/kg,每周 1 次,如初次负荷量可耐受,此剂量可于 30 分钟内滴注完。可持续使用,直至病情恶化。3 周方案,初次负荷剂量 8mg/kg,滴注时间 180 分钟;维持剂量每次 6mg/kg,滴注 120 分钟,每 3 周 1 次。

【剂型规格】 注射用曲妥珠单抗:440mg。

【不良反应】 血管扩张、低血压、中至重度心功能不全、乏力、头痛、焦虑、抑郁、眩晕、失眠、感觉异常、嗜睡、哮喘、咳嗽增多、呼吸困难、鼻出血、肺部疾病、胸腔积液、咽炎、鼻炎、鼻窦炎、关节痛、肌肉疼痛、背痛、胸痛、颈痛、厌食、便秘、腹痛、腹泻、消化不良、胃肠胀气、恶心、呕吐、肝毒性反应、瘙痒、皮疹、发热、感冒样症状、血液毒性、感染。

【禁用慎用】

(1)禁用:对本药过敏者。

(2)慎用:①对其他鼠源性或人源性单克隆抗体制剂过敏或有不适反应者。②高血压或冠心病患者。③曾用或正在使用蒽环类抗癌药、环磷酰胺或进行胸部放疗者。④患有肺部疾病者。⑤有充血性心力衰竭或心功能不全者。⑥肝、肾功能不全者。⑦孕妇。

【药物相互作用】 与紫杉醇合用,本药的血清谷浓度水平增加约 1.5 倍。与蒽环类或环磷酰胺合用,血液及心血管毒性增加。与华法林合用,有增加出血的危险。

【特别提示】

(1)仅用于过度表达 HER-2 蛋白的转移性乳腺癌患者,且作为单一药物用于已接受过 1 个或多个化疗方案的转移性乳腺癌患者。

（2）建议用 30ml 溶媒 BWFI(含 1.1％苯甲醇作为保存剂)配制,配制后浓度为 21mg/ml,使用时再用 0.9％氯化钠注射液稀释。不能用葡萄糖溶液配制,且不可与其他药物混合或稀释。

（3）不能用于静脉注射。

（4）用药中出现左心功能不全时,应停用。

（5）血管紧张素转换酶抑制药、利尿药等治疗本药引起的心肌毒性反应。

（6）为防止发生输液反应,建议可预先使用苯海拉明、对乙酰氨基酚。

（7）如发生严重过敏反应应停用,给予肾上腺素、糖皮质激素、苯海拉明、支气管扩张药和吸氧等治疗,同时应密切监测患者。

舒尼替尼　Sunitinib

【其他名称】　苹果酸舒尼替尼、马来酸舒尼替尼、索坦。

【药代动力学】　口服后 6～12 小时达血浆峰浓度。食物对生物利用度无影响。蛋白结合率为 95％,主要代谢物的蛋白结合率为 90％,分布容积为 2 230 升。主要在肝脏经细胞色素 P450(CYP)3A4 广泛代谢。16％经肾排泄,61％随粪便排出。总体清除率为 34～62L/h。母体化合物和活性代谢物的消除半衰期分别为 40～60 小时和 80～110 小时。

【适应证】　用于使用伊马替尼后出现疾病进展或对伊马替尼不耐受的胃肠道间质瘤和晚期肾细胞癌。不能手术的晚期肾细胞癌。

【用法用量】　口服:每次 50mg,每日 1 次,4 周为 1 个周期,随后 2 周停药。必要时可按 12.5mg 增加剂量。

【剂型规格】　胶囊:12.5mg;25mg;50mg。

【不良反应】　高血压、左心室功能障碍、甲状腺功能减退、肾上腺功能不全、高血钠、低血钾、促甲状腺素水平升高、鼻出血、咯血、肺出血(包括致死性肺出血)、肌痛、尿黄、血清肌酸酐异常、生殖器出血、肝功能异常、消化道症状、中性白细胞减少、淋巴细胞减少、血小板减少、贫血、出血、肿瘤出血、皮肤变黄、细胞毒素治疗引起的手足综合征、皮疹、头发变色、甲下出血、伤口出血、衰弱、疲乏、发热。

【禁用慎用】 对本药过敏者、孕妇禁用。育龄妇女、已知有QT间期延长病史的患者、服用抗心律失常药物的患者或有相应基础心脏疾病、心动过缓和电解质紊乱的患者慎用。

【药物相互作用】

(1)CYP 3A4 的强效抑制药(如阿扎那韦、克拉霉素、茚地那韦、伊曲康唑、酮康唑、奈法唑酮、奈非那韦、利托那韦、沙喹那韦、泰利霉素、伏立康唑等)可使本药及其活性代谢物的血药浓度升高。建议不要合用 CYP 3A4 的强效抑制药。如果合用,应考虑减少本药至最小剂量,每日 37.5mg。

(2)CYP 3A4 诱导药(如卡马西平、地塞米松、苯巴比妥、苯妥英、利福布汀、利福平、利福喷汀等)可降低本药及其活性代谢物的血药浓度,建议不要合用 CYP 3A4 诱导药,可选用没有酶诱导作用或酶诱导作用较小的此类药物的替代药。如果合用,将本药按 12.5mg 增加至最大剂量,每日 87.5mg。

(3)圣约翰草可诱导 CYP 同工酶介导的本药的代谢,合用可降低本药血药浓度,建议不要合用。

(4)葡萄柚汁可抑制 CYP 同工酶介导的本药代谢。

【特别提示】

(1)如果患者的射血分数比基础值低 50% 或高 20%,但没有充血性心衰的临床表现,则应减少本药剂量或停药。如果患者出现充血性心衰的临床表现时,应停用。

(2)如果患者出现严重高血压可暂时停用,一旦高血压受控,可重新使用。

(3)出现胃肠道不良反应时,可用镇吐药或抗腹泻药治疗。

替伊莫单抗　Ibritumomab Tiuxetan

【其他名称】　泽娃灵、Zevalin。

【药代动力学】　静脉给药后 4 周内起效,广泛分布于肿瘤组织,肾排泄率为 6%～11%,消除半衰期 27～30 小时。

【适应证】　用于复发或难治性低度恶性、滤泡性或转化型 B 细胞非霍奇金淋巴瘤,包括对利妥昔单抗耐药者。

【用法用量】　静脉给药:第 1 日给予利妥昔单抗 250mg/m^2(提前给予对乙酰氨基酚和苯海拉明),4 小时内再给予铟-111 替伊莫单抗 5mCi(10 分钟内注射完毕);7～9 日后给予利妥昔单抗 250mg/m^2(提前给予对乙酰氨基酚和苯海拉明),4 小时内再给予钇-90 替伊莫单抗 0.4mCi/kg[最大剂量 1 184MBq(32mCi),10 分钟内注射完毕]。

【剂型规格】　注射液:2ml:3.2mg。

【不良反应】　低血压、周围水肿、呼吸困难、咳嗽增多、鼻炎和支气管痉挛、背痛、关节痛、肌痛、严重的输液反应、衰弱、头痛、头晕和失眠、血清胆红素升高、胃肠道反应、骨髓抑制(血小板减少及中性粒细胞减少)、出血、血液恶性肿瘤、皮肤瘙痒、皮疹、潮红、血管神经性水肿、Stevens-Johnson 综合征、多形红斑、大疱性皮炎、中毒性上皮坏死和脱落性皮炎、感染、寒战、发热和疼痛。

【禁用慎用】

(1)禁用:①对本药及利妥昔单抗、氯化钇或氯化铟过敏者。②有鼠蛋白过敏史者。③中性白细胞计数低于 1 500 细胞/mm^3 或血小板计数低于 100 000 细胞/mm^3 者,骨髓增生低下患者。④哺乳期妇女。

(2)慎用:①有干细胞采集失败史者。②有人抗鼠抗体的患者。

【药物相互作用】 与抗血小板药(阿昔单抗、阿那格雷、阿司匹林、西洛他唑、氯吡格雷、双嘧达莫、依前列醇、埃替非巴肽、伊洛前列腺素、拉米非班、西拉非班、磺吡酮、舒洛地特、噻氯匹定、替罗非班、曲前列尼尔钠、塞米非班)，或抗凝血药(醋硝香豆素、茴茚二酮、阿地肝素、比伐卢定、舍托肝素、达肝素钠、达那肝素钠、去纤苷、硫酸软骨素、地西卢定、双香豆素、依诺肝素、磺达肝素、肝素、重组水蛭素、那屈肝素、帕肝素、苯茚二酮、苯丙香豆素、瑞肝素、亭扎肝素、华法林)合用需严密监测血小板是否减少。此外，由于出血风险增加，需对输液方式进行调整。

【特别提示】

(1)未给予利妥昔单抗时，不得使用铟-111 替伊莫单抗和钇-90 替伊莫单抗。三者之间严格按照既定的给药顺序和用途使用。

(2)使用钇-90 替伊莫单抗 3 日后，患者如厕后应彻底清除排泄物，使用钇-90 替伊莫单抗一周后，应使用避孕套避孕，以避免放射物辐射危害。

(3)若出现严重的皮肤和皮肤黏膜反应、严重输液反应，应停药。

(4)本药 5mCi 相当于 1.6mg 总抗体量。

(5)钇-90 替伊莫单抗使用剂量不得超过许可的最大剂量(32mCi)。

西妥昔单抗 Cetuximab

【其他名称】 爱必妥、重组西妥昔单抗。

【药代动力学】 静脉给药后，一般在 6 周内起效。每千克体重总清除率约 0.4ml/h，消除半衰期为 3～7 日。

【适应证】 与伊立替康联合用于表皮生长因子受体(EGFR)过表达、经含伊立替康的化疗失败后的转移性结肠直肠癌。与放射治疗联合用于局部晚期头颈部鳞状细胞癌。用于经含铂类抗肿瘤药的化疗失败后的转移性或复发性头颈部鳞状细胞癌。单药用于伊立替康或奥沙利铂方案治疗失败的表皮生长因子阳性转移性结肠直肠癌。

【用法用量】 静脉滴注:转移性结肠直肠癌:每周 1 次。初始剂量 $400mg/m^2$,120 分钟内滴注完;随后每次 $250mg/m^2$,60 分钟内滴注完。最大滴速不得超过 5ml/min。伊立替康须在本药滴注结束 1 小时之后开始使用。

【剂型规格】 注射液:50ml:100mg。

【不良反应】 低镁血症、呼吸困难、腹泻、恶心、呕吐、口腔炎等黏膜炎、白细胞减少、粉刺样皮疹、指甲病(如甲床炎)、脱发、结膜炎、过敏反应、发热。

【禁用慎用】 对本药有严重超敏反应者禁用。对本药或鼠类蛋白过敏者、哺乳期妇女、合并放射治疗伴冠心病、充血性心力衰竭及心律失常的头、颈鳞状细胞癌患者慎用。

【药物相互作用】 与伊立替康联用,未见安全性和药动学的相互影响。

【特别提示】

(1)如患者发生与治疗相关的症状而影响其注意力和反应时,建议在症状消退前避免驾驶或操作机器。

(2)为及早发现和抢救严重的输注反应(过敏反应),建议应用本药前预先给予 H_1 受体拮抗药(如苯海拉明 50mg),且静脉滴注结束后应监测至少 1 小时,同时应准备好必要的药物和设备。轻至中度输注反应者,输液速度应减慢 50%;中至重度者应停用。

(3)若出现呼吸困难,建议观察患者的肺部疾病进展情况。如出现肺部毒性(如间质性肺病),应暂时或长期中断治疗。

(4)第 1 次出现严重痤疮样皮损,应暂停 1~2 周后以常规剂量再次使用;第 2 次出现,则以 $200mg/m^2$ 开始使用;第 3 次出现,则以 $150mg/m^2$ 开始。若症状未好转或第 4 次出现,则应停用本药。出现后,可口服或局部应用抗生素,但不推荐外用糖皮质激素。放疗和日晒可能加重皮肤反应。

(5)用药前后及用药时应当检查或监测:①治疗期间和治疗结束后 8 周内应定期检测电解质,以排除低镁血症、低钙血症和低钾血症。②治疗期间应定期检查肝功能和全血细胞计数。③治疗前、中、后检测人抗嵌合抗体(HACA)。

第八章 其他抗肿瘤药

一、药物概述

　　本章收录的抗肿瘤药物主要包括基因工程药物,抗肿瘤中成药及其他生物类的药品等。

　　基因工程药物,是指采用基因工程技术研制和生产的药物,而重组蛋白多肽药物是其中最核心的部分,发展最为迅速,在防治人类重大疾病中已经并将继续起到越来越重要的作用。本章将着重介绍目前已上市用于肿瘤临床治疗的重组蛋白多肽药物,如干扰素、白介素 2 及重组人血管内皮抑制素等药物。

　　抗肿瘤中成药目前在临床应用也颇为广泛。中医药学是中国古代无数医药学家在长期与疾病做斗争的历史长河中逐步总结出来的一门实践医学,有它自身的、独特的理论体系和临床诊治方法。中医学认为,外感六淫、饮食不节及七情失常、脏腑功能失调、正气亏损是形成肿瘤的主要因素;气机不利、瘀血阻滞、湿痰凝聚、毒邪内聚、正气亏虚是肿瘤发生的主要机制;气滞血瘀型、痰湿凝聚型、热毒内结型、气血虚弱型或多种证型的复合则是临床上常见的肿瘤证型;活血化瘀、清热解毒、软坚散结、扶正固本是中医药治疗肿瘤的四大基本法则。一般而言,与肿瘤相关的中医治疗大法主要有解毒驱邪、软坚散结、活血消瘀、化痰除湿、消食导滞、疏通经络、理气消胀、通腑泄热、利水消肿等治实之法,以及补益气血、养阴清热、温阳散寒、健脾益肺、和胃水中、补益肝肾等治虚之法。近半个世纪以来，随着中医药学的全面振兴，中医肿瘤学亦得到了较快发展。其中，紫杉醇、喜树碱衍生物及维生素 A 类化合物抗肿瘤作用的证实被誉为 20 世纪 90 年代抗癌药物的三大发现。中成药总体分为三大类：扶正为主，适合体虚病人；祛邪为主，适合体质好的病人；祛邪扶正兼顾，适合体质欠佳，肿瘤较大的病人。中成药虽然做成了成药，但本质上还是中药，还应该遵循中医理论使用，就是要根据病人的具体情况进行选用。众多治法的合理选择必须建立在中医审证求因之基础上，只有在审因论治的前提下才能进行准确地遣方用药。

二、药物应用

白细胞介素-2　Interleukin-2

【其他名称】　T 细胞生长因子、基因工程白细胞介素-2、重组人白细胞介素-2。

【药代动力学】　肌内和皮下注射后的血药峰浓度是静脉注射的 1/100～1/10，达峰时间 2～6 小时，肌内注射的生物利用度为 34%。主要在肾脏代谢，消除半衰期 85 分钟，清除率约 120ml/min。

【适应证】　肾细胞癌、黑色素瘤、乳腺癌、膀胱癌、肝癌、直肠癌、淋巴癌、肺癌等恶性肿瘤。用于免疫缺陷病，以及手术、放疗及化疗后的肿瘤患者，可增强机体免疫功能，还可用于自身免疫病（如类风湿关节炎、系统性红斑狼疮、干燥综合征）的治疗。中毒性休克、烧伤后感染。用于癌性胸、腹腔积液的控制。用于淋巴因子激活的杀伤细胞的培养。对某些病毒性疾病（如慢性活动性乙型肝炎病毒感染、丙型肝炎病毒感染及慢性活动性 EB 病毒感染），杆菌性疾病（如麻风病、耐药结核菌株引起的难治性肺结核),胞内寄生菌感染性疾病(如白色念珠菌感染)具有一定的辅助治疗作用。

【用法用量】

(1)静脉注射：肿瘤，每次 10 万～20 万 U/m²，用 500ml 0.9%氯化钠注射液稀释后给药，静脉滴注 2～3 小时，每日 1 次，4～6 周为 1 个疗程。肿瘤局部给药：每次 10 万～20 万 U/m²，用 5～10ml 0.9%氯化钠注射液稀释，分多点注射到瘤内或瘤体周围，每周连用 4 次，2～4 周为 1 个疗程。应根据瘤体大小决定用药剂量，每次用量不得少于 10 万 U。皮下注射：肿瘤，每次 50 万～100 万 U/m²，0.9%氯化钠注射液 2ml 溶解，每周 2～3 次，6 周为 1 个疗程。

(2)胸腔内给药：抽尽胸水后注射，每次 20 万～50 万 U，每周 1～2 次，2～4 周为 1 个疗程；或每次 20 万 U，每日 1 次，4～6 周为 1 个疗程(可与 LAK 或 TIL 联合使用)。

(3)腹膜腔内给药：抽尽腹水后注射，其他同胸膜腔内给药。

(4)动脉给药：①一般用法。每次 40 万～100 万 U，用 100～250ml 0.9%氯化钠注射液稀释后给药，2 周 1 次，6 周为 1 个疗程。②支气管动脉灌注。每次 10 万～40 万 U/m²，每周 1 次，4 周为 1 个疗程。③肝动脉灌注。第 1、2 日，每次 10 万～20 万 U/m²，从第 3 日起，每隔3～4 日灌注，每次 20 万～30 万 U，4 周为 1 个疗程。

【剂型规格】 注射剂：5 万 IU/瓶；10 万 IU/瓶；20 万 IU/瓶；50 万 IU/瓶；100 万 IU/瓶；200 万 IU/瓶。

【不良反应】 可致间质性肺水肿、呼吸性碱中毒，偶尔可引起胸腔积液。有恶心、呕吐、腹泻，部分患者出现黄疸、氨基转移酶升高等，尚有结肠局部坏死或穿孔，停药后恢复。有行为变化、认知障碍。低血压、心律失常等，并可出现微血管渗漏，致血清外漏，表现为低血压、末梢水肿、暂时性肾功能不全等。静脉注射后可出现中性粒细胞计数升高,淋巴及单核细胞计数下降,部分患者有红细胞下降,33%的患者可有凝血功能障碍。少尿、水钠潴留、氮质血症。对60岁以上的患者及肾切除的患者,更易出现急性肾衰竭。内分泌功能紊乱。血钙、血磷下降。肌肉酸痛常见,少数患者有皮疹,注射局部出现红肿、硬结、疼痛等。大剂量使用本药及免疫淋巴细胞(LAK细胞)治疗的患者还可能出现维生素C缺乏,并常有发热、寒战等反应。

【禁用慎用】

(1)禁用:①对本品成分有过敏史者。②癫痫、高热、严重心脏病、低血压者,严重心肾功能不全者,肺功能异常或进行过器官移植者。③本药既往用药史中出现过与之相关的毒性反应:持续性室性心动过速;未控制的心律失常;胸痛并伴有心电图改变、心绞痛或心肌梗死;胸腔压塞;肾衰竭需透析大于72小时;昏迷或中毒性精神病>48小时;顽固性或难治性癫痫;肠局部缺血或穿孔;消化道出血需外科手术。

(2)慎用:①心脏或肺部疾病患者。②有癫痫发作史者。

【药物相互作用】

(1)当β受体阻断药及其他抗高血压药与本药一起使用时可能引起低血压。

(2)本药与吲哚美辛(即消炎痛)同用,可导致更严重的体重增加、少尿和氮质血症。

(3)当用α干扰素及本药并行给药治疗后,观察到患者病情有恶化或引发一些自身免疫性和炎症性病症,包括月牙形IgA血管球性肾炎、眼睑重症肌无力、炎症性关节炎、甲状腺炎、大疱性类天疱疮。

(4)由于使用本药引起的肝、肾功能下降,会延缓药物清除,从而增加这些药物不良反应。

(5)本药若与对肾脏有危害性的药物(如氨基葡糖苷、镇痛消炎药),对骨髓有毒性的药物(如细胞毒素的化学疗法),对心脏有毒害的药物(如阿霉素)或肝毒性药物(如氨甲蝶呤、天冬酰胺酶)并行给药时,会增强对这些器官系统的毒性作用。

(6)当连续的大剂量与抗肿瘤药(顺铂、达卡巴嗪、α干扰素、他莫昔芬等)合用时,会引发过敏反应,包括红斑、瘙痒及低血压,这些反应发生在化学治疗的数小时之内,某些患者出现这些情况时需进行治疗。本药与α干扰素合并给药后,可致心肌受损,包括心肌梗死、心肌炎、心室运动功能减退及严重的横纹肌瘤病症。

(7)与精神药物(如麻醉药、止痛药、止吐药、镇静药、安定药)合用后,可能会发生相互作用。

(8)尽管糖皮质激素(倍他米松、可的松、地夫可特、地塞米松、氢化可的松、甲泼尼龙、帕拉米松、泼尼松龙、泼尼松、曲安西龙等)显示可减轻本药引起的不良反应,包括发热、肾功能不全、高胆红素血症、呼吸困难、皮肤瘙痒,但该类药物与本药合用可减弱本药的抗肿瘤效力,故须避免合用。

(9)对乙酰氨基酚可缓解本药引起的全身症状,但可能会加重患者的肾功能障碍。

(10)与活疫苗(卡介苗、麻疹病毒疫苗、流行性腮腺炎病毒疫苗、骨髓灰质炎疫苗、轮状病毒疫苗、风疹病毒疫苗、天花疫苗、伤寒疫苗、水痘疫苗、黄热病疫苗)合用时可增加感染的风险,故两者不宜合用。

(11)本药5％葡萄糖注射液与2％的人血白蛋白合用,能降低本药的毒性并保持其活性。

(12)布洛芬可减轻本药的毒性,特别是能缓解本药所致的发热、寒战、肌痛、恶心和呕吐。

【特别提示】

(1)本药粉针剂可用专用溶解液溶解后,再用0.9％氯化钠注射液稀释至所需浓度。溶解后有不能散开的沉淀或异物,均不能使用。本药应每次使用完毕,不得多次使用。

(2)本品应从小剂量开始使用,逐渐增大剂量。低剂量、长疗程使用本药可降低毒性。

(3)使用本药期间可预防性使用对葡萄球菌敏感的抗生素,以预防感染发生。

(4)用药后可出现血管阻力降低和毛细血管渗透性增加(毛细血管渗出综合征),其造成的血容量减少需要补液治疗。

(5)当用药后发生血压下降时应补液,如无效可静脉滴注多巴胺或去氧肾上腺素。

(6)用药中出现不良反应的处理分别为,使用本药出现胃肠不适时可用雷尼替丁;出现凝血功能障碍时可选用维生素 K;皮肤瘙痒可服羟嗪;发生水钠潴留和少尿时可选用利尿药;发生重度精神症状时可选用镇静药;如有发热、寒战,可服用对乙酰氨基酚等药物对症处理;为减轻发热、寒战,也可在使用本药物前 1 小时,给予盐酸异丙嗪 25mg(肌内注射)或对乙酰氨基酚 0.5mg(口服给药)、吲哚美辛 25mg,最多每日服用 3 次;如有红肿,可采用冷敷、变换皮下注射部位及注射深度。

(7)出现以下不良反应时应停药,待恢复后方可重新给药,如肾毒性、肝性脑病、腹水增多、肝痛、低血糖、心房颤动、室上性心动过速、心动过缓、复发性或顽固性性激素结合蛋白低于 90nmol/L、二尖瓣关闭不全、局部缺血、心肌炎、氧饱和度低于 94%、鼻导管法供氧 2 升后的氧饱和度低于 90%、中度意识混乱或激动、粪便隐血试验 3 次以上呈阳性、大疱性皮炎。

(8)药物过量可引起毛细血管渗漏综合征,表现为低血压、末梢水肿、暂时性肾功能不全等,如危及生命,可以用地塞米松静脉输液使之改善,但是同时也会降低本药治疗效果。

贝沙罗汀　**Bexarotene**

【其他名称】　蓓萨罗丁、Targretin。

【药代动力学】　局部给药起效时间 4～56 周。口服给药起效时间 8～26 周，达峰时间为 2～4 小时，蛋白结合率高于 99%；消除半衰期 7 小时。

【适应证】　口服给药用于耐药的皮肤 T 细胞淋巴瘤。局部给药用于难治或不能耐受其他治疗的 1A/1B 级皮肤 T 细胞淋巴瘤。

【用法用量】　口服：$300mg/m^2$，每日 1 次，进餐时服用，直至肿瘤进展或不可耐受。局部给药：首周隔日 1 次，若能耐受，每周递增剂量，依次增加为每日 1 次、每日 2 次、每日 3 次，最大剂量为每日 4 次，直至肿瘤进展。

【剂型规格】　胶囊剂：75mg。凝胶剂：1%（60g：600mg）。

【不良反应】　外周水肿和血栓性静脉炎、甲状腺功能减退、高钙血症、高脂血症、呼吸困难、肺炎、肌痛、衰弱、头痛、肝酶升高，罕见肝衰竭。胃肠道反应。贫血、凝血功能障碍、白细胞减少，少见血小板减少，罕见低凝血酶原血症。皮肤干燥、皮肤疼痛、瘙痒、光过敏、皮疹、皮炎、湿疹、鳞状湿疹、剥脱性皮炎、面部潮红。白内障恶化。发热、寒战和感染。

【禁用慎用】

（1）禁用：①对本药或其他视黄醛类药过敏者。②孕妇。

（2）慎用：①肝、肾功能不全患者。②糖尿病患者。③高脂血症（尤其是高三酰甘油血症）患者。④甲状腺功能减退患者。⑤骨髓抑制患者。⑥光敏感患者。⑦酒精摄入过量患者（可能引发胰腺炎）。⑧胆管疾病患者（可能引发胰腺炎）。⑨育龄妇女。

【药物相互作用】

（1）CYP 3A4 抑制药（红霉素、吉非贝齐、伊曲康唑、酮康唑）

抑制本药代谢,能升高其血药浓度,不推荐两者合用。

(2)与维生素 A 合用,可增加视黄醛类药毒性的风险,合用时应限制维生素 A 的日摄入量在 15 000U 以下。

(3)与甲氨蝶呤合用可增强两者的肝毒性,合用时应密切监测肝毒性的临床症状,并检测肝功能。

(4)CYP 3A4 诱导药(磷苯妥英、苯妥英钠、苯巴比妥、利福平)可诱导本药代谢,能降低其血药浓度,不推荐两者合用。

(5)本药可减弱避孕药(去氧孕烯、屈螺酮、环戊丙酸雌二醇、炔雌醇、依托孕烯、孕二烯酮、左炔诺孕酮、甲羟孕酮、美雌醇、孕曲明、炔诺酮、诺孕酯、炔诺孕酮)的药效,降低其血药浓度,两者应避免合用;若需合用,应采用两种避孕措施(一种为非激素性)。

(6)可增加他莫昔芬的代谢,降低其血药浓度。

(7)与食物同服,本药的生物利用度显著增加。

(8)葡萄柚汁可能升高本药的血药浓度,不推荐两者合用。

【特别提示】

(1)仅用于对其他治疗耐药或不能耐受其他治疗的患者。

(2)凝胶剂不得用于肿瘤附近正常的皮肤或黏膜表面,且用后不得包扎。

(3)正使用维生素 A(＞15 000U/d)的患者慎用本药。

(4)与胰岛素、胰岛素致敏药或可能增强胰岛素分泌的药物合用时需谨慎。

(5)女性患者应在正常月经期的第 2 日或第 3 日开始用药。

(6)育龄妇女在用药前 1 个月、用药时及用药后 1 个月内,应使用两种避孕措施(一种为非激素性)。

(7)性伴侣为育龄妇女的男性用药时及用药后 1 个月内须使用避孕套。

(8)若出现皮肤局部不良反应,可减少给药频率;若出现局部严重刺激,应暂时停用数日。

重组人腺病毒
Recombinant Human Adenovirus

【其他名称】 重组人 5 型腺病毒注射液、安柯瑞、重组人 P53 腺病毒注射液、今又生。

【药代动力学】 动物体内局部或全身注射后 1 小时内进入肿瘤细胞。注射后 3 小时，P53 基因开始表达，并生成 P53 蛋白质；12 小时表达率为 47％，第 3 日达到高峰，第 5 日降至 30％，第 14 日体内仍可检出。3 周后，进入细胞的重组腺病毒 DNA 即被降解。肿瘤局部注射主要分布在局部，未见从尿、粪、胆汁中排泄。

【适应证】 晚期鼻咽癌。

【用法用量】 瘤内注射：每日 1 次，连用 5 日，21 日为 1 个周期，建议使用 2～5 个周期；或在放射治疗前 72 小时开始瘤内注射。每周 1 次，每次 10^{12} VP，4 周为 1 个疗程。使用前将本品从 $-20℃$ 保存环境中取出，室温下完全融化后轻轻混匀。用 0.9％ 氯化钠注射液将本品稀释至肿瘤总体积的 30％。

【剂型规格】 注射剂：$0.5×10^{11}$ VP/0.5ml/支；$5.0×10^{11}$ VP/0.5ml/支；$1×10^{12}$ VP/支。

【不良反应】 主要为注射局部反应、发热、白细胞减少，以及寒战、头痛、肌痛、乏力的流感样症状。

【禁用慎用】 同类生物制剂过敏史者、恶性血液系统疾病者、有未经控制的活动性感染者、正在使用抗病毒药物或大剂量肾上腺糖皮质激素者、免疫缺陷和免疫抑制者、哺乳、妊娠期妇女禁用。儿童慎用。

【药物相互作用】 本品属可复制型病毒，勿与抗病毒药物、免疫抑制药、大剂量肾上腺糖皮质激素同时使用。

【特别提示】

(1)由于本品为瘤内注射用药,因此使用时应充分考虑肿瘤转移的可能性。

(2)-20℃冷藏保存,用前拿出,防止反复冻融。

(3)操作时注意防止药液产生泡沫或飞溅出来。若发生手、脸等皮肤及物品污染,请立即用75%酒精擦拭,再用清水冲洗。若飞溅入眼睛、口、鼻等黏膜,即用清水反复冲洗。

(4)应严格按本说明书中的用法用量使用本品,不得随意增加剂量或改变给药途径。

(5)本品必须在三甲医院内并在有经验的临床医师指导下使用。

达沙替尼 Dasatinib

【其他名称】 施达赛、Sprgcel。

【药代动力学】 口服0.5~6小时达血药峰浓度。进食对其全身生物利用度无影响。蛋白结合率为96%,消除半衰期为1.3~5小时。

【适应证】 对其他疗法耐药或不能耐受的费城染色体阳性的急性淋巴细胞白血病。对伊马替尼耐药或不能耐受的慢性淋巴细胞白血病患者的加速期、急变期和慢性期。

【用法用量】 口服。对其他疗法耐药或不能耐受的Ph染色体阳性的急性淋巴细胞白血病:推荐剂量为70mg,每日2次,早晚各1次,与或不与餐食同服。可一直使用,直到疾病进展或不耐受。如患者未达到血液学或细胞遗传学反应,则剂量可增加至100mg、每日2次。对伊马替尼耐药或不能耐受的慢性粒细胞性白血病的加速期和急变期:用法用量同上。对伊马替尼耐药或不能耐受的慢性粒细胞性白血病的慢性期:推荐剂量为70mg,每日2次,早晚各1次,与或不与餐食同服。可一直使用,直到疾病进展或不耐受。如患者未达到血液学或细胞遗传学反应,则剂量可增加至 90mg,每日 2 次。

【剂型规格】　片剂:20mg;50mg;70mg。

【不良反应】　表皮水肿、胸痛、心律失常、充血性心力衰竭、心包积液、面部水肿、外周水肿、QT 间期延长、呼吸困难、咳嗽、上呼吸道感染、胸腔积液、肺炎、肺水肿、肺动脉高压、肌肉与骨骼痛、关节痛、传染性疾病、发热性中性粒细胞减少、头痛、衰弱、头晕、神经性病变、脑出血、腹水、腹泻、恶心、腹痛、呕吐、食欲缺乏、黏膜炎、便秘、胃肠道出血、体重减轻、腹胀、体重增加、中性粒细胞减少、血小板减少、贫血、骨髓抑制、出血(罕见死亡病例)。皮疹和瘙痒、疲乏、发热、寒战。

【禁用慎用】　孕妇或计划怀孕的妇女禁用。低血钾患者、低血镁患者、先天性 QT 间期延长综合征患者慎用。

【药物相互作用】　可引起血小板减少,在体外能引起血小板功能障碍,与抑制血小板功能药或抗凝血药合用时应谨慎。可能延长 QT 间期,正在使用抗心律失常药或其他可能导致 QT 间期延长药的患者及接受多次大剂量蒽环霉素的患者应慎用本药。

【特别提示】

(1)如发生严重非血液学不良反应,应停用本药直至不良反应事件改善或消失。视不良反应严重程度,可重新减量使用本药。

(2)本药用于治疗慢性粒细胞性白血病时,如出现中性粒细胞绝对计数(ANC)低于 0.5×10^9/L 和(或)血小板低于 50×10^9/L,应停用本药。当 ANC 至少为 1×10^9/L 且血小板至少为 50×10^9/L 时,可以原起始剂量再次使用本药。如果血小板低于 25×10^9/L 和(或)重新出现 ANC 低于 0.5×10^9/L,应停用本药。当 ANC 至少为 1×10^9/L 和血小板至少为 50×10^9/L,如果第 2 次出现,可以减量,即以 50mg,每日 2 次的剂量再次使用本药。如果第 3 次出现,则使用 40mg 剂量,每日 2 次。

（3）本药用于治疗加速期、急性转化期 CML 或 Ph 染色体阳性急性淋巴细胞白血病时,如出现 ANC 低于 $0.5 \times 10^9/L$ 和(或)血小板低于 $10 \times 10^9/L$ 时,如果中性粒细胞减少与潜在白血病无关,则应停用本药(如果中性粒细胞与白血病相关,考虑将剂量增加到 100mg,每日 2 次)。当 ANC 至少为 $1 \times 10^9/L$ 且血小板至少为 $20 \times 10^9/L$ 时,可在原起始剂量再次使用本药。如果再次出现中性粒细胞减少,且中性粒细胞与潜在白血病无关,则应停用本药。当 ANC 至少为 $1 \times 10^9/L$ 和血小板至少为 $20 \times 10^9/L$,如果第 2 次出现,可以使用本药 50mg 剂量、每日 2 次;如第 3 次出现,则使用本药 40mg 剂量、每日 2 次。

（4）如果 CYP 3A4 诱导药(如利福平)必须与本药合用,应考虑增加本药的剂量,并仔细监测其毒性。

（5）如果强效 CYP 3A4 抑制药(如酮康唑)必须与本药合用,应考虑将本药剂量减至每日 $20 \sim 40mg$。

靛玉红　Indirubin

【其他名称】　玉红、炮弹树碱 B 靛玉红、靛红玉。

【药代动力学】　口服仅约半量被吸收,吸收差而分布广,排泄慢。

【适应证】　急、慢性粒细胞白血病。骨髓异常增生综合征和嗜酸粒细胞增多症。对缩小伴有巨脾的骨髓纤维化患者的脾脏也可能有一定疗效。

【用法用量】　口服。每日 $50 \sim 300mg$,一般每日 200mg,分 $3 \sim 4$ 次口服,至病情缓解或以 3 个月为 1 个疗程。缓解后仍需长期维持用药。

【剂型规格】　片剂:25mg;50mg;100mg。

【不良反应】　常见轻重程度不一的腹痛、恶心、呕吐、大便次数增多和里急后重等胃肠道反应,大多停药即消失。还可见肠套叠。少数严重的不良反应有便血。个别患者可出现白细胞减少、骨髓轻度抑制。个别患者长期用药后 2～3 年发生胸闷、气促等不适,检查显示心脏扩大、肺动脉增宽、肺动脉高压,心电图示电轴右偏、肺型 P 波,停药后即消失。可见肝功能损害。个别患者出现头痛、失眠、关节痛、骨痛、眼睑及下肢水肿等。

【禁用慎用】 慎用:①肝肾功能不全者。②心功能不全者。③胃肠道活动性溃疡或炎症病变者。

【药物相互作用】 尚不明确。

【特别提示】 需根据患者的耐受性及疗效调节本药剂量。服药过程出现腹痛、便血、腹泻、呕吐、肠套叠、头痛和心血管异常等严重的不良反应时立即停药,并严密观察其病情,做出鉴别诊断并采取相应的处理。若慢粒等患者服药 6～8 周而临床及血或骨髓象均未见明显改善则应考虑停药,改用其他治疗。

厄洛替尼　Erlotinib

【其他名称】 盐酸厄洛替尼。

【药代动力学】 口服达峰时间约 4 小时,蛋白结合率约 93%,表观分布容积 232 升,消除半衰期 36.2 小时。

【适应证】 用于两个或两个以上化疗方案失败的局部晚期或转移性非小细胞肺癌(NSCLC)的三线治疗。与吉西他滨联合用于局部晚期未经切除或转移性胰腺癌的一线治疗。

【用法用量】 口服。非小细胞肺癌:每日 150mg,至少在餐前 1 小时或餐后 2 小时服用。持续用药至疾病进展或出现不能耐受的毒性反应。胰腺癌:与吉西他滨联用,每日 100mg,至少在餐前 1 小时或餐后 2 小时服用。持续用药至疾病进展或出现不能耐受的毒性反应。重度肝功能不全者应考虑减量或暂时停药。老年患者无须调整剂量。

【剂型规格】 片剂：25mg；100mg；150mg。

【不良反应】 呼吸困难、咳嗽、鼻出血；偶见间质性肺疾病。肝脏功能下降、胃肠道反应、皮疹，尚可见荨麻疹、皮肤干燥，结膜炎、干燥性角结膜炎、角膜溃疡，乏力、感染。

【禁用慎用】 禁用对本药过敏者。慎用肝功能不全者。

【药物相互作用】

(1)与CYP3A4强抑制药(如阿扎那韦、克拉霉素、茚地那韦、酮康唑、伊曲康唑、伏立康唑、奈法唑酮、奈非那韦、利托那韦、沙奎那韦、泰利霉素、醋竹桃霉素)合用，应考虑减少本药的剂量，否则可出现严重的不良反应。

(2)与华法林合用，可出现胃肠道出血和非胃肠道出血。与华法林或其他抗凝药合用时应定期监测凝血酶原时间或国际标准化比值(INR)。

(3)与CYP3A4诱导药(如利福平、利福布汀、利福喷汀、苯妥英、卡马西平、苯巴比妥、圣约翰草)合用应考虑增加本药的剂量，当停用利福平或其他诱导药时本药剂量应减少。

(4)吸烟可使本药的清除率增加24%。

(5)与食物同服，本药的生物利用度可增至近100%。

【特别提示】

(1)与卡铂、紫杉醇或吉西他滨、顺铂联用，一线治疗局部晚期或转移性NSCLC未见有益的临床反应，故不推荐上述联合化疗方案。

(2)减量时应每次减少50mg。

(3)若出现新的急性发作或进行性肺部症状，如呼吸困难、咳嗽和发热，应暂时停药并进行诊断评估。若确诊为ILD，应停药并给予适当的治疗。

(4)若出现腹泻，可给予洛哌丁胺，使用洛哌丁胺无效或出现脱水时应减量或暂时停药。

（5）出现严重皮肤反应时应减量或暂时停药。

（6）用药过量可能出现腹泻、皮疹、肝脏氨基转移酶升高。怀疑过量时应停药并给予对症治疗。

氟维司群　Fulvestrant

【其他名称】 呋维司曲。

【药代动力学】 口服生物利用度较差。肌内注射达峰时间7～9日（油基载体），药效持续时间14～26个月，蛋白结合率99％，总体清除率690ml/min，消除半衰期40日。

【适应证】 用于绝经后妇女经抗雌激素药物治疗而病情仍趋恶化的激素受体阳性的转移性乳腺癌。

【用法用量】 肌内注射：每次250mg，每月1次。轻度肝功能不全患者不推荐进行剂量调整。老年患者无须调整剂量。

【剂型规格】 注射剂：2.5ml∶125mg；5ml∶250mg。

【不良反应】 血管扩张、潮红、外周水肿、体重增加、咽炎、呼吸困难、骨痛、背痛、关节炎和肌痛、泌尿道感染、阴道炎、阴道出血（多出现在用药的前6周）。神经衰弱、头痛、头晕、失眠、感觉异常、抑郁、焦虑和眩晕。胃肠道功能紊乱、贫血、血管栓塞和白细胞减少。注射部位疼痛、皮疹、出汗、荨麻疹、体味改变。全身痛、骨盆痛、胸痛、流感综合征、发热、意外损伤、血管神经性水肿。

【禁用慎用】 对本药过敏者、孕妇或怀疑妊娠者禁用。肝功能不全患者慎用。

【药物相互作用】 目前未发现有药物相互作用，未与强的CYP3A4抑制药之间进行相互作用的研究。

【特别提示】 轻度肝、肾功能受损者可不调整剂量，对肝功能重度受损及肾功能严重受损者尚未进行评价。不能用于出血性体质、血小板减少或进行抗凝治疗患者。2℃～8℃储存，避光。

基因工程干扰素 α　Recombinant interferon α

【其他名称】　干扰灵、干扰素 α-1b、重组干扰素、重组人干扰素。

【药代动力学】　皮下注射的血药浓度达峰时间 3.99 小时，清除半衰期 4.53 小时。肌内注射的达峰时间 3.8 小时，消除半衰期 3.7～8.5 小时，每分钟总体清除率为 2.14～3.62ml/kg。本药栓剂经阴道给药可通过阴道黏膜上皮吸收，直接在局部发挥抗病毒作用。

【适应证】　病毒性疾病和某些恶性肿瘤，包括慢性乙型肝炎、丙型肝炎和多毛细胞白血病。可用于治疗恶性肿瘤，如黑色素瘤、淋巴瘤、肝细胞癌、肺癌、直肠癌、膀胱癌、多发性骨髓瘤等恶性肿瘤。本药滴眼制剂用于眼部病毒性疾病，如病毒性角膜炎、流行性出血性角膜炎等。本药软膏用于初发或复发颜面部单纯疱疹、皮肤带状疱疹的治疗。

【用法用量】　肌内注射：慢性粒细胞白血病，每次 30～50μg，每日 1 次，至少使用 6 个月。可根据病情适当调整剂量，缓解后可改为隔日 1 次用药。多毛细胞白血病，同"慢性粒细胞白血病"。肿瘤，每次 30～50μg，每日或隔日 1 次，至少使用 6 个月。可根据病情延长疗程。如患者未出现病情迅速恶化或严重不良反应，应当继续给予适当剂量。皮下注射同肌内注射。

【剂型规格】　注射用基因工程干扰素 α-1b(本药 10μg 相当于 100 万 U)：100 万 U；300 万 U；500 万 U。基因工程干扰素 α-1b 滴眼液：1ml：10μg(100 万 U)。冻干滴眼用重组人干扰素 α-1b：400mg：200 万 U(另含 2ml 稀释剂)。基因工程干扰素 α-1b 软膏：5g：25 万 U。基因工程干扰素 α-2a 注射液：100 万 U；300 万 U；450 万 U；500 万 U。注射用基因工程干扰素 α-2a(每支附 1ml 注射用水)：100 万 U；300 万 U；600 万 U；900 万 U；1 800 万 U。

基因工程干扰素：α-2a 栓 6 万 U。基因工程干扰素：α-2a 软膏 10 万 U。基因工程干扰素 α-2b 注射液：0.3ml：300 万 U；0.5ml：500 万 U，注射用基因工程干扰素 α-2b：100 万 U；300 万 U；500 万 U；600 万 U；1 000 万 U；3 000 万 U。基因工程干扰素 α-2b 栓：10 万 U。基因工程干扰素 α-2b 乳膏：5g：25 万 U；5g：100 万 U。基因工程干扰素 α-2b 软膏：5g：100 万 U。基因工程干扰素 α-2b 喷雾剂：10ml：100 万 U。

【不良反应】 最常见发热、疲劳等，多数为一过性低热（38℃左右）。可有头痛、肌痛、关节痛、恶心、食欲缺乏等症状。亦可出现粒细胞减少、血小板减少等，停药后可恢复。使用滴眼制剂后，偶见一过性轻度结膜充血、少量分泌物、黏涩感、眼部刺痛、刺痒感等症状。

【禁用慎用】

(1)禁用：①对本药过敏者。②有心绞痛、心肌梗死病史及其他严重心血管疾病史者。③患有其他严重疾病且不能耐受本药者。④癫痫患者或其他中枢神经系统功能紊乱者。

(2)慎用：①有明显过敏体质，特别是对抗生素过敏者。②孕妇。③哺乳期妇女。

【药物相互作用】

(1)与安眠药或镇静药合用，可增强本药对中枢神经系统的不良反应，合用时应谨慎。

(2)与卡托普利、依那普利等合用，可导致粒细胞减少、血小板减少等血液学改变。与齐多夫定合用，可增加贫血、粒细胞减少等血液学毒性。

(3)本药可抑制肝细胞色素 P450，与苯巴比妥合用时可增加苯巴比妥的血清浓度。

(4)本药可降低茶碱的清除率，导致茶碱中毒（即恶心、呕吐、便秘、癫痫发作）。

（5）与大剂量阿地白介素合用，可增加发生超敏反应（红斑、瘙痒、低血压）的风险性。

（6）与齐多夫定合用，有增加血液毒性（如贫血、中性粒细胞减少等）的危险性。

（7）可抑制醋硝香豆素在肝脏的代谢而增强其抗凝作用。

（8）应用本药期间接种活疫苗（如轮状病毒疫苗），被活疫苗感染的风险增加。

（9）滴眼液联合阿昔洛韦或碘苷、安西他滨等有协同作用，为单纯疱疹病毒性眼病的最佳治疗方案。

【特别提示】

（1）使用前应先做皮试（1∶100 溶液，皮内注射），阴性者方可使用。在使用过程中如发生严重过敏反应，应立即停止用药，并给予相应治疗。

（2）本药夜间给药时，不得静脉注射。

（3）本药注射制剂溶解后不得分次使用。

（4）滴眼液稀释后应连续使用，在 1 个月内用完。如遇溶液有混浊、异物等异常现象，则不宜使用。滴药时注意药瓶不要触及眼部，以防污染药物。

（5）患者在用药过程中如出现不能忍受的不良反应时应减少剂量，必要时停药。一般情况下经对症处理后仍可坚持治疗。

（6）早期使用本药治疗，可减少急性丙型肝炎慢性化转变。

（7）使用本药时应慎用安眠药及镇静药。

基因工程干扰素 β-1a　Recombinant Interferonβ-1a

【其他名称】　重组干扰素 β-1a、重组人干扰素 β-1a。

【药代动力学】　药效不受给药途径影响。皮下或肌内注射后，平均 3 小时达血药浓度峰值。肌内、静脉和皮下给药的清除半衰期分别为 10 小时、4 小时和 5 小时。

【适应证】　复发缓解型多发性硬化症(在过去两年内至少有2次复发),可降低其发生率,并延缓患者机体功能的丧失。急、慢性及复发性病毒感染性疾病,如生殖器疱疹、乳头瘤病毒(HPV)感染、扁平疣、尖锐湿疣、带状疱疹(局部或全身性),以及慢性活动性乙型肝炎、慢性活动性丙型肝炎等病毒性肝炎。某些肿瘤,如宫颈上皮内肿瘤、多毛细胞白血病、肿瘤性胸腔积液,以及即将接受激素治疗的乳腺癌或子宫内膜癌患者的甾体激素受体诱导。

【用法用量】　皮下注射:复发缓解型多发性硬化症,推荐剂量为每次 $44\mu g$ (1 200 万 U),每周 3 次;不能耐受大剂量者,推荐剂量为每次 $22\mu g$ (600 万 U),每周 3 次。首次使用本药时,为产生快速免疫以减少不良反应,在最初 2 周内,建议给药剂量为每次 $8.8\mu g$ (240 万 U),每周 3 次;第 3~4 周给予每次 $22\mu g$ (600 万 U),每周 3 次;从第 5 周起给予全量,即每次 $44\mu g$ (1 200 万 U),每周 3 次。本药的持续用药时间尚不明确,治疗 4 年以上的安全性及有效性尚未得到证实。应按个体情况决定长期治疗方案。肌内注射:乳腺癌和子宫内膜癌甾体激素受体的诱导,每次 200 万~600 万 U,隔日 1 次,共用 2 周。此治疗方案在激素治疗期间可每隔 4 周重复应用。局部给药:宫颈上皮内肿瘤,每日 300 万U 于病灶内注射,连用 5 日;然后每次 300 万 U,隔日 1 次,连用 2 周。胸膜腔内注射:肿瘤性胸腔积液,胸膜腔穿刺后,将本药 500万 U 以 50ml 0.9%氯化钠注射液稀释后注入胸膜腔;如 7~15 日后又出现积液,应再做胸膜腔穿刺,并将本药 1 000 万 U 以 50ml 0.9%氯化钠注射液稀释后注入;如 15 日后再复发,则将本药 2 000万 U 以 50ml 0.9%氯化钠注射液稀释后注入。静脉滴注:多毛细胞白血病,诱导剂量为每日 600 万 U/m^2 缓慢静脉滴注,连用 7 日,共用 3 个周期,每个周期间隔 1 周。维持剂量为每次 600 万 U/m^2 缓慢静脉滴注,每周 2 次,连用 24 周。

【剂型规格】　基因工程干扰素 β-1a 注射液:0.5ml:22μg

（600 万 U）；0.5ml：44μg（1 200 万 U）。注射用基因工程干扰素：β-1a 300 万 U。

【不良反应】 最常见：与流感样综合征有关。表现为发热、寒战、无力、头痛、肌肉痛、关节痛、嗜睡、恶心。注射部位炎症反应也常见，症状轻微且可逆。常见：氨基转移酶无症状升高，尤其是丙氨酸氨基转移酶（ALT），可高出正常值上限 5 倍。少见：厌食、呕吐、腹泻、失眠、头晕、焦虑、皮疹、血管舒张及心悸、心律失常。可引起过敏反应，包括血管神经性水肿及荨麻疹。偶见：甲状腺功能障碍，尤其是本身患有甲状腺炎的患者。罕见：黄疸或非黄疸性肝炎，注射部位坏死。极少引起严重的精神神经系统不良反应，如癫痫、抑郁、自杀倾向和人格分裂。延长治疗时间可引起白细胞或血小板减少、凝血因子 II 时间延长、氨基转移酶一过性升高、贫血、心动过速、食欲缺乏、骨及关节疼痛、嗜睡、失眠、腹泻、低血压、呼吸困难及脱发。

【禁用慎用】

（1）禁用：①对本药、其他干扰素或人血白蛋白过敏者。②严重抑郁和（或）有自杀倾向者。③未充分控制的癫痫和（或）中枢神经系统功能受损者。④严重心脏病患者。⑤严重肾功能不全者。⑥晚期失代偿肝硬化的慢性肝炎、正在或近期使用免疫抑制药（不包括短期甾体类药物）的慢性肝炎及自身免疫性肝炎患者。⑦常规治疗未控制的甲状腺疾病患者。⑧孕妇。

（2）慎用：①抑郁患者。②心脏病患者。③有肝病史、临床确诊的活动性肝炎及丙氨酸氨基转移酶（ALT）高于正常值上限 2.5 倍者。④严重骨髓抑制者。⑤自身免疫性疾病（如特发性血小板减少症、甲状腺功能亢进或低下）者。⑥有癫痫病史者。⑦酒精成瘾者。

【药物相互作用】

（1）与活疫苗或轮状病毒疫苗合用，可增加疫苗感染的危险性。

(2)已有干扰素降低人和动物的肝细胞色素 P450 酶活性的报道。当本药与治疗范围狭窄,并在很大程度上依赖肝细胞色素 P450 酶清除的药物(如抗癫痫药或某些类型的抗抑郁药)合用时须谨慎。

(3)甾体类药物,如阿司匹林、吲哚美辛,以及干扰前列腺素代谢的药物,可能降低干扰素的生物活性,应避免合用。本药与皮质激素或促皮质素(ACTH)的相互作用尚无系统的研究资料。临床研究表明,多发性硬化症患者在复发期可合用本药与皮质激素或 ACTH 治疗。

(4)本药可降低齐多夫定的清除率,增加齐多夫定的毒性(嗜睡、疲劳、贫血)。

(5)临床研究表明,干扰素 α 可使茶碱的清除率降低,血浆半衰期延长。本药也可能存在类似的相互作用。

【特别提示】

(1)感染 HIV 的慢性活动性乙型肝炎患者使用本药疗效不佳。

(2)应在严格的医疗监控下使用本药,尤其是心脏病患者或同时使用具有心脏毒性药物的患者。

(3)出现高热(体温高于 40℃)伴持续寒战、呕吐,以及血压不稳定时,应暂停用药或减量。

(4)使用本药出现抑郁和(或)自杀倾向者,应进行严密监控并给予适当的治疗,同时应考虑停用本药。

(5)既往无癫痫病史但在本药治疗期间癫痫发作的患者,再次使用本药治疗前必须先确定病因,并给予适当的抗惊厥治疗。

(6)治疗期间若 ALT 高于正常值上限的 5 倍时,则应考虑减少本药剂量,当 ALT 恢复正常时再逐渐增量。如出现黄疸或其他肝功能障碍时,则应停止本药治疗。

(7)如注射部位单处皮肤损伤的坏死面积不太大,可继续本药治疗;如存在多处皮肤损伤,则必须中止本药治疗直至皮肤损伤痊愈。可每次变换注射部位以减少注射部位发生坏死的危险。

(8)本药治疗期间自身抗体的形成增加。临床资料表明,用药 24～48 个月后,出现血清抗体率分别为 24%(每次 600 万 U)和 13%～14%(每次 1 200 万 U)。当患者对本药的治疗反应不敏感且产生中和抗体时,则应重新评估继续使用本药的利益/风险比。

(9)接受本药治疗的育龄妇女必须采取适当的避孕措施。尚无本药对男性生育能力影响的相关研究资料。

(10)若使用本药时需用镇痛药,最好选用对乙酰氨基酚类药物。

(11)使用本药期间,应避免驾驶车辆及操作机械。

(12)尚无本药过量的报道。如出现药物过量,应住院观察并给予适当的支持治疗。

(13)本药冻干粉溶解后的药液应立即使用,或贮存于 2℃～8℃,于 24 小时之内使用。

吉非替尼 Gefitinib

【其他名称】 易瑞沙。

【药代动力学】 口服 3～7 小时达血药峰浓度。总蛋白结合率可达 90%,分布容积为 1 400 升。清除半衰期为 6～49 小时。

【适应证】 作为二线或三线用药,治疗既往化疗(主要指铂类和紫杉醇类)失败的局部晚期或转移性非小细胞肺癌。

【用法用量】 口服,每日 250mg,增大剂量不会提高疗效。肾功能不全、肿瘤肝脏转移引起的中重度肝功能不全者及老年人无须调整剂量。

【剂型规格】 片剂:250mg。

【不良反应】　周围性水肿（与用量无关）。可见间质性肺病，其中33％可致命。伴先天性肺纤维化、间质性肺炎、尘肺病、放射性肺炎、药物诱发性肺炎者，导致死亡的危险性增加。偶有氨基转移酶和碱性磷酸酶升高的报道；部分患者氨基转移酶升高可达3级，与剂量相关。本药对肝脏的影响是可逆的。常见腹泻，主要为轻度，少见中度，有导致脱水（剂量限制性，常在每日剂量超过700mg时出现）的个案报道。对不能耐受引起腹泻者，应先控制本药剂量（达2周），然后按每日250mg给药。可见厌食（轻至中度）、口腔黏膜炎（轻度）、恶心（轻度）、呕吐（轻至中度）、体重下降（轻度）。Ⅰ/Ⅱ期临床实验中常见贫血（1度）。可见中性粒细胞和血小板减少，各个报道的发生率有差异。常见轻至中度皮疹、瘙痒、皮肤干燥和痤疮，多位于颜面部，大剂量时会累及上部躯干。一般用药1个月内出现，通常可逆。引起结膜炎、弱视、睫毛异常生长有关的眼痛和角膜糜烂（或溃疡），罕见角膜腐肉形成和视网膜缺血（或出血）。乏力。

【禁用慎用】

（1）禁用：对本药过敏者。

（2）慎用：①细菌或病毒感染（可使病情恶化）。②严重肾功能不全。③肝功能不全。④间质性肺病（间质性肺炎，肺炎及肺泡炎）。⑤骨髓抑制（可使病情恶化）。

【药物相互作用】

（1）升高胃液pH值的药物（如雷尼替丁、西咪替丁等 H_2 受体拮抗药）能降低本药血浆浓度，合用时本药疗效降低。

（2）伊曲康唑、酮康唑等能有效抑制CYP3A4活性的药物可降低本药代谢，升高后者血药浓度。

（3）苯妥英钠、利福平等能诱导CYP3A4活性的药物可增强本药的代谢，降低后者血浆浓度。对于未发生严重不良反应者，可增加本药剂量至每日500mg。

(4)与华法林合用,可增加出血的危险。应监测国际标准化比值和凝血酶原时间。

【特别提示】

(1)如出现气短、咳嗽和发热等呼吸道症状加重,应停止治疗,及时查明病因,重新制订治疗方案。对间质性肺病的患者,不再使用本药治疗。

(2)有皮肤可逆性改变、腹泻(有时合并脱水)的患者,应先控制本药的剂量(达 2 周),然后才按正常剂量服药(每日 250mg)。出现皮疹时,应停药。

(3)对有新发眼部症状(如疼痛)的患者,应停药。如果出现了睫毛位置异常,应先予以清除,再按正常剂量服药。

(4)药物过量的主要反应可能是腹泻和皮疹,此时应停药并对症治疗。

甲异靛　Meisoindigotin

【其他名称】　无。

【药代动力学】　大鼠口服本品后,主要分布于肝、肾、骨髓、脾及肺等组织。给药后 48 小时,经尿和粪的排泄量分别为 34.3% 和 17.3%。

【适应证】　慢性粒细胞白血病。

【用法用量】　口服,每次 50mg,每日 2~3 次。

【剂型规格】　片剂:25mg。

【不良反应】　偶见骨髓抑制,停药后可恢复。骨关节和肌肉疼痛,严重肢体疼痛可于停药后消除。胃肠道反应、肝功能损害、皮肤瘙痒及颜面色素沉着、头痛、头胀及颜面、双下肢水肿。

【禁用慎用】　对本药及其中任何成分过敏者,婴幼儿,孕妇及哺乳期妇女禁用。

【药物相互作用】　尚不明确。

【特别提示】 饭后服用,日剂量不宜超过 150mg。出现不良反应后,应酌情减量或停药,并给予对症处理。

来那度胺 Lenalidomide

【其他名称】 雷利度胺。

【药代动力学】 口服吸收迅速,0.625~1.5 小时达血药峰浓度,蛋白结合率约 30%。消除半衰期 3 小时。

【适应证】 与地塞米松联用于已接受过其他药物治疗的多发性骨髓瘤。伴 5q 染色体缺失异常、输血依赖、低危或中危的骨髓增生异常综合征。

【用法用量】 口服给药。

(1)多发性骨髓瘤:28 日为 1 个周期,初始剂量为每次 25mg,每日 1 次,在每个周期的第 1~21 日服用;在前 4 个周期的第 1~4 日、9~12 日、17~20 日每日同时服用地塞米松 40mg,此后每个周期的第 1~4 日每日同时服用地塞米松 40mg。维持治疗,并根据临床反应调整剂量:①出现血小板减少。如血小板计数低于 $30\times10^9/L$,应停药,并每周检查全血细胞计数(CBC)。当血小板计数恢复至 $30\times10^9/L$ 时,以每日 15mg 的剂量重新给药。此后血小板计数再次下降、停药恢复至 $30\times10^9/L$ 后,以低于之前用药剂量 5mg 重新给药,但每日剂量不得低于 5mg。②出现中性粒细胞减少。如中性粒细胞绝对计数(ANC)低于 $1\times10^9/L$,应停药,加用粒细胞集落刺激因子,并每周检查 CBC。当 ANC 恢复至 $1\times10^9/L$ 且无其他毒性反应时,以每日 25mg 的剂量重新给药,如存在其他不良反应,以每日 15mg 的剂量重新给药。此后中性粒细胞计数再次下降、停药恢复至 $1\times10^9/L$ 后,以低于之前剂量 5mg 重新给药,但每日剂量不得低于 5mg。③出现其他与本药相关的 3 或 4 级毒性反应时,应停药。当毒性反应降至 2 级或更低时,以低于先前的剂量重新给药。

(2)骨髓增生异常综合征:推荐剂量为每次 10mg,每日 1 次。根据临床反应维持治疗或调整剂量:①初始治疗 4 周内出现中性粒细胞减少。如基础 ANC 不低于 1×10^9/L,当 ANC 降至 0.75×10^9/L 以下时,应停药;当 ANC 恢复至 1×10^9/L 时,可重新给药,剂量为每日 5mg。如基础 ANC 低于 1×10^9/L,当 ANC 降至 0.5×10^9/L 以下时,应停药;当 ANC 恢复至 0.5×10^9/L 时,可重新给药,剂量为每日 5mg。②每日 10mg 治疗 4 周后出现中性粒细胞减少。如 ANC 低于 0.5×10^9/L 持续 7 日或更长,或 ANC 低于 0.5×10^9/L 并伴随发热(38.5℃或更高),应停药;当 ANC 恢复至 0.5×10^9/L 时,可重新给药,剂量为每日 5mg。③每日 5mg 治疗期间出现中性粒细胞减少。如 ANC 低于 0.5×10^9/L 持续 7 日或更长,或 ANC 低于 0.5×10^9/L 并伴随发热(38.5℃或更高),应停药;当 ANC 恢复至 0.5×10^9/L 时,可重新给药,剂量为每次 5mg,隔日 1 次。④初始治疗 4 周内出现血小板减少。如基础血小板计数不低于 100×10^9/L,当血小板计数降至 50×10^9/L 以下时,应停药;当血小板计数恢复至 50×10^9/L 时,可重新给药,剂量为每日 5mg。如基础血小板为 $60\sim100\times10^9$/L,当血小板计数降至基础值的 50%时,应停药;当血小板计数恢复至 50×10^9/L 时,可重新给药,剂量为每日 5mg。如基础血小板低于 60×10^9/L,当血小板计数降至基础值的 50%时,应停药;当血小板计数恢复至 30×10^9/L 时,可重新给药,剂量为每日 5mg。⑤每日 10mg 治疗 4 周后出现血小板减少。如血小板计数低于 30×10^9/L 或 50×10^9/L,需要输注血小板并停药;当血小板计数恢复至 30×10^9/L 并无凝血功能障碍时,可重新给药,剂量为每日 5mg。⑥每日 5mg 治疗期间出现血小板减少。如血小板计数低于 30×10^9/L 或 50×10^9/L,需要输注血小板并停药;当血小板计数恢复至 30×10^9/L 并无凝血功能障碍时,可重新给药,剂量为每次 5mg,隔日 1 次。

（3）其他：本药主要经肾排泄，肾功能不全者发生不良反应的风险升高，故用药时剂量选择需谨慎。老年人更易出现肾功能不全，用药时剂量选择需谨慎。

【剂型规格】 胶囊剂：5mg；10mg；15mg；25mg。

【不良反应】 深部静脉血栓、四肢水肿、高血糖、低钾血症、低镁血症、甲状腺功能减退、咳嗽、呼吸困难、鼻出血、肺炎、肺动脉栓塞、上呼吸道感染、关节痛、背痛、肌痉挛、肌无力、排尿困难、泌尿道感染性疾病、肾脏病变、头晕、头痛、失眠、神经病变、周围神经病、震颤、神经衰弱、疲乏、肝酶升高、消化不良、食欲缺乏、恶心、呕吐、腹痛、便秘、腹泻、体重减轻、贫血、发热性中性粒细胞减少、骨髓抑制、中性粒细胞减少、白细胞减少、血小板减少、皮肤干燥、瘙痒、皮疹、荨麻疹、视物模糊、发热、四肢痛。

【禁用慎用】 对本药过敏者，孕妇禁用。深部静脉血栓形成患者，肺动脉栓塞患者，中性粒细胞减少患者，血小板减少患者，肾功能不全者慎用。

【药物相互作用】 与地高辛合用，可使地高辛血药峰浓度升高 14%，合用时应定期监测地高辛的血药浓度。食物可使血药峰浓度降低 36%。

【特别提示】 育龄妇女在治疗期间、停药后至少 4 周内应避孕。男性患者应避孕。

氯法齐明 Clofazimine

【其他名称】 氯苯吩嗪、亚甲基吩嗪、克风敏、里本灵。

【药代动力学】 分布于体内各组织；组织药物浓度高于血药浓度；可通过胎盘和进入乳汁。排泄极缓慢，半衰期 70 日。

【适应证】 对肝癌有一定疗效，对于瘤型麻风和其他型麻风均有一定疗效，对耐砜类药物麻风杆菌感染也有效。对慢性盘状红斑狼疮、掌跖脓疱角化病、皮肤溃疡、坏疽性脓皮病也有一定疗效。

【用法用量】 口服。对麻风病，每日 100mg；对麻风反应，每日 200～400mg，麻风反应控制后，逐渐减量至每日 100mg。

【剂型规格】 胶丸剂：每丸 50mg。胶囊剂：50mg/粒。

【不良反应】 皮肤着色反应，鱼鳞癣、皮肤干燥、皮疹、瘙痒，腹泻、恶心、呕吐，结膜和角膜因药物蓄积而染色、眼睛干燥，并有发热、刺痒和刺激感，血糖升高、红细胞沉降率升高及各种体液、分泌物染色。发生较少但性质较严重的反应有肠梗阻、消化道出血、药物性肝炎、黄疸、嗜酸细胞性肠炎、视觉改变、肝功能改变等。

【禁用慎用】 对本品过敏者，孕妇禁用。哺乳期妇女，严重肝、肾功能障碍及胃肠道疾患者慎用。

【药物相互作用】 本品与氨苯砜合用时，其抗炎作用下降，但不影响抗菌作用。本品与利福平合用时，可能减少利福平的吸收率并延迟其达峰时间。

【特别提示】 蓄积于皮肤及角膜，可显红色或棕色，并使尿、痰、汗液显红色，少数病人并可发生光敏反应。可发生恶心、呕吐和腹泻症状，与剂量大小密切有关。本品可通过胎盘与乳汁，使新生儿和哺乳儿皮肤染色。

氯膦酸二钠　Clodronate Disodium

【其他名称】 二氯甲双膦酸钠、氯得膦酸、氯得膦酸二钠、氯甲双膦酸二钠、氯甲双磷酸钠、氯膦酸、氯屈膦酸二钠、氯屈膦酸钠。

【药代动力学】 口服吸收较少，且易受高钙食物影响。血浆蛋白结合率较低。消除半衰期约 2 小时。

【适应证】 骨转移癌、多发性骨髓瘤、Paget's 病，可预防或推迟恶性肿瘤溶骨性骨转移，减少溶骨性骨转移发生骨折的可能性,减轻或消除溶骨性癌转移引起的骨痛。因恶性肿瘤引起的高钙血症。骨质疏松症。

【用法用量】　口服:恶性肿瘤患者,每日 2.4g,分 2～3 次口服;血钙正常者可减为每日 1.6g;若伴有高钙血症者,可增加至每日 3.2g。骨质疏松症早期或未发生骨痛者,每日 0.4g,连用 3 个月为 1 个疗程,必要时可重复疗程;严重或已发生骨痛者,每日 1.6g,分 2 次服用。Paget's 病,每日 0.8～1.6g,连用 1～6 个月。高钙血症,经静脉滴注使血钙正常后,每日 0.4～0.6g。静脉滴注:Page's 病,每日 0.3g,滴注时间 3 小时以上,共用 5 日,以后改为口服给药。高钙血症,每日 0.3g,连用 3～5 日;或单次给药 1.5g。血钙正常后改为口服给药。

【剂型规格】　氯膦酸二钠片(以无水物计):0.2g;0.4g;0.8g。氯膦酸二钠胶囊(以无水物计):0.3g;0.4g;0.6g。氯膦酸二钠注射液:5ml:0.3g。注射用氯膦酸二钠:0.3g。

【不良反应】　常见无症状性低血钙,罕见有症状性低血钙;可见血清甲状旁腺素(PTH)水平升高(与血清钙水平降低有关);有肝脏转移和骨转移的患者,血清碱性磷酸酶水平会升高。少数患者可出现眩晕和疲劳,但可随着治疗的继续而消失。对阿司匹林过敏的哮喘患者可发生呼吸功能损害,但非常罕见。过敏反应表现为呼吸系统症状。长期和大剂量用药,可能引起骨钙丢失而发生病理性骨折。可见肾功能损害(血清肌酸酐升高和蛋白尿)和重度肾脏损害。常见在正常范围内的氨基转移酶升高;罕见超过正常范围 2 倍的氨基转移酶升高,不伴有肝功能损害。开始服用时,可出现轻度腹泻、腹痛、腹胀,但可随着治疗的继续而消失。也可发生恶心、呕吐,但多见于大剂量给药时。罕见过敏性皮肤反应。

【禁用慎用】　对本药或其他二膦酸盐类过敏者,严重肾损害者,骨软化症患者禁用。肾功能不全者慎用。

【药物相互作用】

(1)与氨基糖苷类药物合用,有增加低钙血症的危险。

(2)与非甾体类解热镇痛药合用,有增加肾功能不全的危险。

(3)本药可使雌莫司汀磷酸钠血浆浓度升达 80%。

(4)与抗酸药、铁剂等含二价阳离子的药物合用时,因可形成难溶性复合物,本药的生物利用度将显著降低。

(5)与钙剂合用,可影响本药的吸收,降低疗效。用药期间如需要补充钙剂,应分开给药,餐前 1 小时服用本药,进餐时服用钙剂。

(6)含二价阳离子的食物(如牛奶等)可使本药的生物利用度显著降低。

【特别提示】

(1)本药口服制剂应于餐前 1 小时空腹服用。

(2)用药期间应保持适量的液体摄入,尤其是静脉给药,以及有高钙血症或肾衰竭的患者。

(3)本药不宜静脉注射。静脉滴注时,每 0.3g 稀释于 0.9% 氯化钠注射液 500ml 中,滴注 3～4 小时。高钙血症伴脱水的患者,静脉滴注前应纠正水电解质紊乱。

(4)本药不能与其他双膦酸盐合用。

氯氧喹 Chloroxoquinoline

【其他名称】 安体舒。

【药代动力学】 口服吸收迅速,1.25 小时达血药浓度峰值,消除半衰期（20.283±1.491）小时。

【适应证】 乳腺癌、非小细胞肺癌。

【用法用量】 口服,每次 400mg,每日 3 次;或每日 20～30mg/kg,分 3 次服用。4 周为 1 个疗程。

【剂型规格】 胶囊:0.2g。

【不良反应】　胃部不适、食欲缺乏、恶心、呕吐等。血红蛋白减少、白细胞减少。

【禁用慎用】　对本药过敏者禁用。

【药物相互作用】　有中枢抑制作用，故与中枢抑制药合用时后者应减量。可诱导肝药酶，故可能影响其他药物的药效。

【特别提示】　长期用药应定期检查血常规及肝功能。

米替福新　Miltefosine

【其他名称】　米特福辛、米替福林。

【药代动力学】　半衰期长；在有内脏利什曼原虫病患者，在许多患者口服给予 IMPAVIDO 胶囊后下每次给药前达到米替福新最高浓度，表明米替福新的吸收在整个给药间隔进行吸收。

【适应证】　内脏和皮肤利什曼病。乳腺癌的皮肤转移。

【用法用量】　口服：用于内脏和皮肤利什曼病。推荐剂量为每日 2.5mg/kg。最大剂量为每日 150mg。14～65 岁的患者（n＝45），其中有 17 例经五价锑治疗后失败或复发，每日 100～150mg，持续 28 日，治愈率约 98％。已完成的Ⅲ、Ⅳ临床（n＝1 100）也证明了其疗效。

局部给药：用于乳腺癌的皮肤转移。通常每 $10cm^2$ 为 1～2 滴，每日剂量不超过 5ml。第 1 周每日 1 次，接下来每日 2 次（早晚各 1 次），推荐持续至少 8 周。当皮肤转移灶完全消失后，应再继续用药至少 4 周。如未完全消失，应持续治疗，直至对本药无效（治疗部位出现新的肿块）。用药后应轻轻按摩，用药范围为转移灶边缘外 3cm。待药液被皮肤吸收后，立即使用多孔纱布敷料覆盖。

【剂型规格】　外用溶液：10ml：600mg。

【不良反应】　口服后可出现肾毒性，表现为血清肌酸酐水平增加。口服后可出现肝毒性，表现为氨基转移酶可逆性升高。局部给药可能出现胃肠道刺激症状(恶心、呕吐等),尤其是大面积或超过推荐次数使用后,通常无须停药。口服后可能出现腹泻、便秘。口服后可见白细胞增多、血小板增多。骨髓抽吸试验显示骨髓活性正常。局部给药常见皮肤刺激症状(瘙痒、红斑、鳞屑、皮肤干燥和紧绷等),用于开放、湿润的部位,可能引起疼痛性灼伤;如超过最大推荐剂量,可能出现皮肤萎缩、坏死、溃疡。罕见因严重瘙痒、皮炎、疼痛或溃疡而停药。口服后可出现视网膜色素上皮和视杆细胞外节的可逆性损害。动物经口服药,可出现视网膜变性。

【禁用慎用】 肿瘤大量、深度转移的患者,孕妇及哺乳妇女禁用。肿瘤转移至乳房植入物上生长的患者慎用。

【特别提示】 本药不推荐用于较小的、经外科手术或放疗能成功治疗的区域。用药期间,皮肤转移灶不得再接受放疗,可同时接受全身化疗。使用本药数小时内不得冲洗用药部位。为防止出现皮肤干燥等皮肤刺激症状,用药后 2～3 小时可使用润肤霜。

帕米膦酸二钠　Pamidronate Disodium

【其他名称】 氨基羟丙烷二膦酸钠、氨羟丙基双膦酸二钠、帕米膦酸、帕米膦酸钠、帕屈膦酸二钠。

【药代动力学】 蛋白结合率 54%,血浆清除半衰期 0.8～2 小时。

【适应证】 多种原因引起的高钙血症,变形性骨炎(Paget's 病)及多种原因引起的骨质疏松症,甲状旁腺功能亢进,肿瘤骨转移所引起的过度溶解性骨破坏及其并发症(如骨痛、病理性骨折等),多发性骨髓瘤。

【用法用量】 静脉滴注:骨转移性疼痛,一般每次 30～60mg,稀释后缓慢静脉滴注,药液浓度不得超过 15mg/125ml,滴注速度每小时不得高于 15mg。

【剂型规格】 冻干粉针:30mg。注射液:5ml:15mg(以无水物计)。

【不良反应】 口服可见恶心、厌食、腹痛、便秘或腹泻。有症状的食管反流症、裂孔疝患者服药后易出现食管黏膜刺激症状。静脉注射过程中或注射后可引起短暂味觉改变或丧失。注射后1～2日可出现短时发热。少见皮疹、瘙痒等过敏反应。少数患者有寒战、头痛、胸闷、胸痛、乏力等症状。大剂量给药可见暂时性轻度低钙血症。长期大剂量使用(每日 10～20mg/kg)能引起骨矿化障碍,导致骨软化或骨折。偶有暂时性肝功能损害。体内钙和维生素 D 不足者用药后可能引起低血钙。

【禁用慎用】 对本药及其他膦酸二钠制剂过敏者禁用。肾功能损害者慎用。

【药物相互作用】 与抗酸药和导泻药合用,可影响本药吸收,因这些药常含钙、镁或铁等金属离子。与氨基糖苷类药合用可诱发低钙血症。进食(尤其是牛奶等高钙食品)可降低本药吸收率。

【特别提示】

(1)本药口服制剂宜空腹时用至少 200ml 清水(非矿化水)送服,服药前后 2 小时不宜进食,不能与铁剂、抗酸药、导泻药及其他含铝、钙、镁制剂同时服用。

(2)本药注射制剂需用不含钙的液体稀释后缓慢静脉滴注,为减少肾毒性,滴注时间至少应维持 2 小时,不可直接静脉注射。

(3)用于治疗高钙血症时,应同时注意补充 0.9%氯化钠注射液,以保持每日尿量在 2 升以上;同时限制钙剂及维生素 D(包括阿法骨化醇、骨化三醇)的摄入。

(4)如出现明显的低钙血症,应静脉滴注葡萄糖酸钙治疗。

(5)本药不能与其他二膦酸类药物合用。

（6）静脉给药每次剂量不应超过 90mg，以免产生明显的肾毒性。

培美曲塞　Pemetrexed

【其他名称】　培美曲塞二钠、培美曲塞钠、培美曲西二钠。

【药代动力学】　血浆蛋白结合率约 81%，稳态分布容积为 16.1 升，总体清除率为 91.8ml/min，清除半衰期为 3.5 小时。

【适应证】　与顺铂联合治疗无法手术的恶性胸膜间皮瘤。局部晚期或先前化疗后转移的非小细胞肺癌。

【用法用量】　静脉滴注：恶性胸膜间皮瘤，第 1 日 500mg/m^2，滴注 10 分钟以上，30 分钟后静脉滴注 75mg/m^2 的顺铂 2 小时；每 21 日重复 1 个周期。内生肌酐清除率（Ccr）≥45ml/min 者不需调整用量；内生肌酐清除率（Ccr）＜45ml/min 者不应使用本药。肝功能不全时参见非血液学毒性所致本药和顺铂的剂量调整。

【剂型规格】　注射用培美曲塞：200mg；500mg。

【不良反应】　可有心律失常、脱水、肌酸酐升高。少见胸痛、运动神经元病、泌尿系统障碍、肾衰竭；常见神经或感觉异常、疲劳；可见丙氨酸氨基转移酶（ALT）、天门冬氨酸氨基转移酶（AST）、γ-谷氨酰转肽酶（GGT）升高，胃肠道反应；常见中性粒细胞减少、白细胞减少、血红蛋白减少、血小板减少、皮疹、脱屑、脱发、瘙痒，及荨麻疹。常见结膜炎、发热，少见感染、中性粒细胞减少性发热。

【禁用慎用】　对本药过敏者禁用。肝、肾功能不全患者，骨髓抑制患者慎用。

【药物相互作用】

（1）与布洛芬（每日 400mg，每日 4 次）合用，可使本药的清除率降低 20%，AUC 增加约 20%。肾功能正常（Ccr≥80ml/min）

的患者,可与布洛芬(每日 400mg,每日 4 次)同时使用;轻到中度肾功能不全(Ccr 为 45～79ml/min)的患者,两药同用时要谨慎。轻到中度肾功能不全患者在应用本药的前 2 日、用药当日和用药后 2 日,不要使用半衰期短的非甾体类抗炎药。尚不明确本药与长半衰期的非甾体类抗炎药的相互作用,但在应用本药治疗前 5 日、用药当日和用药后 2 日,应中断非甾体类抗炎药的治疗。如果必须使用非甾体类抗炎药,须密切监测毒性反应,特别是骨髓抑制、肾脏及胃肠道的毒性。

(2)与对肾脏有害的药物和增加肾小管负担的其他药物(如丙磺舒)合用,可延迟本药的清除,因为本药主要通过肾小球滤过和肾小管的排泄作用,以原药形式从尿路排出体外。

(3)顺铂、叶酸、维生素 B_{12} 不改变本药的药动学。

(4)低、中等剂量的阿司匹林不影响本药的药动学,高剂量的阿司匹林对本药药动学的影响还不清楚,两药合用时应谨慎。

(5)本药与经细胞色素 P450 CYP3A,CYP2D6,CYP2C9 和 CYP1A2 代谢的药物合用,未见后者清除率降低。

【特别提示】

(1)本药与含钙的稀释剂存在配伍禁忌。

(2)用于恶性胸膜间皮瘤时,患者应充分补水,并预先给予以下药物:地塞米松 4mg(或等效药)口服,每日 2 次,共服 3 日(在治疗前 1 日、治疗当日和治疗后 1 日服用,以减少发生皮肤反应的危险);维生素 B_{12} 1 000μg,每 9 周肌内注射 1 次(治疗前 1 周给予,然后每 3 个周期给予 1 次,可在静脉滴注本药当日给予,以减少不良反应)。

(3)出现血液学毒性时,本药(单药或联合用药)和顺铂的剂量调整如下。①中性粒细胞最低值＜500/mm^3 和血小板最低值≥50 000/mm^3 时,两药均使用原剂量的 75%。②血小板最低值＜50 000/mm^3,无论中性粒细胞最低值如何,两药均使用原剂量的 50%。

（4）如果患者发生 3 度及以上的非血液学毒性（不包括神经毒性）时，应停用本药，直至恢复到治疗前水平或稍低于治疗前水平。再次开始治疗，按以下方式进行剂量调整：①除黏膜炎以外的任何 3 度或 4 度非血液学毒性及需要住院的腹泻（不分级别）。两药均使用原剂量的 75%。②3 度或 4 度黏膜炎。使用本药 50% 的剂量，顺铂剂量不变。

（5）如果出现 3 度或 4 度神经毒性，应停止治疗。出现一般神经毒性，本药和顺铂的剂量调整如下：①0～1 级（CTC 分级）神经毒性，两药无须调整剂量。②2 级神经毒性，本药剂量不变，顺铂剂量减少为原剂量的 50%。

（6）静脉滴注溶液的配制和保存，本药 500mg 用 0.9% 氯化钠注射液 20ml 溶解为 25mg/ml 的溶液；然后计算出患者的用药剂量，用 0.9% 氯化钠注射液稀释至 100ml。配好的本药溶液置于冰箱冷藏或置于室温（15℃～30℃），无须避光，其物理及化学特性在 24 小时内保持稳定。

（7）药物过量的并发症主要有骨髓抑制，表现为中性粒细胞减少、血小板减少和贫血。另外，也可能出现伴或不伴发热的感染、腹泻和黏膜炎。一旦发生药物过量，应立即采取适当医疗措施。如果出现 4 度白细胞减少达 3 日以上，或 4 度中性粒细胞减少达 3 日以上，可以使用甲酰四氢叶酸；如果出现 4 度血小板减少、3 度血小板减少相关的出血，或 4 度黏膜炎，应立即使用甲酰四氢叶酸。甲酰四氢叶酸的推荐使用剂量和方法如下：静脉给药，第 1 次剂量为 100mg/m²，以后 50mg/m²，每 6 小时 1 次，连用 8 日。通过透析解除本药过量的作用尚未确定。

三氧化二砷　Arsenic Trioxide

【其他名称】　亚砷酐、亚砷酸、亚砷酸酐。

【药代动力学】 APL 患者静脉滴注 4 小时达血药峰浓度,消除半衰期(12.13±3.31)小时。肝癌患者静脉滴注消除半衰期(23.936±18.384)小时。

【适应证】 急性早幼粒细胞白血病(APL)、原发性肝癌晚期。

【用法用量】 静脉滴注:APL,每次 5～10mg 或 7mg/m²,每日 1 次,用 5％葡萄糖注射液或 0.9％氯化钠注射液 500ml 稀释后滴注 3～4 小时。4 周为 1 个疗程,间歇 1～2 周,也可连续用药。原发性肝癌晚期,每次 7～8mg/m²,每日 1 次,用 5％葡萄糖注射液或 0.9％氯化钠注射液 500ml 稀释后滴注 3～4 小时。2 周为 1 个疗程,间歇 1～2 周后可进行下 1 个疗程。

【剂型规格】 三氧化二砷注射液:5ml∶5mg;10ml∶10mg。注射用三氧化二砷:5mg,10mg。三氧化二砷糊:5g。

【不良反应】 本药的不良反应与患者个体对砷化物的解毒和排泄功能,以及对砷的敏感性有关。

(1)心血管系统:心悸、胸闷、心电图改变(包括窦性心动过速、ST 段下移、T 波倒置或低平、PR 间期延长、完全性房室传导阻滞,多为可逆性;尚有 QT 间期延长及在此基础上的室性心律失常)。

(2)代谢/内分泌系统:体重增加、胸膜渗出、心包渗出、颜面水肿。

(3)肌肉骨骼系统:关节或肌肉酸痛。

(4)泌尿生殖系统:血尿素氮升高,少见急性肾衰竭,一般停药后可恢复。

(5)神经系统:在用药后 10～20 日可出现多发性神经炎和多发性神经根炎,尚可见一过性脑血管痉挛性头痛。

(6)肝脏:天门冬氨酸氨基转移酶(AST)升高、丙氨酸氨基转移酶(ALT)升高、γ-谷氨酰转肽酶(γ-GT)升高、血清胆红素升高、黄疸,停药后肝功能可恢复正常。

(7)胃肠道:恶心、呕吐、食欲缺乏、腹胀、腹痛、腹泻等,停药后可消失。

(8)血液:外周血白细胞增多(为异常中幼粒细胞),此时可出现类似维甲酸综合征的表现。白细胞过多可引起弥散性血管内凝血(DIC)或加重DIC、纤溶亢进、脑血管栓塞引起脑出血、肺血管栓塞导致呼吸窘迫综合征、浸润症状加重(如视力下降、骨关节疼痛及尿酸肾病)。

(9)皮肤:皮肤干燥、红斑、色素沉着、丘疹。

【禁用慎用】

(1)禁用:①对本药或其他砷剂过敏者。②严重肝、肾功能不全者。③长期接触砷或有砷中毒者。④孕妇。

(2)慎用:①心电图严重异常(包括QT间期延长、尖端扭转型室性心动过速和APL分化综合征)或已有心血管疾病者(尤其是心力衰竭、高血压或心脏传导异常)。②肝、肾功能不全者。③糖尿病患者。④周围神经病或有此疾病史者。⑤低钾血症、低镁血症或同时使用排钾利尿药的患者。

【药物相互作用】 与能延长QT间期的药物(某些抗心律失常药,硫利达嗪、齐拉西酮)合用,有增加心脏毒性的危险(QT间期延长、尖端扭转型室性心动过速、心脏停搏),故不宜合用。

【特别提示】

(1)用药期间,应避免使用含硒药品及食用含硒食品。

(2)本药开封后应立即使用,未用部分应弃去。静脉滴注时不应与其他药物混合。

(3)本药不宜与能导致电解质异常的药物(利尿药、两性霉素B)合用。

(4)用药期间若出现外周血白细胞过高,可酌情选用白细胞单采分离,或应用羟基脲、高三尖杉酯碱、阿糖胞苷等化疗药物。

（5）若出现肝、肾功能异常，应及时给予对症和支持治疗，密切观察病情，必要时停药。如肝功能异常是因白血病细胞浸润所致，可在保肝治疗的同时使用本药。若出现其他不良反应，可对症治疗，严重时可停药观察。

（6）用药过量引起急性中毒时，可用二巯基丙磺酸钠类药解救。

石蒜内铵　Lycobetaine

【其他名称】　氧化石蒜碱、石蒜碱内铵盐。

【药代动力学】　尚不明确。

【适应证】　用于卵巢癌、胃癌疗效好。用于肝癌、肺癌、头颈部癌、鼻咽癌及淋巴瘤等。

【用法用量】　口服：每次 100mg，每日 3 次，14 日为 1 个疗程。2 个疗程间隔 10 日，用药 4～10 个疗程。静脉滴注：每次 100～150mg，每日或隔日 1 次，以葡萄糖溶液 250ml 或 500ml 稀释后缓慢滴注，1 500mg 为 1 个疗程，停药 1 周后可继续使用。

【剂型规格】　片剂：50mg。

【不良反应】　偶见心悸、胃部不适，可见骨髓抑制现象。少数病人可出现静脉炎。

【禁用慎用】　无。

【药物相互作用】　尚不明确。

【特别提示】　不可静脉推注。静脉滴注稍快时病人有胸闷感。不可用 0.9％氯化钠注射液或葡萄糖盐水稀释，以免析出结晶。

索拉非尼　Sorafenib

【其他名称】　索雷弗尼。

【药代动力学】　口服给药达峰时间 3 小时，血浆蛋白结合率

99.5%。消除半衰期为 24～48 小时。

【适应证】 不能手术的晚期肾细胞癌。

【用法用量】 口服：推荐剂量为每次 400mg，每日 2 次，直至患者肿瘤进展或不能耐受其毒性。如出现不良反应需暂时中断或减量治疗，剂量可减至每次 400mg，每日 1 次。如需进一步减量，可减至每次 400mg，隔日 1 次。根据 Child-Pugh 分级：A 级（轻度）或 B 级（中度）肝功能不全者，无须调整剂量；C 级（重度）肝功能不全者尚无用药的评估。轻或中度肾功能不全者，无须调整剂量，重度肾功能不全者尚无用药的评估。对皮肤毒性的处理建议采用如下剂量调整：①1 级（麻木、感觉迟钝、感觉异常、麻刺感、无痛性水肿或四肢不适但不影响正常活动）。继续本药治疗，并给予局部治疗以缓解症状。②2 级（痛性红斑、四肢水肿或不适可影响活动）。初次出现以上症状，继续本药治疗，并给予局部治疗以缓解症状。如 7 日内无改善，或又出现 2～3 次，应中断治疗，直至毒性作用缓解至 0 级或 1 级。重新开始治疗时，需减量为每次 400mg，每日或隔日 1 次。如出现 4 次，需停止治疗。③3 级（湿性脱屑、溃疡、大水疱形成、四肢严重疼痛或不适导致不能工作或日常生活）。第 1 次或第 2 次出现症状，应中断治疗，直至缓解为 0 级或 1 级。重新开始治疗时需减量为每次 400mg，每日或隔日 1 次。如出现 3 次，需停止治疗。

【剂型规格】 片剂：200mg。

【不良反应】 水肿、高血压、高血压危象、急性缺血性心脏疾病、心肌梗死。罕见心律失常、心力衰竭、低磷血症、体重下降、呼吸困难、关节痛、肌痛、急性肾衰竭、过敏反应、头痛、感觉神经性疾病。罕见脑出血、一过性脑缺血发作、抑郁、乏力、肝功能下降、胃肠道反应、贫血、全身部位的出血、淋巴细胞减少、中性粒细胞减少、血小板减少、血栓性疾病，以及脱屑、红斑、多形性红斑、皮肤干燥、皮肤瘙痒、皮疹、脱发、毛发过度生长。

【禁用慎用】

(1)禁用:对本药过敏者。

(2)慎用:①有皮肤毒性者。②出血患者。③高血压患者。④外科手术患者。⑤近期出现心肌梗死或有不稳定性冠状动脉疾病患者。

【药物相互作用】

(1)与阿霉素合用,可使后者的血药浓度增加,其作用机制尚不明确。两者联用需谨慎,应监测患者阿霉素毒性体征(发热、寒战、腹痛、黏膜炎)。

(2)与依立替康合用,可使依立替康及其代谢产物(SN-38)的血药浓度增加,其作用机制为本药可抑制 UGT1A1 介导的依立替康及 SN-38 的代谢。两者联用需谨慎,应监测患者依立替康毒性体征(骨髓抑制、腹泻、恶心、呕吐或发热)。

(3)与卡马西平、地塞米松、苯巴比妥、苯妥英钠、利福平、圣约翰草合用,可使本药的血药浓度降低,其作用机制为这些药物可诱导细胞色素 P450 介导的本药代谢。故联用需谨慎,应监测患者对本药的临床反应。

(4)进食高脂食物可使本药生物利用度降低 29%,故本药宜在餐前至少 1 小时或餐后 2 小时服用。

【特别提示】 外科手术患者用药后,可出现创伤治愈并发症,故建议暂时中断本药治疗。

维 A 酸 Tretinoin

【其他名称】 维甲酸、维生素 A 酸、维生素甲酸。

【药代动力学】 口服吸收良好,3 小时达血药浓度峰值,广泛与血浆蛋白结合,平均消除半衰期 0.7 小时。

【适应证】 寻常痤疮,但重症痤疮常须与抗生素或过氧苯甲酰合用。角化异常性疾病,如鱼鳞病、毛囊角化病、日光性皮肤萎缩等;也可用于银屑病、扁平苔藓、白斑、毛发红糠疹、面部单纯糠疹、扁平疣、色素沉着等。口服本药可治疗急性早幼粒细胞白血病,并可作为维持治疗。

【用法用量】 外用:寻常痤疮,患处洗净蘸干 20 分钟后再用药,每日 1 次,于睡前将药轻涂于患处。鱼鳞病、银屑病等,每日 1~2 次。面部单纯糠疹,使用本药 0.025% 乳膏或软膏,每日 2 次。扁平苔癣、毛发红糠疹、白斑等,使用本药 0.1% 乳膏或软膏,每日 2 次。口服:急性早幼粒细胞白血病,每日 $45mg/m^2$(或40~80mg),分 2~4 次服用,每日最大量不超过 120mg,疗程 4~8 周。达完全缓解后,还应给予标准化疗。痤疮等皮肤疾病,片剂每次 10mg,每日 2~3 次。

【剂型规格】 片剂:5mg;10mg;20mg。胶囊剂:20mg。乳膏剂:10g∶5mg。软膏剂:10g∶5mg;10g∶10mg。霜剂:10g∶2.5mg;10g∶5mg;10g∶10mg。凝胶剂:10g∶2.5mg;10g∶5mg;10g∶10mg。溶液(外用):0.05%。乙醇溶液:0.05%~0.1%。

【不良反应】 头晕(50 岁以下患者较老年人为多)、头痛、颅内压升高、目眩、忧郁、沮丧、疲劳、嗜睡;心律失常;咳嗽、呼吸困难、胸膜渗出、胸痛、鼻充血、喉头水肿、肺炎、肺水肿、哮喘;关节、骨骼肌肉疼痛。常见口干,可见恶心、呕吐、厌食、腹胀、腹痛、腹泻、便秘、消化性溃疡出血;氨基转移酶升高、血胆固醇、三酰甘油升高。此外,一些患者可出现维 A 酸-急性早幼粒细胞白血病综合征(RA-APL 综合征),表现为白细胞增多等,一些病人因缺氧及多器官衰竭而导致死亡;常见皮肤干燥、皮疹、水肿等。红斑、瘙痒、汗水增加、蜂窝织炎、黏膜干燥、鳞片样脱皮、皮肤出血;视觉障碍、眼干燥症。听力障碍。脱发、发热、寒战、体重改变,出血疾病、虚弱。

外用本药在治疗早期可能出现脱屑、干燥、灼热、红斑、刺痛和瘙痒等皮肤刺激症状,可能使皮损更明显,一般为轻至中度。若刺激现象持续,应减少药物用量或用药次数,暂停用药或停止用药。另外,治疗部位皮肤也可起疱、结痂、色素增加或减退,以及有温热感、轻度刺痛感。

【禁用慎用】

(1)禁用:①对本药及阿维A酯、异维A酸或其他维生素A衍生物过敏者。②急性和亚急性皮炎、湿疹类皮肤病患者。③孕妇。

(2)慎用:①肝、肾功能不全者。②皮肤晒伤者。③对阳光非常敏感者不应使用本药乳膏。

【药物相互作用】

(1)与糖皮质激素、抗生素等合用可增强本药疗效。

(2)与西咪替丁、环孢素、地尔硫䓬、维拉帕米、酮康唑等合用可引起本药的血药浓度增加,并能导致维A酸中毒。

(3)与异维A酸、抗角化药(如间苯二酚、水杨酸、硫黄等)及其他治疗痤疮的药物等合用,可加剧皮肤刺激或干燥。若为增加疗效而使用其他抗角化药及全身应用抗生素时,给药时间应与本药错开。

(4)与光敏感药(如噻唑类、四环素类、氟喹诺酮类、酚噻嗪类、磺胺类)合用可增加光毒性,应停止合用。

(5)同时服用谷维素、维生素B_1、维生素B_6等药物,可使本药头痛等不良反应减轻或消失。

(6)与戊巴比妥、苯巴比妥、利福平联用可引起本药的血药浓度下降。

(7)本药会影响肝细胞色素P450酶系统,导致血中药物水平变化。

(8)与含乙醇的制剂合用,可加剧皮肤刺激或干燥。

(9)与肥皂、香波等清洁剂,收敛剂、脱毛剂、发蜡、电解质、具有强烈干燥作用的化妆品、含香料或石灰的产品,以及其他对皮肤有刺激性的产品合用可加剧皮肤刺激或干燥。

【特别提示】

(1)与过氧苯甲酰在同一时间、同一部位外用有物理性配伍禁忌,故需两者合用时应早晚交替使用。

(2)用于治疗痤疮时,起初数周原有症状可能暂时加剧,此时应继续治疗。有些患者的治疗效果在2~3周后出现,6周以上可达到最佳疗效,但也有患者需连续治疗至少3个月方有疗效。

(3)若患者曾经或正在使用脱屑药治疗时,应等脱屑药的作用消失后再用本药。

(4)如果出现药物过敏、化学刺激或全身不良反应,应停药。

(5)治疗开始可采取隔日用药或每3日用药1次的治疗方案,并先采用刺激性小和浓度低的乳膏或凝胶,待患者能耐受后再改用效应强或浓度高的制剂;且开始应小面积使用,若无刺激现象可扩大面积使用,但不宜大面积使用本药,每日用量不应超过20g。

(6)用药部位应避免强烈阳光照晒,或采用遮光措施(SPE至少为15),应夜间使用本药。晒伤患者恢复后方可使用本药。

(7)天气过度变化,如风或冷,可加重使用本药的刺激。

(8)外用时应避免接触眼、口、鼻角、黏膜部位,以及皮肤较薄的皱褶部位,并注意浓度不宜过高(0.3%以下较为适宜),以免引起红斑、脱皮、灼热或微痛等局部刺激。这些反应如果轻微,应坚持继续治疗;如果反应严重,则应停药。用毕洗手。

(9)注意检测患者是否有RA-APL综合征的症状(如呼吸系统症状、白细胞计数等),出现时应立即给予大剂量的激素(如地塞米松)治疗,激素治疗应至少持续3日,直到症状缓解。为缓解逐渐加重的缺氧,可使用呼吸机。多数病人在针对这些症状治疗时,无须停用本药。

(10)过多使用本药,并不能增加本药的疗效,反而会导致明显的红斑、脱皮或其他不适。

胸腺素　Thymopentin

【其他名称】　胸腺因子。

【药代动力学】　尚不明确。

【适应证】　用于治疗各种原发性或继发性 T 细胞缺陷病,某些自身免疫性疾病,各种细胞免疫功能低下的疾病及肿瘤的辅助治疗。

【用法用量】　口服:①肠溶片,每次 5～30mg,每日 1～3 次。②肠溶胶囊,每次 5～15mg,每日 3 次,严重病人可增至每次 30mg,每日 3 次。肌内注射:每次 10～20mg,每日 1 次。皮下注射同肌内注射。静脉滴注:每次 20～80mg,溶于 0.9% 氯化钠注射液或 5% 葡萄糖注射液 500ml 中静脉滴注,每日 1 次。

【剂型规格】　胸腺素肠溶片:3mg。胸腺素肠溶胶囊:5mg;15mg;30mg。胸腺素注射液:2ml∶2mg;2ml∶5mg;2ml∶20mg;250ml∶60mg。注射用胸腺素:1.6mg;2mg;4mg;5mg;10mg。

【不良反应】　常见的不良反应为发热。少数病人有荨麻疹等皮疹,个别病人可出现头昏等。偶见胸闷、注射部位红肿,一般可自行消失。

【禁用慎用】　对本药过敏者,器官移植患者,细胞免疫功能亢进者,胸腺功能亢进或胸腺肿瘤患者禁用。过敏体质者慎用。

【药物相互作用】　与干扰素合用,对于改善免疫功能有协同作用。与抗生素合用,可增强抗菌作用。与化疗药合用,可降低化疗药的不良反应。

【特别提示】　使用前须做皮试,皮试阳性者不能使用。出现皮疹等症状时应停药。

胸腺五肽　Thymopentin

【其他名称】　胸腺喷丁、胸腺增生素。

【药代动力学】　在人血浆中很快被蛋白酶和氨肽酶降解,半衰期约为 30 秒;而在腹腔存留时间比血浆长,可达 3.5～7 分钟。

【适应证】　原发性或继发性免疫缺陷病的治疗,如 T 细胞缺陷病。可作为免疫功能增强药,用于改善恶性肿瘤患者因放疗、化疗所致的免疫功能低下;也用于老年人及免疫功能低下患者。用于某些自身免疫性疾病,如类风湿关节炎、系统性红斑狼疮等。尚用于 18 岁以上的慢性乙型肝炎患者。

【用法用量】　皮下注射:原发性免疫缺陷,开始时每日 0.5～1mg/ml,连续 2 周;维持量为每次 0.5～1mg/kg,每周 2～3 次。继发性免疫缺陷,每次 50mg,每周 3 次,连续 3～6 周。肌内注射:原发性免疫缺陷,同皮下注射。改善恶性肿瘤患者的免疫功能低下,与放疗、化疗同时使用,每日 1 次,每次 1mg,28 日为 1 个疗程。

【剂型规格】　注射液:1ml：1mg;1ml：10mg;2ml：4mg。注射用胸腺喷丁:1mg;2mg;4mg;5mg;10mg;50mg。

【不良反应】　常见注射部位疼痛和硬结;个别可见恶心、发热、头晕、胸闷、无力等不良反应,偶见嗜睡、倦怠,但不影响继续用药。慢性乙型肝炎患者使用时可见 ALT 水平短暂上升,如无肝衰竭预兆出现,仍可继续使用本品。

【禁用慎用】

(1)禁用:①对本品过敏者。②已使用免疫抑制治疗的患者(如器官移植者)。③对对羟基苯甲酸酯类过敏者。④血小板计数低于 50 000/μl、白细胞计数低于 3 500/μl 或中性粒细胞计数低于 1 500/μl 的患者。⑤孕妇。

(2)慎用:①肝脏疾病患者。②糖尿病患者(本药可改变胰岛素需要量)。

【药物相互作用】 本品与许多常用药物合并使用未发现明确相互作用,其中包括消炎药、抗生素、激素、镇痛药、降压药、利尿药、治疗心血管疾病的药物、中枢神经系统药物及避孕药。本品与干扰素合用,对于改善免疫功能有协同作用。

【特别提示】

(1)使用前应做皮肤敏感试验(浓度1∶100),过敏者禁用。高 IgE 综合征患者不可皮下给药。

(2)本药不宜与其他任何药物混合注射。

(3)目前尚无任何有关人体过量(治疗或意外)的报道。动物毒性实验显示在 10mg/kg 剂量以下(目前研究所用最高量)没有任何不良反应发生。

(4)注射用本药使用前加 0.9%氯化钠注射液 1ml 溶解。

血管内皮抑素 Endostatin

【其他名称】 恩度、重组人血管内皮抑制素。

【药代动力学】 单次 30 分钟内静脉滴注,末端消除半衰期为 10 小时,全身清除率(CLs)为 2.8 L/h/m² 左右。在 30～120mg/m² 剂量范围于正常人体内呈近似线性药代动力学,连续静脉滴注本品,个体间药时曲线差异性很大,谷浓度随给药次数增加有持续增高的趋势,总剂量和滴注次数可影响峰浓度和谷浓度水平。

【适应证】 本品联合 NP 化疗方案用于治疗初治或复治的 Ⅲ/Ⅳ期非小细胞肺癌患者。

【用法用量】 本品为静脉给药,临用时将本品加入 0.9%氯化钠注射液 250～500ml 中,匀速静脉滴注,时间为 3～4 小时。与 NP 化疗方案联合给药时,本品在治疗周期的第 1～14 日,每日给药 1 次,每次 7.5mg/m²(1.2×10⁵ U/m²),连续给药 14 日,休息 1 周,再继续下 1 周期治疗。通常可进行 2～4 个周期的治疗。临床推荐医师在患者能够耐受的情况下可适当延长本品使用时间。

【剂型规格】 注射液:15mg/3 ml/支 (2.4×105 U/支)。

【不良反应】 常见的药物不良反应主要有心脏不良反应,少见的药物不良反应主要有消化系统反应、皮肤及附件的过敏反应。轻度疲乏、胸闷、心慌,不影响继续用药,极个别病例因上述症状持续存在而停止用药。偶见腹泻,肝功能异常。过敏反应表现为全身斑丘疹,伴瘙痒。发热,乏力,多为轻中度。

【禁用慎用】 过敏体质或对蛋白类生物制品有过敏史者慎用;有严重心脏病或病史者,包括有记录的充血性心力衰竭病史、高危性不能控制的心律失常、需药物治疗的心绞痛、临床明确诊断心瓣膜疾病、心电图严重心肌梗死病史及顽固性高血压者慎用。本品为无色澄明液体,如遇有浑浊、沉淀等异常现象则不得使用。

【药物相互作用】 勿与可能影响本品酸碱度的其他药物或溶液混合使用。

【特别提示】 本品临床使用过程中应定期进行心电检测,出现心脏不良反应者应进行心电监护。

伊班膦酸 Ibandronic Acid

【其他名称】 艾本、邦罗力、邦威亚、佳诺顺、伊班膦酸钠。

【药代动力学】 口服生物利用度低,宜静脉给药。表观分布容积为 150L。消除半衰期为 10.2～15.8 小时。可经血液透析清除。

【适应证】 伴有或不伴有骨转移的恶性肿瘤引起的高钙血症。恶性肿瘤溶骨性骨转移导致的骨痛。预防和治疗绝经后骨质疏松症。预防乳腺癌患者骨骼事件(病理性骨折,或需要放射治疗或手术治疗的骨骼并发症)和骨转移。乳腺癌转移性骨疾病。

【用法用量】 静脉滴注:①高钙血症。应根据高钙血症的严重程度和肿瘤类型决定用药剂量。大多数严重高钙血症(经白蛋白纠正的血钙浓度≥3mmol/L 或 12mg/dl)患者,单剂 4mg 有效;中度高钙血症(经白蛋白纠正的血钙浓度＜3mmol/L 或 12mg/dl)患者,单剂 2mg 有效。临床试验中,本药单次最高剂量为 6mg,但这一剂量并不会使疗效进一步提高。用药时应将药物加入 0.9％氯化钠注射液或 5％葡萄糖注射液 500～750ml 中缓慢静脉滴注,滴注时间不少于 2 小时。②骨痛。将本药 4mg 稀释于不含钙离子的 0.9％氯化钠注射液或 5％葡萄糖注射液 500ml 中,滴注时间不少于 4 小时。

【剂型规格】 注射液:1ml：1mg(以伊班膦酸计);2ml：2mg(以伊班膦酸计)。

【不良反应】 可见血清磷酸盐水平下降(通常无须治疗)、血钙浓度降至正常水平以下。少数患者可出现体温升高,最常于静脉滴注后出现。偶可出现流感样症状,如发热、寒战、骨骼和(或)肌肉疼痛等。个别患者还可出现胃肠道不适。对肝脏和肾脏具有一定毒性作用。

【禁用慎用】

(1)禁用:①对本药或其他双膦酸盐类药物过敏者。②严重肾功能不全者(血清肌酸酐＞5mg/dl 或 442μmol/L)。③孕妇。④哺乳妇女。⑤儿童。⑥不能正常站直或坐直超过 60 分钟的患者。⑦未纠正的低钙血症患者。

(2)慎用:①肝、肾功能损害者。②低镁血症患者。③有甲状旁腺功能减退症病史者(有引起低血钙的危险)。

【药物相互作用】 本药与氨基糖苷类药物合用,可导致血钙浓度长时间下降,同时还可能出现血镁浓度过低。两者合用时需谨慎。

【特别提示】

(1)本药不得与其他双膦酸盐类药物合用。

(2)用药前应适当给予 0.9%氯化钠注射液进行水化治疗,但有心力衰竭危险的患者应避免过度水化。

(3)本药经动脉或静脉外途径给药时可引起组织损伤,故应确保经静脉给药。不推荐经动脉给药。

(4)本药不能与含钙溶液混合静脉滴注。

(5)用药后多数患者升高的血钙浓度可在 7 日内降至正常范围,但可复发。单次给予 2mg 或 4mg 的患者,复发(经白蛋白纠正的血钙浓度>3mmol/L)的平均日数为 18~19 日;单次给予 6mg 的患者,复发的平均日数为 26 日。

(6)一般情况下本药单次给药,如高钙血症复发或首次治疗疗效不佳的患者可考虑再次给药。

(7)用药期间如发生有临床意义的低钙血症,可静脉给予葡萄糖酸钙纠正。

伊马替尼 Imatinib

【其他名称】 甲磺酸伊马替尼。

【药代动力学】 口服易吸收,2~4 小时后达血药峰浓度,蛋白结合率为 95%。不易通过血脑屏障。原形药和代谢物的清除半衰期分别为 18 小时、40 小时。

【适应证】 各期慢性粒细胞白血病。治疗不能切除和(或)发生转移的恶性胃肠道间质肿瘤的成人患者。费城染色体阳性的难控制的和复发性急性淋巴细胞白血病。用于慢性嗜酸性粒细胞白血病和嗜酸性粒细胞增多综合征。不可切除的复发型和扩散型隆突性皮肤纤维肉瘤。侵袭性系统性肥大细胞疾病。用于伴血小板衍生生长因子受体(PDGFR)基因重排的骨髓增生异常综合征和慢性骨髓增殖性疾病。

【用法用量】 口服。

（1）CML 急变期和加速期患者：推荐开始剂量为每次 600mg，每日 1 次，用药后如病情继续进展（治疗至少 3 个月后尚没有获得满意的疗效，或不能获得以往曾经有过的疗效），且患者没有出现严重不良反应时，可增加至每日 800mg（每次 400mg，每日 2 次），持续服用，直至治疗无效。

（2）干扰素治疗失败的 CML 慢性期患者：开始剂量为每次 400mg，每日 1 次，用药后如病情继续进展，且患者没有出现严重不良反应时，可增加至每日 600mg，持续服用，直至治疗无效。

（3）不能切除和（或）转移的恶性 GIST：推荐剂量为每日 400mg，如用药后疗效不确切，且患者没有发生药物不良反应，可增加至每日 600mg，应持续服用，除非病情进展。

（4）出现血液学不良反应时：①CML 加速期或急变期患者。当中性粒细胞计数（ANC）少于 $0.5 \times 10^9/L$ 或血小板计数少于 $10 \times 10^9/L$ 时，建议减量至每日 400mg。如血细胞减少持续 2 周，则应进一步减量至每日 300mg；如血细胞减少持续 4 周，应停止治疗，直到 ANC 高于 $1 \times 10^9/L$、血小板计数高于 $20 \times 10^9/L$ 后，再恢复用药。②干扰素-α 治疗失败的 CML 慢性期患者。当 ANC 少于 $1.0 \times 10^9/L$、血小板计数少于 $50 \times 10^9/L$ 时应停药；只有当 ANC 高于 $1.5 \times 10^9/L$、血小板计数高于 $75 \times 10^9/L$ 后，才能再恢复用药，剂量为每日 400mg；当 ANC 或血小板计数再次降低时，以后恢复用药，剂量应减至每日 300mg。

【剂型规格】 甲磺酸伊马替尼胶囊剂：100mg。甲磺酸伊马替尼片：100mg；400mg。

【不良反应】

（1）心血管系统：罕见脑水肿、颅内压增高。可有心力衰竭、肺水肿、心动过速、高血压、低血压、皮肤潮红、四肢发冷及血肿，但均不常见。偶见重度充血性心力衰竭和左心室功能紊乱(大部分患者本身存在其他疾病或伴有风险因素,如年老或有心脏病史)。

(2)代谢/内分泌系统:常见周围水肿、水潴留、体重增加,不常见脱水、体重减轻、高尿酸血症、低钾血症、痛风、低磷酸盐血症,罕见高钾血症、低钠血症。

(3)呼吸系统:常见鼻出血、呼吸困难,不常见胸腔积液、咳嗽、咽喉痛、肺炎、上呼吸道感染。

(4)肌肉骨骼系统:可有肌痉挛、疼痛性肌痉挛、骨骼肌肉痛、关节肿胀,不常见坐骨神经痛、关节肌肉僵硬。

(5)泌尿生殖系统:可见肾衰竭、肾区痛、尿频、血尿、男子乳腺发育、乳房肿大、阴囊水肿、月经过多、乳头疼痛、性功能障碍等,但均不常见。

(6)精神神经系统:常见疲劳、头痛、头晕、味觉障碍、失眠,不常见脑出血、晕厥、周围神经病变、感觉减退、嗜睡、偏头痛、抑郁、焦虑及记忆损害。

(7)肝脏:常见肝酶升高,不常见黄疸、肝炎、高胆红素血症,罕见肝衰竭。

(8)胃肠道:常见恶心、呕吐、腹泻、腹痛、消化不良、腹胀、食欲缺乏、胀气、便秘、口干、胃食管反流、口腔溃疡,不常见食欲增加、食欲降低、胃肠出血、腹水、胃溃疡、胃炎、胃食管反流、口腔溃疡,罕见结肠炎。

(9)血液:可见中性粒细胞减少、血小板减少和贫血,常见中性粒细胞减少性发热,不常见出血、全血细胞减少、骨髓抑制。

(10)皮肤:常见全身水肿、皮炎、湿疹、皮疹、皮肤瘙痒、红皮症、皮肤干燥、毛发稀少、盗汗,不常见淤斑、挫伤、多汗、荨麻疹、指甲断裂、光敏反应、紫癜、脱发、唇炎、皮肤色素沉着过多、皮肤色素沉着过少、牛皮癣、剥脱性皮炎和大疱疹,罕见血管神经性水肿、小疱疹、史-约综合征。

(11)眼:常见结膜炎、泪液分泌过多、视物模糊,不常见眼刺激症状、结膜下出血、眼干、眶周水肿,罕见黄斑水肿、视盘水肿、视网膜出血。

(12)耳:可出现头晕、耳鸣,但均不常见。

(13)其他:常见发热、畏寒。不常见全身不适、败血症、疱疹病毒感染。

【禁用慎用】

(1)禁用:①对本药过敏者。②孕妇或可能怀孕的妇女。③哺乳期妇女。

(2)慎用:①肝、肾功能不全者。②严重心力衰竭者。③青光眼患者。④胃肠功能紊乱者。⑤骨髓抑制者。⑥病毒或细菌感染患者。

【药物相互作用】

(1)与细胞色素 P450(CYP)3A4 抑制药(如克拉霉素、红霉素、磺胺异噁唑、伊曲康唑、酮康唑等)合用,可减少本药代谢,使本药血药浓度升高。

(2)与治疗窗狭窄的 CYP3A4 底物(如环孢素、匹莫齐特、哌咪清、辛伐他丁等)及经 CYP3A4 代谢的其他药物(如苯二氮䓬类、双氢吡啶、钙离子拮抗药、HMG-CoA 还原酶抑制药等)合用,可使这些药物的血药浓度升高。

(3)与 CYP2D6 底物合用,可增加后者浓度,因为在与抑制 CYP3A4 活性相似的浓度下,本药还可在体外抑制 CYP2D6 的活性。

(4)与华法林合用,可使凝血酶原时间延长,增加出血的风险。因为华法林的代谢受 CYP2C9 和 CYP3A4 影响,而本药在体外可抑制 CYP2C9 和 CYP2C19 的活性。与华法林合用时,应短期监测凝血酶原时间。抗凝的患者可选择低分子量或标准的肝素替代治疗。

(5)与CYP3A4诱导药(如地塞米松、苯妥英、卡马西平、苯巴比妥、利福平、卡他咪嗪和含有St John麦汁浸膏制剂等)合用,可促进本药代谢,减少本药的血药浓度,从而降低本药的作用时间,合用时应谨慎。

【特别提示】

(1)本药应避免与含对乙酰氨基酚的药物合用。

(2)本药宜进食时服用,且服药时应多饮水,以减轻胃肠道不良反应。

(3)用药过程中,如体重快速增加,应做详细检查,必要时采取适当对症治疗措施。

(4)用药后,如出现严重非血液学毒性(如严重水潴留),应停止治疗,直到不良反应消失,随后再根据该不良反应的严重程度调整药物剂量。

(5)当血浆胆红素高于正常值上限(IULN)的3倍或氨基转移酶高于5倍IULN时,应停止本药治疗,直到上述检验值分别降至1.5倍IULN和2.5倍IULN,可减量给药(每日剂量分别从400mg、600mg减至300mg、400mg)。

(6)目前尚无关于药物过量的报道,每日剂量超过800mg的用药经验也有限。如发生药物过量,应密切观察,并给予对症治疗。

唑来膦酸　Zoledronic Acid

【其他名称】　密固达。

【药代动力学】　血浆蛋白结合率约22%,且与血药浓度无关。血浆清除率5.6L/h,三相半衰期分别为0.24小时、1.87小时、146小时。

【适应证】　恶性肿瘤溶骨性骨转移引起的骨痛,恶性肿瘤引起的高钙血症,实体肿瘤骨转移,多发性骨髓瘤。

【用法用量】 静脉滴注:每次 4mg,每 3~4 周 1 次。

【剂型规格】 注射用唑来膦酸:4mg(以无水唑来膦酸计)。唑来膦酸注射液:1ml:1mg(以无水唑来膦酸计);5ml:4mg。

【不良反应】 最常见的不良反应为发热,其他不良反应主要包括低血压、失眠、焦虑、兴奋、头痛、嗜睡、乏力;下肢水肿、低钾血症、低镁血症、低钙血症、低磷血症、体重下降、脱水,呼吸困难、咳嗽、胸腔积液、上呼吸道感染,胸痛、骨痛、关节痛、肌肉痛,血清肌酸酐升高(与给药时间有关)、泌尿道感染,恶心、呕吐、便秘、腹泻、腹痛、吞咽困难、厌食,贫血、粒细胞减少、血小板减少、全血细胞减少,结膜炎,流感样症状及注射部位出现红肿、皮疹、瘙痒等。

【禁用慎用】

(1)禁用:①对本药或其他二膦酸盐过敏者。②严重肾功能不全患者[血清肌酸酐浓度≥3mg/(min·L)]。③孕妇。④哺乳期妇女。

(2)慎用:①肾脏损害(包括肾切除)者(可增加肾毒性危险)。②有甲状旁腺功能减退史者(有引起低钙血症的风险)。③有阿司匹林敏感性哮喘的患者。

【药物相互作用】

(1)与氨基糖苷类药物合用可能延长低血钙的持续时间,因后者具有降低血钙的协同作用,故合用时应慎重。

(2)与利尿药合用时可能会增大低血钙的危险性,两药合用应慎重,应在充分补水之后两者才能合用。

(3)有肾功能恶化的恶性肿瘤高钙血症患者,合用沙利度胺,可增加肾功能不全的危险性。

【特别提示】

(1)多发性骨髓瘤伴骨质减少且放射检查没有溶解性骨病证据时,可以使用本药的治疗。

（2）溶液的配制：将 4mg 本药用 5ml 无菌注射用水溶解，然后用 100ml 0.9％氯化钠注射液（或 5％葡萄糖注射液）稀释。

（3）伴有恶性高钙血症的患者用药前应充分补水。

（4）与具有肾毒性的药物合用时应慎重。

（5）用药后，若非病情恶化，不宜中断本药治疗。

（6）鉴于本药有损伤肾功能的风险，建议每次剂量不宜超过 4mg，给药时间至少 15 分钟。

（7）对原因不明的蛋白尿（24 小时尿蛋白超过 500mg）或氮质血症（血清肌酸酐基线浓度正常的患者，其血清肌酸酐浓度升高超过 0.5mg/min），或血清肌酸酐浓度绝对值超过 1.4mg/min 的患者，应停药。每 3～4 周，重新检测 1 次。

（8）本药的不良反应多为轻度和一过性的，大多数情况下无须特殊处理即可在 24～48 小时内自行消退。若出现肾功能损害，应停药至肾功能恢复至基线水平。若出现低钙血症、低磷血症、低镁血症，可静脉给予葡萄糖酸钙、磷酸钾或钠，以及硫酸镁来补充。

第九章　抗肿瘤辅助药

一、药物概述

随着化疗的进展,抗肿瘤效果大为提高,但是随之而来的药物不良反应也相应增多,这给临床用药造成一定困难。常见的有胃肠道反应、骨髓抑制,以及心、肝、肾毒性等,不但造成病人肉体痛苦及精神负担,而且还在饮食、营养、代谢等方面带来一系列问题。药物反应严重者往往拒绝或推迟使用一些疗效好、见效快的抗肿瘤药物。因此,合理应用抗肿瘤辅助治疗药物,是及时有效地控制抗肿瘤药物的不良反应、保持病人机体良好状况和顺利进行化疗的当务之急。本章列举的抗肿瘤辅助药主要包括:镇痛药物、止吐药物、中成药,以及其他生物药品等。

肿瘤病人常用的镇痛药物可分为两种,一类是主要作用于中枢神经系统,能选择性消除或缓解疼痛,同时能减轻不愉快的情绪反应,镇痛时意识清醒而其他感觉不受影响,此类药物称为镇痛药,多用于剧烈疼痛。主要包括吗啡、哌替丁、曲马朵、二氢埃托啡等。另一类是具有解热、镇痛、抗炎作用的药物,可用于多种钝痛(如头痛、牙痛等)。此类药物包括阿司匹林、对乙酰氨基酚、布洛芬等。止痛药应选择口服给药途径,尽可能避免创伤性给药,便于长期用药;同时应有规律的"按时"给药,而不是按需给药;应按照疼痛程度按阶梯式给药;实际给药中还应注意根据病人的实际情况个体化给药。

止吐药物也是重要的抗肿瘤辅助用药,用以应对放、化疗病人的恶心呕吐反应。止吐药通过不同环节抑制呕吐反应,包括如下几类:①噻嗪类。如氯丙嗪、异丙嗪等,主要抑制催吐化学感受区,对各种呕吐(除晕动病呕吐外)均有效。②抗组胺类药。如苯海拉明等,常用于晕动病呕吐。③多巴胺或 5-羟色胺受体阻滞药。如甲氧氯普胺、昂丹司琼、格雷司琼等。④其他。东莨菪碱、维生素 B_6 等。肿瘤病人常用的止吐药主要为多巴胺或 5-羟色胺受体阻滞药,也是本章主要列举的止吐药物。

本章列举的其他抗肿瘤辅助用药多为增加免疫力、升高血象、保护血管的药物,如丙种球蛋白、利血生及血管内皮抑素等。

二、镇痛药物

阿司匹林　Aspirin

【其他名称】　安可春、安尼妥、巴米尔、拜阿司匹林、伯基、博尔心、醋柳酸、东青、介宁、可尔利、力爽、洛定、赛宁、施泰乐、司尔利、协美达、延先、乙酰水杨酸、益欣雪。

【药代动力学】　口服吸收迅速、完全。普通制剂、肠溶缓释片、肠溶微粒胶囊达峰时间分别为 1～2 小时、7.3 小时、约 6 小时。吸收后分布于各组织中,也能渗入关节腔和脑脊液中,并可通过胎盘屏障。蛋白结合率低,半衰期为 15～20 分钟。水杨酸盐单次服用小剂量时为 2～3 小时,服用大剂量时可达 20 小时以上,反复用药时可达 5～18 小时。

【适应证】

(1)用于轻、中度癌痛,尤其对骨转移性癌痛有较好疗效。

(2)镇痛、解热,缓解轻度或中度疼痛,如头痛、偏头痛、牙痛、神经痛、肌肉痛及痛经等;缓解感冒引起的发热、咽喉痛及多种急、慢性发热性疾病的降温。

（3）抗炎、抗风湿，可用于风湿热、急性风湿热（伴心肌炎者可合用皮质激素）、风湿性关节炎、系统性红斑狼疮性关节炎和胸膜炎。

（4）抑制血小板聚集。

（5）用于治疗由于 X 线照射或放疗而引起的腹泻；治疗胆道蛔虫病；儿科用于皮肤黏膜淋巴结综合征（川崎病）的治疗；粉末外用可治足癣。

【用法用量】

（1）抑制血小板聚集：①应用小剂量，通常为每次 75～150mg，每日 1 次。在急性心肌梗死或做血管重建手术开始可以用较高剂量（160～325mg）作为负荷量，以后改为常用低剂量。②分散片的具体用法用量，局部缺血性脑卒中和一过性脑缺血发作、预防心肌梗死发生、不稳定型心绞痛、慢性稳定型心绞痛：每次 50～300mg，每日 1 次。急性心肌梗死：初始剂量 300mg，维持剂量为每日 50～100mg。冠状动脉旁路移植术（CABG）：每日 300mg，可于术后 6 小时开始给药。预防心脏搭桥术后再狭窄：每日 50mg。经皮腔内冠状动脉成形术（PTCA）：手术前 2 小时给予初始剂量 300mg，维持剂量为每日 50～100mg。颈动脉内膜切除术：建议手术前开始，每次 100～300mg，每日 1 次。③肠溶缓释片用于减少动脉粥样硬化患者的心肌梗死、一过性脑缺血或脑卒中发生，每次 50～150mg，每日 1 次。④肠溶微粒胶囊每次 100mg，每日 1 次。⑤缓释胶囊每次 162.5mg，每日 1 次，推荐每日在同一时间服药。⑥肠溶片用于不稳定性心绞痛，每日 75～300mg，建议每日剂量为 100mg。急性心肌梗死：每日 100～160mg，建议每日剂量为 100mg。预防心肌梗死复发：每日 300mg。动脉血管手术后：每日 100～300mg，建议每日用量为 100mg。预防一过性脑缺血发作：每日 30～300mg，建议每日用量为100mg。

(2)解热、镇痛:①每次300～600mg,每日3次,必要时可每4～6小时1次,但24小时内不超过2 000mg。②咀嚼片为每次375～600mg,若症状持续存在,可每4小时给药1次,24小时内给药次数不超过5次。止痛时连续服用不超过10日;退热时连续服用通常不超过3日。③缓释片为每次150～225mg,每日3次。④缓冲片为每次324～496mg,每日3次。

(3)治疗X线照射或放疗引起的腹泻:每次600～900mg,每日4次。

(4)直肠给药:解热镇痛,每次300～500mg;若发热或疼痛持续不缓解,可每4～6小时重复给药1次,但24小时内不应超过2 000mg。

【剂型规格】 阿司匹林片:25mg;50mg;100mg;200mg;300mg;500mg。阿司匹林咀嚼片:75mg;500mg。阿司匹林泡腾片:100mg;300mg;500mg。阿司匹林分散片:50mg。阿司匹林缓释片:50mg;75mg。阿司匹林肠溶片:25mg;40mg;100mg;150mg;300mg;500mg。阿司匹林肠溶缓释片:50mg。阿司匹林缓冲片:162mg。阿司匹林肠溶胶囊:40mg;150mg;300mg;500mg。阿司匹林缓释胶囊:50mg;162.5mg。阿司匹林肠溶微粒胶囊:100mg。阿司匹林散:100mg;500mg

阿司匹林栓:100mg(儿童用);300mg;450mg;500mg。阿司匹林锌胶囊:300mg。

【不良反应】 用于解热镇痛的常规剂量较少引起不良反应。长期大量用药(尤其当血药浓度大于200μg/ml时)较易出现不良反应。血药浓度愈高,不良反应愈明显。

(1)胃肠道:最常见表现为恶心、呕吐、上腹部不适或疼痛等,少见胃肠道出血、溃疡或穿孔。

(2)血液:长期使用凝血因子Ⅱ减少,凝血时间延长,出血倾向增加。胃肠道出血可导致缺铁性贫血。可促使6-磷酸葡萄糖脱氢酶缺陷患者发生溶血性贫血。还有叶酸缺乏性巨幼红细胞贫血,再生障碍性贫血、粒细胞减少、血小板减少等。

(3)心血管:剂量超过每日1g,偶见收缩压和舒张压轻度升高。

(4)中枢神经系统:可逆性耳鸣、听力下降、头晕、头痛、精神障碍等,少见眩晕。

(5)肝脏:肝功能损害为可逆性,停药后可恢复。可见肝酶谱升高。

(6)肾脏:肾功能损害可逆,偶见血尿素氮及血清肌酸酐值轻度增加。

(7)呼吸系统:可导致严重的哮喘和鼻息肉,严重过量时可见过度换气。

(8)代谢/内分泌系统:①小剂量用药能引起血浆糖皮质激素浓度受抑制、血浆胰岛素浓度升高及尿酸的排泄减少,易感者可出现痛风发作;中至大剂量用药可引起糖尿病患者的血糖降低;大剂量用药能引起血清胆固醇浓度受抑制。②可引起基础代谢、氧耗量和CO_2的排出增加,以及在三羧酸循环中引起有机酸氧化代谢产物的积聚。③治疗剂量下可引起胶原酶抑制,使正常创伤痊愈时间延缓。④尿酸潴留。⑤维生素C的摄取受抑制。

(9)其他:出现过敏反应,可逆性耳鸣、听力下降等。

【禁用慎用】

(1)禁用:①对本药过敏者,或有其他NSAIDs过敏史者(尤其是出现哮喘、血管神经性水肿或休克者)。②消化性溃疡病(尤其是有出血症状)患者、活动性溃疡病患者及其他原因引起的消化道出血者。③先天性或后天性血凝异常者(如血友病、血小板减少症患者)。④哮喘患者。⑤鼻息肉综合征患者。⑥出血体质或出血倾向者。⑦严重肝、肾功能不全者。⑧孕妇。⑨哺乳期妇女。

(2)慎用：①对所有类型镇痛药、抗炎药和抗风湿药过敏者。②有过敏性反应的患者。③花粉性鼻炎、鼻出血或慢性呼吸道感染(尤其是过敏性症状)患者。④葡萄糖-6-磷酸脱氢酶缺陷者。⑤痛风患者。⑥肝功能不全者。⑦心功能不全或高血压者。⑧肾功能不全者。⑨正接受抗凝血药治疗的患者。⑩慢性或复发性胃或十二指肠病变患者。⑪月经过多者。⑫有胃或十二指肠溃疡史、出血症史、溶血性贫血病史者。⑬儿童。⑭老年人。

【药物相互作用】

(1)甲氧氯普胺可增加本药的吸收。

(2)尿酸化药可减少本药的排泄，使本药血药浓度升高。

(3)增加氨基糖苷类抗生素的血药浓度。可增强某些抗生素(磺胺和磺胺复合物如磺胺甲噁唑/甲氧苄啶)的作用。

(4)增强口服降糖药(如磺酰脲类)或胰岛素的降血糖作用。

(5)增强其他水杨酸类药、甲氨蝶呤、巴比妥类药物及苯妥英的作用。

(6)增强三碘甲状腺原氨酸(T3)的作用。

(7)增强可的松或可的松类似物药物的作用。糖皮质激素可增加本药的排泄，合用时应增加本药用量。两者长期同用，尤其是大量应用时，有增加胃肠道溃疡和出血的危险性。故不主张两者同用。

(8)尿碱化药(碳酸氢钠等)、抗酸药(长期大量应用)可促进本药经尿排泄，使血药浓度下降，不宜同用。

(9)降低 α-干扰素、降压药、利尿药(如髓袢利尿药、螺内酯)的作用。

(10)不能与其他 NSAIDs(除外水杨酸类药)合用。

(11)与丙磺舒或磺吡酮同用，后者的排尿酸作用降低；丙磺舒可降低水杨酸盐自肾脏的清除率，从而使本药的血药浓度升高。

（12）与抗凝药（双香豆素、肝素、维生素 K 拮抗药等）、溶栓药（链激酶、尿激酶）及其他可引起低凝血因子Ⅱ血症、血小板减少、血小板聚集功能降低或胃肠道溃疡出血的药物同用，有加重凝血障碍并增加出血的危险。合用抗凝药物（如香豆素衍生物、肝素）应谨慎（低剂量肝素治疗例外）。

（13）加强地高辛和丙戊酸的作用，使后者中毒的危险增加。

（14）乙醇可加强本药导致出血时间延长及胃出血的作用，饮酒前后不应服用本药。

（15）食物可降低本药吸收速率，但不影响吸收量。

【特别提示】

（1）仅能缓解症状，不能治疗引起疼痛和发热的病因。

（2）应与食物同服或用水冲服，以减少对胃肠道的刺激。

（3）肠溶缓释片不适用于急性心肌梗死患者的紧急应用。宜在饭后用温水送服，不可空腹服用。少服或忘服后，不能下次服用双倍的量，而应继续按规定服用。

（4）咀嚼片放于口腔中，充分咀嚼后用水服下。

（5）散剂和泡腾片用温开水溶解后口服。

（6）扁桃体摘除或口腔手术后 7 日内应整片吞服，以免嚼碎后接触伤口引起损伤。

（7）外科手术病人应在术前 5 日停用，以免引起出血。

（8）用于治疗关节炎时，剂量应逐渐增加，直到症状缓解，达有效血药浓度后开始减量。如出现了不良反应应迅速减量。

（9）解热时宜用小剂量。用于解热时应多喝水，以便排汗和降温，否则因出汗过多可造成水电解质平衡失调或虚脱。

（10）西咪替丁或米索前列醇可保护或减轻本药所致的胃黏膜损伤。

（11）服药前 30 分钟给予硫糖铝，有防止胃黏膜受损的作用，但两者同时服用,则无此作用。

(12)对于过敏者,应立即停药。

(13)用药前后及用药时应当检查或监测。①长期大量用药时应定期检查血细胞比容、肝功能及血清水杨酸含量。②长期用药时应监测凝血指标。③轻度肝功能不全的患者应定期检查肝功能。

布桂嗪 Bucinnazine

【其他名称】 布桂利嗪、布新拉嗪、丁酰肉桂哌嗪、盐酸布桂利嗪、盐酸布桂嗪。

【药代动力学】 口服后易吸收,口服后 10～30 分钟或皮下注射 10 分钟起效,镇痛效果维持 3～6 小时。皮下注射后 20 分钟血药浓度达峰值。给药后 20 分钟脑内药量占给药量的 0.84%,几乎全为原形。体内代谢有明显种族差异,主要以代谢物的形式从尿和粪便中排出。24 小时从尿和粪便中排出量分别占给药量的 27% 和 49%。

【适应证】 适用于神经(尤其是三叉神经)痛、偏头痛、炎症性疼痛、痛经、关节痛、手术后疼痛、外伤性疼痛、牙痛,以及癌性疼痛(属第二阶梯镇痛药)等。

【用法用量】 口服给药:每次 30～60mg,每日 90～180mg,疼痛剧烈时剂量可酌增。皮下注射:每次 50～100mg,每日 1～2 次,疼痛剧烈剂量可酌增。肌内注射:同皮下注射项。对于慢性中重度癌痛病人,剂量可逐渐增加。首次及总量可以不受常规剂量的限制。儿童每次口服 1mg/kg,疼痛剧烈时剂量可酌增。

【剂型规格】 片剂:30mg;60mg。注射液:2ml：50mg;2ml：100mg。

【不良反应】 偶见恶心、眩晕、困倦、黄视、全身发麻等,停药后可消失。连续使用可产生耐受和成瘾。

【禁用慎用】　尚不明确。

【药物相互作用】　尚不明确。

【特别提示】

(1)本品为国家特殊管理的麻醉药品,必须严格遵守国家对麻醉药品的管理条例,按规定开麻醉药品处方和供应、管理本类药品,防止滥用。

(2)医疗机构使用该药医生处方量每次不应超过 1 次常用量。处方留存 3 年备查。

(3)连续使用本品可导致耐受和成瘾,故不可滥用。

布洛芬　Ibuprofen

【其他名称】　安瑞克、拔怒风、贝乐芬、备得芬、倍芬、波菲特、大亚芬克、迪尔诺、儿快平、芬必得、芬克、芬尼康、芬苏、芬泰乐、抚尔达、吉浩、精氨酸布洛芬、快平、快速平、美林、摩纯、司百得、太韦盛、泰宝、托恩、欣荻芬、欣卫、新通解、雅维、依布洛芬、异丁苯丙酸、异丁洛芬、易服芬。

【药代动力学】　口服易吸收,吸收率达 90％以上。服药后达峰时间为 1.2～2.1 小时;缓释胶囊达峰时间为 4～5 小时;缓释片达峰时间为(3.6±0.7)小时。药物吸收后广泛分布于肾上腺、卵巢、关节滑膜腔、甲状腺、皮肤和脂肪组织中。血浆蛋白结合率为 99％。分布容积为(0.15±0.02)L/kg。服药 5 小时后,关节液中药物浓度与血药浓度相等;以后的 12 小时内药物在关节液中的浓度高于血药浓度。在肝脏代谢。药物 100％在 24 小时内排出。60％～90％经肾由尿排出。单次给药后半衰期为 1.8～2小时。

【适应证】　口服或局部给药用于缓解各种慢性关节炎的急性发作期或持续性的关节肿痛症状及非关节性的各种软组织风湿性疼痛或炎症。口服给药用于急性轻、中度疼痛。口服或直肠给药可用于感冒、急性上呼吸道感染、急性咽喉炎等疾病引起的发热。

【用法用量】

(1)成人口服给药:①抗风湿。每次 0.4～0.8g,每日 3～4 次。类风湿关节炎比骨性关节炎用量大。每日最大用药量不超过 2.4g。②轻、中度疼痛。每次 0.2～0.4g,每 4～6 小时 1 次。每日最大用药量不宜超过 2.4g。分散片,推荐剂量为每次 0.2～0.4g,每日 3 次。缓释片,每次 0.3～0.6g,早、晚各 1 次。缓释胶囊,每次 0.3g,早、晚各 1 次。缓释混悬剂,推荐剂量为每次 0.3～0.6g,每日 2 次。③发热。每次 0.2g,每日 3～4 次。分散片,推荐剂量为每次 0.2～0.4g,每日 3 次。缓释混悬剂,推荐剂量为每次 0.3～0.6g,每日 2 次。④抗炎。缓释片,每次 0.3～0.6g,早晚各 1 次。缓释胶囊,每次 0.3g,早晚各 1 次。缓释混悬剂,推荐剂量为每次 0.3～0.6g,每日 2 次。

(2)成人局部给药:乳膏,依患处面积大小,取适量轻揉患处,每日 3～4 次。搽剂,涂患处,每次 2～4ml,每日 3 次。直肠给药,每次 100mg,如需再次用药应间隔 4 小时以上。

(3)儿童口服给药:12 岁以上儿童用法用量同成人(除风湿性疾病)。1～12 岁儿童用法用量如下:①发热。分散片、混悬液,推荐剂量为每日 20mg/kg,分 3 次服用。缓释混悬剂,推荐剂量为每日 20mg/kg,分 2 次服用。混悬滴剂,每次 5～10mg/kg,需要时每 6～8 小时重复使用,每 24 小时不超过 4 次;或用滴管量取。使用前请摇匀,使用后清洗滴管。②疼痛。分散片、混悬液,推荐剂量为每日 30mg/kg,分 3 次服用。缓释混悬剂,推荐剂量为每日 30mg/kg,分 2 次服用。混悬滴剂用法用量同发热项。

(4)儿童直肠给药:1～3 岁患儿,每次 50mg,塞肛门内。如症状无缓解,每 4～6 小时可重复给药 1 次,24 小时不超过 200mg。3 岁以上患儿,每次 100mg。

【剂型规格】 片剂:0.1g;0.2g。分散片:50mg。泡腾片:0.1g。缓释片剂:0.3g。胶囊剂:0.1g;0.2g。颗粒剂:0.1g,0.2g。口服液剂:10ml:0.1g。口服混悬液:60ml:1.2g;100ml:2.0g;5ml:0.1g。混悬滴剂:15ml:0.6g。滴剂:20ml:0.8g。搽剂:5ml:2.5g;50ml:2.5g。乳膏剂:20g:1g。缓释胶囊剂:0.3g。栓剂:100mg。小儿栓剂:50mg;100mg。干混悬剂:1.2g:34g。糖浆剂:10ml:0.2g。缓释混悬剂:100ml:3g。

【不良反应】

(1)消化系统:可出现消化不良,也较多见胃烧灼感、胃痛、恶心、呕吐等。

(2)神经系统:偶可出现头痛、嗜睡、晕眩、耳鸣等。抑郁或其他精神症状、视物模糊及中毒性弱视少见。

(3)肝脏:肝功能异常,主要表现为丙氨酸氨基转移酶升高。

(4)肾脏:少数患者用药后可出现下肢水肿。对一些有潜在性肾病的易感者可出现肾乳头坏死的急性肾功能不全。

(5)血液系统:大剂量用药可出现出血时间延长、白细胞减少、粒细胞减少甚至粒细胞缺乏、血小板缺乏及全血细胞减少。个别病例可因胃肠道隐血而致贫血。

(6)皮肤:过敏性皮肤反应不常见,多为短暂性荨麻疹、紫癜性或红斑性改变,常伴有瘙痒。

(7)呼吸系统:易感者可出现支气管哮喘发作。

【禁用慎用】

(1)禁用:①对本药过敏者。②对阿司匹林或其他非甾体类抗炎药过敏者。③活动性消化性溃疡或溃疡合并出血(或穿孔)者。④有失血倾向者。⑤孕妇。⑥哺乳期妇女。⑦脱水小儿禁用本药滴剂。⑧对丙二醇及对羟基苯甲酸甲酯钠过敏者禁用本药乳膏。

(2)慎用:①支气管哮喘患者或有此病史者(可能引起支气管

痉挛)。②心功能不全、高血压患者。③血友病或其他出血性疾病(包括凝血障碍及血小板功能异常)患者。④有消化性溃疡史者。⑤肠胃疾病患者。⑥严重肝功能不全者。⑦肾功能不全者。⑧红斑狼疮或其他免疫疾病患者。⑨6个月以下小儿。

【药物相互作用】

(1)与维拉帕米、硝苯地平同用,本药的血药浓度升高。

(2)与丙磺舒同用,本药排泄减少、血药浓度升高,毒性增加,故同用时宜减少本药剂量。

(3)与抗糖尿病药(包括口服降糖药)同用,可增强抗糖尿病药的降糖作用。

(4)升高地高辛的血药浓度。与其同用时,应注意调整地高辛的剂量。

(5)不应与中、大剂量甲氨蝶呤同用。

(6)抑制苯妥英钠的降解。

(7)与抗高血压药、呋塞米同用,可减弱后者的降压作用。与呋塞米同用时,还可减弱后者的排钠作用。

(8)与其他非甾体类抗炎药、皮质激素、促肾上腺皮质激素同用可增加胃肠道不良反应,并有致溃疡和/或出血的危险。

(9)与肝素、双香豆素等抗凝药及血小板聚集抑制药同用,有增加出血的危险。

(10)长期与对乙酰氨基酚同用可增加肾脏不良反应。

(11)使用期间饮酒,可增加胃肠道不良反应,并有致溃疡和出血的危险。食物可减慢本药吸收,但并不影响吸收总量。

【特别提示】

(1)应用本药解热、镇痛时还应针对病因治疗。

(2)应与其他慢作用抗风湿药同用以控制类风湿关节炎的活动性及病情进展。

(3)对应用阿司匹林或其他非甾体类抗炎药引起胃肠道不良

反应的患者,可改用本药,但应密切注意不良反应。

（4）对其他抗风湿药物耐受性差者可能对本药有良好耐受性。

（5）有溃疡病史者,使用本药应严密观察或加用抗酸药。

（6）应用期间,再同时应用其他解热镇痛类药应谨慎。

（7）泡腾片应溶解于热水或温水后口服使用。

（8）局部给药时,不得用于皮肤破损部位。勿与眼睛及黏膜接触,切勿入口。

（9）直肠给药时,应用助推器将药栓推入肛门深处。

（10）用药期间如出现胃肠出血、肝肾功能损害、视力障碍、血常规异常及过敏反应等,应立即停药。

（11）用药前后及用药期间应定期检查血常规及肝、肾功能。

对乙酰氨基酚　Paracetamol

【其他名称】　爱尔星、爱森、安佳热、安怡、百服宁、保达琳、倍乐信、奔乌龙、必理通、醋氨酚、儿童百服宁、尔合依、芙璐威、恒诺、静迪、酪芬得、扑热息痛、普乐、热必退、日立清、释乐、斯耐普-FR、素廷、泰诺林、退热净、兴乐宁、幸福止痛素、一滴清、宜利妙、乙酰氨基苯酚、乙酰氨基酚、易尚、悦诺清。

【药代动力学】　口服后自胃肠道吸收迅速且完全,生物利用度为 $60\%\sim80\%$。达峰时间为 $0.5\sim2$ 小时,过量时体内谷胱甘肽逐渐耗竭,可导致肝毒性。主要以结合物的形式经肾脏排泄。24 小时内约有 3% 以原形随尿排出。每分钟清除率（CL）为（5 ± 1.4）ml/kg。半衰期通常为 $1\sim4$ 小时（平均 2 小时）,在乳汁中的半衰期为 $1.35\sim3.5$ 小时;某些肝脏疾病患者、老年人和新生儿半衰期可能延长;小儿半衰期则可能缩短。可经血液透析清除,但不可经腹膜透析清除。

【适应证】　适用于缓解轻至中度疼痛,如头痛、关节痛、神经痛、肌肉痛、偏头痛、牙痛及痛经等;也可用于退热。

【用法用量】 口服:成人每次 0.3～0.6g,每日 4 次或每 4 小时 1 次;每日不宜超过 2g。用于退热时疗程通常不超过 3 日,用于镇痛时疗程不宜超过 10 日。缓释片用法:每次 0.65～1.3g(即 1～2 片),每 8 小时 1 次。每日不超过 4g(即 6 片)。肌内注射:每次 0.15～0.25g。用于退热时疗程通常不超过 3 日,用于镇痛时疗程不宜超过 10 日。直肠给药:每次 0.3g,若持续高热或疼痛,可间隔 4～6 小时重复 1 次。24 小时内不超过 1.2g。

【剂型规格】 片剂:0.1g;0.3g;0.5g。咀嚼片剂:80mg;160mg。分散片剂:0.1g。泡腾片剂:0.5g。缓释片剂:0.65g。胶囊剂:0.3g。糖浆剂:100ml:5g。凝胶剂:5g:120mg。颗粒剂:2g:0.1g。泡腾冲剂:0.1g(小儿用);0.5g(成人用)。干混悬剂:6.5g:0.5g。混悬液剂:30ml:0.96g;100ml:3.2g。口服液剂:10ml:0.25g。溶液剂:5ml:0.25g。滴剂:10ml:1g;16ml:1.6g。栓剂:0.15g;0.3g;0.6g。注射液:1ml:0.075g;2ml:0.25g。

【不良反应】 各种不良反应通常与大量长期用药、过量用药(包括中毒量)或伴有肝、肾功能不全等异常情况有关。

(1)呼吸系统:可能使对阿司匹林过敏患者的支气管痉挛加重。

(2)精神神经系统:常规剂量下对情绪无影响。

(3)消化系统:胃肠刺激作用小,短期服用不会引起胃肠道出血。肝毒性,甚至可引起肝衰竭、肝坏死。

(4)肾脏:长期大剂量服用可致肾疾病,包括肾乳头坏死性肾衰竭,尤其是肾功能低下者可出现肾绞痛或急性肾衰竭(少尿、尿毒症)。肾衰竭也可能继发于本药引起的肝功能损害。

(5)血液:罕见血液系统的不良反应。偶有引起血小板减少症(包括免疫性血小板减少症)的报道。其他还有溶血性贫血、粒细胞缺乏、全血细胞减少、浆细胞增多、血小板增多、慢性粒细胞白血病及慢性淋巴细胞白血病等。

（6）代谢/内分泌系统：可能抑制甲状腺功能和精子生成。

（7）皮肤：少数病例可发生过敏性皮炎（皮疹、皮肤瘙痒等）。

（8）肌肉骨骼系统：横纹肌溶解症。

【禁用慎用】

（1）禁用：①对本药及其他非甾体类抗炎药过敏者。②严重肝肾功能不全患者。③酒精中毒者。

（2）慎用：①肝病或病毒性肝炎（有增加肝脏毒性的危险）。②轻至中度肾功能不全者（长期大量应用有增加肾脏毒性的危险）。③严重心、肺疾病患者（应严格控制使用本药）。④葡萄糖-6-磷酸脱氢酶缺乏症患者（有引起溶血的报道）。⑤孕妇。

【药物相互作用】

（1）二氟尼柳与本药合用时，前者血药浓度不变，本药血药浓度上升约50%，可引起肝毒性。

（2）美替拉酮可抑制本药葡萄糖醛酸结合物的形成，使本药中毒的危险性增加。

（3）避免与抗病毒药齐多夫定合用，因相互抑制与葡萄糖醛酸的结合而降低清除率，从而增加毒性，因此应合用。

（4）可抑制华法林的代谢或阻碍血块收缩因子形成，从而增加华法林引起出血的危险性。

（5）可抑制醋硝香豆素的代谢或干扰血凝块形成，从而增强醋硝香豆素的抗凝作用。合用时应调整抗凝血药的用量。

（6）白消安通过与谷胱甘肽结合而排出体外，本药可使血液和组织中谷胱甘肽水平降低，故两者合用时白消安的肾廓清率减少。

（7）与氯霉素合用，可延长后者的半衰期，增强其毒性（出现呕吐、低血压、低体温）。

(8)与非诺多泮合用,可致非诺多泮血药浓度上升30%(短期合用)或70%(长期合用)。

(9)佐米曲普坦与本药合用后,前者的血药浓度轻度上升,但无临床意义。

(10)可能增加炔雌醇的血药浓度,而本药血药浓度可被口服避孕药降低。

(11)抗酸药可显著延缓本药血药浓度的达峰时间,但对本药的平均血药峰浓度、血药峰浓度及半衰期无影响。

(12)考来烯胺能使本药的吸收减少,使本药疗效减弱。

(13)替扎尼丁可使本药口服时的达峰时间延迟,但临床意义不明。

(14)苯妥英钠、磺吡酮与本药合用,卡马西平大剂量、频繁地与本药合用,均使本药的代谢增加,对肝脏的毒性也增加。

(15)可促进拉莫三嗪从血液中清除,使拉莫三嗪的疗效降低。

(16)异烟肼可使本药的肝毒性增加。

(17)长期大量与阿司匹林、其他水杨酸盐类药或其他非甾体类抗炎药合用时(如每年累积用量达到1000g,应用3年以上),可明显增加对肾脏的毒性(包括肾乳头坏死、肾及膀胱肿瘤等)。

(18)本药长期或大量同时应用其他肝酶诱导药(尤其是巴比妥类或抗惊厥药)的患者,发生肝脏毒性的危险性更高。

(19)与降压药(如阿替洛尔)合用时,降压作用无明显改变。

(20)长期嗜酒者过量应用本药导致的肝毒性更大。食物(尤其是富含碳水化合物的食物)可减慢本药的吸收,并使其血药峰浓度降低。

【特别提示】 用于解热和镇痛是对症治疗,必要时辅以对因治疗。出现过敏性皮炎,应立即停药。给药前应注意检查肝、肾功能,对长期较大剂量用药者应定期复查血常规、肝肾功能等。

二氢埃托啡 Dihydroetorphine

【其他名称】 盐酸二氢埃托啡、双氢 M99、双氢乙烯啡、盐酸双氢埃托啡。

【药代动力学】 口服给药无效；舌下给药吸收良好，10～15分钟起效，维持3～4小时；肌内注射10分钟后起效，维持3～4小时；静脉给药后2～5分钟起效，维持30～90分钟；皮下注射$10\mu g$，(6.7 ± 2.4)分钟起效。皮下注射生物利用度几乎为100%。

【适应证】 用于镇痛，如创伤性疼痛、手术后疼痛、晚期癌症疼痛及其他诊断明确的剧烈疼痛（如急腹痛），包括使用吗啡、哌替啶无效的剧痛。注射液也可用作麻醉诱导前用药、静脉复合麻醉、阻滞麻醉辅助用药。

【用法用量】

舌下含服：用于镇痛，每次 20～40μg，必要时可于 3～4 小时后重复用药。每次极量60μg，每日极量180μg，连续用药不超过3日。晚期癌症患者长期应用对本药产生耐受性时，可视需要适当增量，最大可用至每次 100μg，每日 400μg。

肌内注射：镇痛，每次 10～20μg，必要时可于 3～4 小时后重复用药。每次极量30μg，每日极量90μg。连续用药通常不超过3日。阻滞麻醉辅助用药，0.1～0.2μg/kg。

静脉注射：①静脉全麻诱导前用药。气管插管辅助或控制呼吸下，每小时给予 0.4～0.5μg/kg，手术结束前 1 小时停用，总量不超过3μg/kg。因该药无催眠作用，必须定时给予地西泮或羟丁酸钠维持患者睡眠状态。同时滴注 1‰普鲁卡因，可减少用量。需要肌肉松弛者应常规给予肌松药。②静脉复合麻醉。首次0.3～0.6μg/kg，以后每 40～60 分钟追加首剂的一半，手术结束前 40 分钟停止用药。③辅助阻滞麻醉或局麻不全时用药。因患者未建立人工气道管理，首次用药应减量，可先给予 5～10μg，严密观察 10 分钟,若无呼吸抑制,必要时再追加注射 $10\mu g$。术中至少间隔 2 小时再注射 $10\mu g$。

静脉滴注:①急性剧痛。每小时 $0.1\sim0.2\mu g/kg$。持续滴注时间不超过 24 小时。②静吸复合麻醉。气管插管辅助或控制呼吸下,每小时给药 $0.2\sim0.3\mu g/kg$,持续吸入氧化亚氮或低浓度恩氟烷及异氟烷。也可同时静脉滴注 1‰普鲁卡因及间断吸入恩氟烷、异氟烷控制血压过高;需肌肉松弛者可常规注射肌松药。

【剂型规格】 片剂:$20\mu g$;$40\mu g$。注射液:$1ml:10\mu g$;$1ml:20\mu g$。

【不良反应】 头晕、恶心、呕吐、乏力、出汗,偶见呼吸减慢,连续多次使用可产生耐受性及依赖性(症状较吗啡轻),止痛持续时间也会缩短。对循环系统的功能影响很小。

【禁用慎用】

(1)禁用:①颅脑外伤、意识障碍者。②肺功能不全者。③婴幼儿禁用本药注射剂。④诊断不明的急腹症患者。

(2)慎用:①肝功能不全者。②肾功能不全者。

【药物相互作用】 中枢神经系统抑制药与本药有协同作用。如用于晚期肿瘤患者镇痛,同服司可巴比妥或地西泮,可使作用时间延长,但会加重呼吸抑制。尼可刹米、洛贝林可部分对抗本药的呼吸抑制作用。

【特别提示】

(1)应按麻醉药品的管理要求进行管理,防止流失。

(2)不得用于戒毒治疗。

(3)慢性疼痛和非剧烈疼痛(如牙痛、头痛、风湿痛、痔疮痛或局部组织小创伤痛等)不宜使用。只适合于可以控制病因的急性剧烈疼痛,对慢性癌症疼痛建议不要长期使用,但可在吗啡缓释制剂尚未起效时临时给药。

(4)片剂只可舌下含化,不可将药片吞服。

(5)严禁快速静脉推注,并随时注意呼吸的变化,以免呼吸骤停。

(6)当呼吸减慢至每分钟 10 次左右时,用呼吸兴奋药尼可刹米可纠正,也可用吸氧纠正。

(7)烯丙吗啡可有效对抗本药。

氢吗啡酮 Hydromorphone

【其他名称】 二氢吗啡酮。

【药代动力学】 口服镇痛效果为肌内注射的 1/5。肌内注射后 15 分钟出现作用,维持 3～5 小时。口服 $t_{1/2}$ 4.71 小时,静脉注射 $t_{1/2}$ 2.64 小时。

【适应证】 强效中枢性镇咳、镇痛药,作用较可待因强。其用途同吗啡,为癌痛的三阶梯镇痛药,还可用于伴有疼痛的严重咳嗽,且经用可待因、氢可酮无效者的治疗。

【用量用法】 口服,每次 1mg,每 3～4 小时 1 次。

【剂型规格】 片剂:1mg。

【不良反应】 直立性低血压、肺不张和感染、嗜睡、注意力分散、思维能力减弱、表情淡漠、抑郁、烦躁不安、惊恐、畏惧、视物模糊或复视、胃肠道反应,戒断反应。

【禁用慎用】 有恶心、呕吐、呼吸抑制、嗜睡及便秘等,痰多者禁用。

【药物相互作用】 与普通麻醉药、吩噻嗪、镇静药、安眠药,三环类抗抑郁药或其他中枢神经抑制药(包括乙醇)同用会使中枢神经系统抑制加强。故本品与上述药品同用时应减量。

【特别提示】 遮光,室温,密闭保存。

高乌甲素 Lappaconitine

【其他名称】 氢溴酸高乌甲素、拉巴乌头碱、意尔琪、根宁。

【药代动力学】 起效时间稍慢,但维持时间较长。

【适应证】 用于中度以上疼痛。

【用法用量】 肌内注射:每次 4mg,每日 1～2 次。静脉滴注:每日 4～8mg,溶于葡萄糖氯化钠注射液 500ml 中静脉滴注。

【剂型规格】 氢溴酸高乌甲素注射液:2ml：4mg。

【不良反应】 个别患者出现荨麻疹、心慌、胸闷、头晕等,停药后很快消失。

【禁用慎用】 尚不明确。

【药物相互作用】 尚不明确。

【特别提示】 中毒的早期表现是心电图的变化(可逆性)。

可待因　Codeine

【其他名称】 甲基吗啡、氨酚双氢可待因、双氢可待因、磷酸可待因、磷酸甲基吗啡、尼柯康。

【药代动力学】 口服镇痛起效时间为 30～45 分钟,肌内注射和皮下注射均为 10～30 分钟。镇痛最大作用时间,口服为 60～120 分钟,肌内注射为 30～60 分钟。作用持续时间,镇痛为 4 小时,镇咳为 4～6 小时。易于透过血脑屏障,也能透过胎盘屏障。经肝脏代谢,约有 15% 的可待因在体内脱甲基而成吗啡,半衰期为 2.5～4 小时。其代谢产物主要经肾随尿液排出。

【适应证】 用于各种原因引起的剧烈干咳和刺激性咳嗽(尤其适用于伴有胸痛的剧烈干咳)。用于中度以上疼痛时镇痛。用于局麻或全麻时镇静。

【用法用量】 口服:每次 15～30mg,每日 30～90mg;极量,每次 100mg,每日 250mg。缓释片每次 45mg,每日 2 次,须整片吞服,不可嚼碎或截开。皮下注射:每次 15～30mg,每日 30～90mg。儿童镇痛时每次口服 0.5～1mg/kg,每日 3 次;镇咳时用量为镇痛剂量的 1/2～1/3。

【剂型规格】　片剂:15mg;30mg。缓释片:45mg。糖浆:10ml;100ml。注射液:1ml∶15mg;1ml∶30mg。

【不良反应】　心理变态或幻想,呼吸微弱、缓慢或不规则,以及心律失常、惊厥、耳鸣、震颤或不能自控的肌肉运动、瘙痒、皮疹或颜面肿胀等过敏反应、精神抑郁和肌肉强直。长期应用可引起药物依赖性。

【禁用慎用】

(1)禁用:①对本药或其他阿片衍生物类药物过敏者。②呼吸困难者。③昏迷患者。④痰多患者。

(2)慎用:①支气管哮喘者。②诊断未明确的急腹症患者。③胆结石患者。④原因不明的腹泻患者。⑤颅脑外伤或颅内病变者。⑥前列腺肥大患者。⑦癫痫患者。⑧慢性阻塞性肺疾病患者。⑨严重肝、肾功能不全者。⑩甲状腺功能减退者。⑪肾上腺皮质功能减退者。⑫新生儿、婴儿。⑬低血容量者。

【药物相互作用】

(1)与甲喹酮合用,可增强本药的镇咳及镇痛作用,对疼痛引起的失眠也有协同疗效。

(2)与解热镇痛药合用有协同镇痛作用,可增强止痛效果。

(3)与抗胆碱药合用,可加重便秘或尿潴留等不良反应。

(4)与美沙酮或其他吗啡类药合用,可加重中枢性呼吸抑制作用。

(5)与肌松药合用,呼吸抑制更显著。

(6)在服用本药的 14 日内,若同时给予单胺氧化酶抑制药,可导致不可预见的、严重的不良反应。

(7)与其他巴比妥类药物合用,可加重中枢抑制作用。

(8)与西咪替丁合用,能诱发精神错乱、定向力障碍和呼吸急促。

(9)与阿片受体激动药合用,可出现戒断综合征。

(10)酒精可增强本药的镇静作用。尼古丁可降低本药的止痛作用。

【特别提示】

(1)使用时,应严格遵守国家麻醉药品管理条例。

(2)不能静脉给药。口服给药宜与食物或牛奶同服,以避免胃肠道反应。

(3)由于能抑制呼吸道腺体分泌和纤毛运动,故有少量痰液的剧烈咳嗽者宜合用祛痰药。

(4)长期应用可引起便秘。单次口服剂量超过 60mg 时,一些病人可出现兴奋及烦躁不安。

吗啡 Morphine

【其他名称】 盐酸吗啡、美菲康、锐力通、史尼康。

【药代动力学】 口服后自胃肠道吸收,单次给药镇痛作用可维持 4～6 小时。在成人体内仅有少量透过血脑屏障,但已能产生镇痛作用。主要在肝脏代谢,60%～70%在肝内与葡萄糖醛酸结合,10%脱甲基生成去甲基吗啡,20%为游离型。主要经肾脏排泄,少量经胆汁和乳汁排泄。普通片剂清除半衰期为 1.7～3 小时。缓释片和控释片口服后也自胃肠道吸收,血药浓度达峰时间较长,通常为服药后 2～3 小时,峰浓度也稍低,在达稳态时血药浓度的波动较小,清除半衰期为 3.5～5 小时。

【适应证】 用于使用其他镇痛药无效的急性剧痛,如严重创伤、烧伤、晚期癌症等引起的疼痛;心肌梗死而血压尚正常者的镇静,并减轻心脏负担;心源性哮喘,暂时缓解肺水肿症状;麻醉和手术前给药,使病人安静并进入嗜睡状态。偶用于恐惧性失眠、镇咳、止泻。

【用法用量】 口服:常用量,每次 5～15mg,每日 15～60mg。极量,每次 30mg,每日 100mg。重度癌痛,应按时口服,个体化给药,逐渐增量。首次剂量范围可较大,每日 3～6 次,临睡前 1 次剂量可加倍。缓释片和控释片,个体间存在较大差异。最初应用本药者宜每次 10～20mg,每 12 小时 1 次。根据镇痛效果来调整剂量。皮下注射:常用量,每次 5～15mg,每日 15～40mg。极量,每次 20mg,每日 60mg。静脉注射:①镇痛。常用量每次 5～10mg。对于重度癌痛病人首次剂量范围可较大,每日 3～6 次。②静脉全麻。不应超过 1mg/kg,不够时加用作用时效短的本类镇痛药。硬膜外注射:用于手术后镇痛,自腰脊部位注入硬膜外间隙,每次极限量为 5mg,胸脊部位应减为每次 2～3mg,按一定的间隔时间可重复给药多次。蛛网膜下隙注射:单次 0.1～0.3mg,原则上不再重复给药。老年人剂量应低于常用量。

【剂型规格】 片剂:5mg;10mg。缓释片:10mg;30mg;60mg。控释片:10mg;30mg;60mg。注射液:0.5ml：5mg;1ml：10mg。

【不良反应】

(1)心血管系统:可致外周血管扩张,产生直立性低血压,表现为眩晕甚至昏厥;偶可产生轻度的心动过缓或心动过速。鞘内和硬膜外给药可致血压下降。

(2)呼吸系统:肺不张和感染,支气管痉挛和喉头水肿及肺肉芽肿病等,最严重的是呼吸抑制甚至呼吸停止(鞘内和硬膜外给药)。

(3)精神神经系统:可出现一过性黑蒙、嗜睡、注意力分散、思维能力减弱、表情淡漠、抑郁、烦躁不安、惊恐、畏惧、视物模糊或复视,少见耳鸣,甚至可出现妄想、幻觉。

(4)胃肠道:常见恶心、呕吐、便秘、腹部不适、腹痛、胆绞痛、胆管内压上升等。

(5)泌尿系统:可见少尿、尿频、尿急、排尿困难。鞘内和硬膜外给药可致尿潴留。

(6)代谢/内分泌系统:长期使用可致男性睾酮分泌减少,第二性征退化;女性排卵受影响,闭经,泌乳抑制。

(7)眼:瞳孔缩小如针尖。

(8)皮肤:偶见荨麻疹、瘙痒和皮肤水肿。鞘内和硬膜外给药可致持续性瘙痒。

(9)戒断反应:对本药成瘾或有依赖性的患者,突然停用或给予麻醉拮抗药均可出现戒断综合征。

【禁用慎用】

(1)禁用:①对本药或其他阿片类药物过敏者。②中毒性腹泻患者。③休克尚未控制者。④炎性肠梗阻患者。⑤通气不足、呼吸抑制者。⑥支气管哮喘患者。⑦慢性阻塞性肺疾病患者。⑧肺源性心脏病代偿失调者。⑨颅内高压或颅脑损伤患者。⑩甲状腺功能减退者。⑪肾上腺皮质功能不全患者。⑫前列腺肥大、排尿困难者。⑬严重肝功能不全患者。⑭孕妇和临盆产妇。⑮哺乳期妇女。⑯早产儿。

(2)慎用:①心律失常患者。②胃肠道手术后肠蠕动未恢复者。③惊厥或有惊厥史的患者。④精神失常有自杀倾向者。⑤肾功能不全患者。⑥轻至中度肝功能不全患者。⑦儿童。⑧老年人。

【药物相互作用】

(1)与吩噻嗪类药、镇静催眠药、三环类抗抑郁药、抗组胺药、巴比妥类麻醉药(如甲己炔巴比妥、硫喷妥钠)、哌替啶、可待因、美沙酮、芬太尼等合用,本药的呼吸抑制作用会加剧和延长。合用时本药应减量。

(2)可使艾司洛尔的血药浓度升高。

(3)可增强香草醛类药物的抗凝血作用。

(4)可增强硫酸镁静脉给药后的中枢抑制作用。

(5)可增强氮芥、环磷酰胺的毒性。

(6)静脉注射或肌内注射,可增强筒箭毒碱的神经肌肉阻断作用。

(7)纳洛酮与烯丙吗啡可拮抗本药的作用。

(8)生长抑素、利福布汀和利福平可降低本药的疗效。

(9)可抑制并延迟美西律的吸收。

(10)能减弱曲伐沙星、利尿药的作用。

(11)与单胺氧化酶抑制药合用,可发生严重的不良反应,表现为激动(狂躁)、多汗、僵直、血压过高或过低、严重呼吸抑制、昏迷、惊厥或(和)高热。

(12)与二甲双胍合用,有增加乳酸性酸中毒的风险。

(13)与 M 胆碱受体阻断药(尤其是阿托品)合用时,便秘可加重,并可增加麻痹性肠梗阻和尿潴留的危险性。

(14)与降压药(如作用于神经节的胍乙啶、美卡拉明)、利尿药(如氢氯噻嗪等)或其他药物(如金刚烷胺、溴隐亭、左旋多巴、利多卡因、亚硝酸盐、普鲁卡因胺、奎尼丁等)合用时,可发生直立性低血压。

(15)与西咪替丁合用,可引起呼吸暂停、精神紊乱和肌肉抽搐等。

(16)与纳曲酮、卡马西平合用,可出现阿片戒断症状。

(17)与抗生素(如头孢菌素、林可霉素、克林霉素、青霉素等)合用,可诱发假膜性肠炎,出现严重的水样腹泻。

(18)与乙醇合用,镇静作用加强。

【特别提示】

(1)本药为国家特殊管理的麻醉药品,必须严格按相关规定管理。

(2)在疼痛原因未明确前尽可能不用,以防掩盖症状,贻误诊断。

(3)注射液不得与碱性液(氨茶碱、巴比妥类钠盐等)、溴或碘化物、碳酸氢盐、氧化剂(如高锰酸钾)、植物收敛剂、氢氯噻嗪、肝素、苯妥英钠、呋喃妥因、新生霉素、甲氧西林、氯丙嗪、异丙嗪、哌替啶、酮咯酸、磺胺嘧啶、磺胺甲噁唑,以及铁、铝、镁、银、锌化合物等配伍,否则可致混浊和沉淀。

(4)停用单胺氧化酶抑制药(如呋喃唑酮、丙卡巴肼等)14~21日后才可应用本药。

(5)连用3~5日即产生耐受性,1周以上可成瘾,故不宜长期使用,但在慢性癌症疼痛的第三阶梯用药时例外。对晚期中至重度癌痛病人,如治疗适当少见依赖及成瘾。

(6)用于内脏绞痛(如胆、肾绞痛)时,应与有效的解痉药(阿托品等)合用,单独使用反而使绞痛加剧。

(7)缓释片和控释片主要用于晚期癌症病人的镇痛,服用时必须整片吞服,不可截开或嚼碎。

(8)应用大量本药进行静脉全麻时,常与神经安定药(Neuroleptics)合用,麻醉诱导过程中可发生低血压,手术开始遇到刺激时血压又会骤升,应及早对症处理。

(9)如出现恶心、呕吐,可休息或使用神经安定药缓解。

(10)过量可致急性中毒,成人中毒量为60mg,致死量为250mg。对于重度癌痛病人,使用量可超过上述剂量。

(11)吗啡注入硬膜外隙或蛛网膜下隙后,应监测呼吸(24小时)及循环功能(12小时)。

美沙酮 Methadone

【其他名称】 阿米酮、非那酮、盐酸美沙酮。

【药代动力学】 口服吸收迅速,30分钟后即可在血液中测到,约4小时内达血药浓度峰值。皮下注射10分钟后即可出现在血浆中,皮下或肌内注射后约1小时脑组织中达最高浓度。血浆蛋白结合率为87%~90%,主要分布在肝、肺、肾和脾脏,只有少部分进入脑组织。血浆半衰期为7.6小时。主要在肝脏代谢,由尿排泄。尿液呈酸性时本药排泄增加。

【适应证】 适用于慢性疼痛,较少用于急性创伤痛。用于各种阿片类药物的戒毒治疗,尤其适用于海洛因依赖;也用于吗啡、阿片、哌替啶、二氢埃托啡等的依赖。

【用法用量】

(1)成人口服给药:①疼痛。常用量为每次 5～10mg,每日10～15mg;极量为每次 10mg,每日 20mg。②阿片类药物成瘾。开始剂量为 15～20mg,可酌情加量。本药每 1mg 可替代吗啡4mg、海洛因 2mg 或哌替啶 20mg。

(2)成人肌内注射:常用量为每次 2.5～5mg,每日 10～15mg;极量为每次 10mg,每日 20mg。

(3)皮下注射:同肌内注射项。

(4)儿童口服给药:每日 0.7mg/kg,分 4～6 次服。极量为每次 10mg,每日 20mg。

【剂型规格】 美沙酮片:2.5mg;7.5mg;10mg。盐酸美沙酮片:2.5mg。盐酸美沙酮口服液:10ml∶1mg;10ml∶2mg;10ml∶5mg;10ml∶10mg。美沙酮注射液:1ml∶5mg;2ml∶7mg。盐酸美沙酮注射液:1ml∶5mg。

【不良反应】 可使脑脊液压升高。能促使胆道括约肌收缩,使胆管系的内压上升。可出现性功能减退,男性服用后精液少,且可有乳腺增生。可出现头痛、眩晕、恶心、出汗、嗜睡、便秘等。久用能成瘾,快速和突然停药可出现戒断症状,表现为失眠、流涕、喷嚏、流泪、食欲缺乏、腹泻等。

【禁用慎用】

(1)禁用:①对本药过敏者。②呼吸功能不全者。③中毒性腹泻患者。④妊娠和分娩期间妇女。⑤婴幼儿。

(2)慎用:①心律失常者。②胃肠道术后胃肠蠕动功能未恢复者。③惊厥或有惊厥史的患者。④精神失常有自杀倾向者。

⑤脑外伤、颅内压升高或有颅内病变者。⑥肝功能不全者。⑦肾功能不全者。⑧甲状腺功能低下者。⑨老年和恶病质等患者。

【药物相互作用】

(1)氟伏沙明和氟康唑可增加本药的血药浓度。

(2)异烟肼、吩噻嗪类及尿液碱化药可减少本药的排泄,合用时需酌情减量。

(3)可增强齐多夫定的毒性。

(4)可增强甲己炔巴比妥的中枢抑制作用。

(5)与其他镇痛药、镇静催眠药、抗抑郁药等合用时,可加强这些药物的作用。

(6)与抗高血压药合用,可致血压下降过快,严重的可发生昏厥。

(7)苯妥英钠和利福平可加快本药代谢,合用时本药用量应相应增加。

(8)尿液酸化剂可加快本药排泄,合用时应注意调整用量。

(9)磷苯妥英、艾法韦仑、奈韦拉平和利托那韦可降低本药的血药浓度,导致阿片戒断症状的产生。

(10)赛庚啶、甲基麦角酰胺、利福布汀、卡马西平和氯化铵可降低本药的作用。

(11)可降低去羟肌苷的生物利用度。

(12)与纳曲酮合用,因竞争性结合阿片受体,可引起急性阿片戒断症状。

(13)与利培酮合用,发生阿片戒断症状的危险性增加。

(14)与美替拉酮合用,可出现麻醉药戒断样综合征。

(15)与女性避孕药合用时,可导致困倦无力。

(16)与颠茄合用,可发生严重便秘。

(17)与乙醇合用,通过对中枢神经系统的抑制使镇静作用加强。

【特别提示】

(1)本药是目前国际上二醋吗啡成瘾戒毒时的最常用药物,我国卫生部亦正式推荐为脱毒药。

(2)注射液与氯化铵、巴比妥类、氯噻嗪、肝素、碘化物、甲氧西林、呋喃妥因、新生霉素、碳酸氢钠、磺胺嘧啶、磺胺甲噁唑、氨茶碱等药存在配伍禁忌。

(3)注射液仅供皮下或肌内注射,不用作静脉注射,可采用三角肌注射。忌用于麻醉前和麻醉中用药。

(4)口服液或注射液与碱性液、氧化剂、糖精钠及苋菜红等接触,药液显混浊。

(5)停用单胺氧化酶抑制药(如呋喃唑酮、丙卡巴肼等)14~21 日后,才可应用本药。

(6)给药过程中应监测呼吸和循环等有关指标,尤其要注意呼吸指标。

哌替啶 Pethidine

【其他名称】 地美露、度冷丁、利多尔、唛啶、盐酸哌替啶、盐酸吡利啶、盐酸地美露、盐酸度冷丁、盐酸唛啶。

【药代动力学】 肌内注射后 10 分钟即出现镇痛作用,持续时间 2~4 小时。口服有首过效应,血药浓度达峰时间为 1~2 小时,可出现两个峰值。蛋白结合率为 40%~60%,可透过胎盘屏障,表观分布容积为 2.8~4.2L/kg。主要经肝脏代谢,半衰期为 3~4 小时,肝功能不全时增至 7 小时以上。代谢产物去甲哌替啶有中枢兴奋作用。血液透析能促进排泄。

【适应证】 用于各种剧痛,如创伤、烧伤、烫伤、手术后疼痛及内脏绞痛(与阿托品配伍应用)、分娩疼痛等。用于心源性哮喘,有利于肺水肿的消除。麻醉前用药,或做局部麻醉、静吸复合麻醉辅助用药。与氯丙嗪、异丙嗪等合用进行人工冬眠。

【用法用量】

（1）成人

①口服给药。镇痛，常用量每次 50～100mg，每日 200～400mg；极量每次 150mg，每日 600mg。对于重度癌痛病人，视情况首次剂量可以大于常规剂量。

②皮下注射。镇痛，常用量每次 25～100mg，每日 100～400mg；极量每次 150mg，每日 600mg。两次用药间隔不宜少于 4 小时。

③肌内注射。镇痛，见皮下注射项。分娩镇痛，阵痛开始时给药，常用量为每次 25～50mg，每 4～6 小时按需要重复。极量每次以 50～75mg 为限。麻醉前给药，术前 30～60 分钟给予 1～2mg/kg。

④静脉注射。镇痛，每次以 0.3mg/kg 为限。

⑤静脉滴注。麻醉维持中，按 1.2～2mg/kg 计算总用量，配成稀释液，通常按 1mg/min 给药。

⑥硬膜外注射。手术后镇痛或缓解晚期癌症病人中至重度疼痛：24 小时总用量以 2.1～2.5mg/kg 为限。晚期癌症病人应个体化给药，剂量可比常规大，并可逐渐增加至疗效满意。

（2）儿童

①口服给药。镇痛，每次按 1.1～1.76mg/kg 为限。

②静脉注射。基础麻醉，在硫喷妥钠按 3～5mg/kg 给药 10～15 分钟后，将本药 1mg/kg 与异丙嗪 0.5mg/kg，稀释至 10ml，缓慢注射。

③静脉滴注。麻醉维持，见成人项。滴速相应减慢。

【剂型规格】 片剂：25mg；50mg。注射液：1ml：50mg；2ml：100mg。

【不良反应】 可出现轻度的眩晕、出汗、口干、恶心、呕吐、心动过速、直立性低血压等。可出现脑脊液压升高、胆管内压升高。

静脉注射后可出现外周血管扩张、血压下降,尤其是与吩噻嗪类药物(如氯丙嗪等)及中枢抑制药合用时。严重时可出现呼吸困难、焦虑、兴奋、疲倦、排尿困难、尿痛、震颤、发热、咽痛。

【禁用慎用】

(1)禁用:①中毒性腹泻患者。②急性呼吸抑制、通气不足者。③慢性阻塞性肺疾病患者。④支气管哮喘患者。⑤严重肺功能不全者。⑥肺源性心脏病患者。⑦室上性心动过速者。⑧颅脑损伤、颅内占位性病变、颅内高压者。⑨正使用单胺氧化酶抑制药或停用14日内患者。⑩排尿困难者。

(2)慎用:①有惊厥或惊厥史者。②精神失常有自杀倾向者。③肝功能不全者。④肾功能不全者。⑤甲状腺功能不全者。⑥老年人。⑦恶病质患者。⑧前列腺肥大、尿道狭窄者。⑨婴幼儿。

【药物相互作用】

(1)巴比妥类药、吩噻嗪类药、三环类抗抑郁药、硝酸酯类抗心绞痛药等可增强本药的作用。

(2)可增强抗凝药(双香豆素、茚满二酮等)的作用,合用时后者应按凝血酶原时间酌减用量。

(3)可增强硫酸镁静脉给药后的中枢抑制作用(尤其是呼吸抑制和低血压)。

(4)纳洛酮、尼可刹米、烯丙吗啡可降低本药的镇痛作用。

(5)与全麻药、局麻药(静脉给药)、吩噻嗪类中枢抑制药及三环类抗抑郁药合用时,呼吸抑制和(或)低血压可更明显,便秘发生率上升,药物依赖性也更容易产生。

(6)与M胆碱受体阻断药(尤其是阿托品)合用时,便秘加重,且可引起麻痹性肠梗阻和尿潴留。

(7)与抗高血压药(如作用于神经节的胍乙啶、美卡拉明等)、利尿药(氢氯噻嗪等)或其他药物(如金刚烷胺、溴隐亭、左旋多巴、利多卡因、亚硝酸盐、普鲁卡因胺、奎尼丁等)合用,有发生直立性低血压的危险性,给药后应立即随访监测。

(8)与单胺氧化酶抑制药合用会发生难以预料的严重并发症。

(9)与西咪替丁合用可导致意识混乱、定向障碍和气喘等。

(10)与乙醇合用可导致严重的嗜睡。

【特别提示】

(1)本药为国家特殊管理的麻醉药品,必须严格按相关规定管理。

(2)本药与芬太尼的化学结构相似,两药可有交叉过敏。

(3)与氨茶碱、巴比妥类钠盐、肝素、碘化物、碳酸氢钠、苯妥英钠、磺胺嘧啶、磺胺甲噁唑、甲氧西林等属配伍禁忌。

(4)在疼痛原因未明确前忌用本药,以防掩盖症状,贻误诊治。

(5)慢性重度疼痛的晚期癌症病人不宜长期使用。

(6)务必在停用单胺氧化酶抑制药 14 日后才用本药,而且应先试用小剂量(1/4 常用量)。

(7)本药的耐受性和成瘾性程度介于吗啡与可待因之间,通常连续使用不能超过 10 日,否则会很快产生耐受。

(8)不宜多次与异丙嗪合用,否则可引起呼吸抑制、休克等。

(9)皮下注射局部有刺激性,不可把药液注射到外周神经干附近,否则会产生局麻或神经阻滞作用。

(10)给药过程中应监测呼吸和循环等有关指标,其中以呼吸最为重要。用于分娩镇痛时,须监护本药对新生儿的呼吸抑制作用。

喷他佐辛　Pentazocine

【其他名称】 乳酸喷他佐辛、戊唑星、溴酸酚甲唑辛、盐酸喷他佐辛、镇痛灵。

【药代动力学】　口服及注射给药均易吸收。口服首过效应明显,1小时后发挥作用,1～3小时达血药浓度峰值。单次给药,作用可持续5小时以上。生物利用度为11%～32%。肌内注射后15分钟达血药浓度峰值。血浆蛋白结合率约为60%。主要在肝脏代谢。以代谢物形式(60%～70%)或原形(小部分)随尿排出。24小时约排出总量的60%。口服半衰期为2～3小时,肌内注射半衰期约为2小时。

【适应证】　适用于各种剧烈及(或)顽固性疼痛的镇痛。

【用法用量】　成人口服给药:每次25～50mg,必要时每3～4小时1次。肌内注射:每次30mg,必要时每3～4小时1次。静脉注射:同肌内注射项。皮下注射:同肌内注射项。

【剂型规格】　片剂:25mg;50mg。注射液:1ml∶15mg;1ml∶30mg。

【不良反应】　可见恶心、呕吐、出汗、眩晕、便秘、兴奋、幻视、嗜睡、噩梦、思维障碍及发音困难等,甚至可出现癫痫大发作性抽搐。大剂量用药时可引起呼吸抑制、血压升高和心动过速等。局部反复注射,可引起局部组织无菌性脓肿、溃疡和瘢痕形成。反复用药可产生耐受和依赖(依赖可发生于治疗剂量并持续1～2周),但戒断症状比吗啡轻。

【禁用慎用】

(1)禁用:①对本药、纳洛酮及吗啡过敏者。②急性酒精中毒及震颤性谵妄患者。③不明原因的急腹症患者。④惊厥患者。

(2)慎用:①心肌梗死患者。②同时用麻醉药的患者。③有中枢神经系统疾病(癫痫)史者。④呼吸功能不全者。⑤颅脑外伤者。(6)颅内压升高的患者。⑦肝肾功能不全者。⑧胆绞痛患者。⑨老年人。⑩孕妇。⑪妊娠期妇女。

【药物相互作用】

(1)可使环孢素血药浓度增加。

(2)吗啡拮抗药(纳布啡、丁丙诺啡)可降低本药的疗效,并可促发戒断综合征,表现为呵欠、瞳孔扩大、流泪、流涕、喷嚏、肌肉收缩、头痛、乏力、出汗、焦虑、失眠、躁动、厌食、恶心、呕吐、体重下降、腹泻、脱水、四肢疼痛、腹肌痉挛、心动过速、呼吸急促、体温过高及血压升高等。

(3)可减弱吗啡的镇痛作用(但不对抗其呼吸抑制作用),且可诱发吗啡、二醋吗啡依赖者的戒断症状。与吗啡衍生物、巴比妥类药合用,可增加呼吸抑制的危险性。

(4)与氟西汀合用可出现高血压、多汗、共济失调、面部潮红、恶心、眩晕及焦虑等不良反应。

(5)与西布曲明合用可导致 5 羟色胺综合征,表现为高血压、低体温、肌阵挛及意识障碍。

(6)在静脉注射或皮下注射时合用曲吡那敏,可出现精神障碍。

(7)乙醇可加强本药的中枢神经系统抑制作用(增强镇静作用)。吸烟可加速本药代谢。

【特别提示】

(1)用药前应排除胃肠道或泌尿系统梗阻性疾病。

(2)产妇在第 2 产程时(宫颈扩大至 4~5cm)禁用。

(3)与头孢哌酮有配伍禁忌。

(4)肌内注射应变换部位进行,注射后患者应平卧半小时。

(5)患者对本药产生依赖时,应逐渐减量至停药,不宜用美沙酮进行替代治疗。

(6)用药期间不应驾车或操纵机器。

(7)过量时,常需大量纳洛酮(须多次按时给予)拮抗。对本药引起的呼吸抑制,烯丙吗啡无缓解作用,反可加重。

曲马朵　Tramadol

【其他名称】　安田、奥多、倍平、冰宁、反胺苯环醇、丰同叮、华捷威、华曲、君庆、乐施普康、立生乐、马伯龙、奇迈特、奇曼丁、奇止、区明、曲拉马多、曲腾、曲通、曲同康、瑞立平、舒保、舒敏、舒纳欣、帅克怡尔、泰德洛、泰美定、替马尔、通亭、西利西蒙、祥阳、盐酸反胺苯环醇、宜邦、银加、盈信康、愈通、着麦得。

【药代动力学】　口服后几乎完全吸收,肌内注射与口服给药同效,口服后 10～20 分钟内起效,25～35 分钟达到峰值,维持时间为 4～8 小时。本药胶囊剂的生物利用度为 64%,栓剂为 70%。在肺、脾、肝和肾中含量最高,可透过胎盘。血浆蛋白结合率约 4%。药物在肝脏代谢,半衰期约 6 小时,24 小时内约 80% 的代谢产物及原形药经尿排出,也可经乳汁排出。

【适应证】　用于各种中、重度急慢性疼痛,如癌症疼痛、术前术后疼痛、心脏病突发性痛、关节痛、神经痛、分娩痛、骨折和肌肉骨骼疼痛、创伤和劳损性疼痛、牙痛等,也可用作肾结石和胆结石体外电击波碎石术中的重要辅助用药。

【用法用量】　常规剂量:每日剂量不超过 400mg。口服给药:用量视疼痛程度而定。用于中度疼痛,单次剂量为 50～100mg,必要时 4～6 小时后可重复使用。连续用药不超过 48 小时,累计用量不超过 800mg。治疗癌痛时也可考虑使用相对较大的剂量。肌内注射:每次 50～100mg,必要时可重复。皮下注射:同肌内注射项。静脉注射:每次 100mg,缓慢注射。静脉滴注:每日 100～200mg,以 5% 或 10% 的葡萄糖注射液稀释后滴注。直肠给药:使用栓剂,用量同口服给药项。肝、肾功能不全时应延长给药间隔时间。老年人应减少用量。药物在老年患者(超过 75 岁)体内清除时间可能延长,因此应酌情延长给药间隔时间,两次给药间隔不少于 8 小时。

【剂型规格】 片剂：50mg，100mg。分散片：50mg。泡腾片剂：50mg。缓释片剂：100mg。胶囊剂：50mg。缓释胶囊剂：100mg。滴剂：1ml：100mg。栓剂：100mg。注射液：2ml：50mg；2ml：100mg。

【不良反应】 常见出汗、嗜睡、头晕、恶心、呕吐、食欲减退及排尿困难等。少见心悸、心动过缓、直立性低血压或循环性虚脱，偶见胸闷。还可见头痛、干呕、便秘、胃肠道刺激症状、皮肤瘙痒、皮疹、口干、疲倦、耳鸣。极少见乏力、情绪改变、认知和感知改变、惊厥，过敏反应和休克。静脉注射速度过快还可出现面部潮红、多汗和一过性心动过速。可出现药物耐受和依赖，但发生率较低。

【禁用慎用】

（1）禁用：①对本药过敏者。②酒精、镇静药、镇痛药及其他中枢神经系统作用药物急性中毒的患者。③严重脑损伤、意识模糊、呼吸抑制者。④正使用单胺氧化酶抑制药的患者。

（2）慎用：①对阿片类药物过敏者。②阿片类药物依赖者。③心脏病患者。④病因不明的意识紊乱、呼吸中枢和呼吸功能紊乱者。⑤急腹症患者。⑥黏液水肿、甲状腺功能减退或肾上腺皮质功能减退者。⑦有癫痫病史者。⑧衰弱者。⑨肝、肾功能不全者。⑩1岁以下婴儿。⑪孕妇。⑫哺乳期妇女。

【药物相互作用】

（1）奎尼丁、利托那韦可抑制或减少本药的代谢，增加本药的血浆浓度和潜在的不良反应（如呼吸抑制等）。

（2）与苯海拉明合用可增强中枢抑制作用。

（3）与中枢神经系统抑制药（如地西泮）合用时，镇静和镇痛作用增强，合用时应适当减量。

（4）可延长巴比妥类药物的麻醉持续时间。

（5）与地高辛合用，可增加地高辛的不良反应（如恶心、呕吐、心律失常等)。

(6)卡马西平可降低本药的血药浓度,从而减弱本药的镇痛作用。

(7)合用或使用过卡马西平,会导致本药镇痛效果减弱,持续时间缩短。

(8)纳洛酮可消除本药的镇痛作用。

(9)与苯丙羟香豆素、华法林合用可增加出血的危险。

(10)与吩噻嗪类或丁酰苯类抗精神病药、抗抑郁药合用,可增加癫痫发作的危险。

(11)与单胺氧化酶抑制药(如呋喃唑酮、丙卡巴肼等)合用,可引起躁狂、昏迷、惊厥,甚至严重的呼吸抑制导致死亡。

(12)西咪替丁对本药的影响甚微。

(13)与酒精合用时,可引起中枢过度抑制,禁止合用。

【特别提示】

(1)禁用于脱毒治疗,也不能作为吗啡依赖者的替代药。

(2)对呼吸和心血管系统影响较小,较适用于老年人和患有呼吸道疾病者的镇痛,用于急性胰腺炎患者的镇痛较安全。

(3)患者出现颅压增高而无人工呼吸设备时应谨慎用药。

(4)分散片可加水溶解后口服,也可含于口中吮服或吞服。

(5)缓释制剂应吞服,勿嚼碎。

(6)用于镇痛时宜用最低剂量,且不宜用于轻度疼痛。

(7)不宜长期使用,尤其是有药物滥用或药物依赖倾向的患者。

(8)用药期间不宜驾驶和操作机械。

酮咯酸氨丁三醇　Ketorolac Tromethamine

【其他名称】　安贺拉、快利舒、酮洛来克、酮洛酸、酮咯酸氨基丁三醇。

【药代动力学】 肌内注射、口服吸收完全,给药后 24 小时可达稳态血药浓度。关节腔内药物浓度为血中浓度 50% 以上。镇痛作用可持续 6～8 小时。可通过胎盘。口服生物利用度为 80%～100%,血浆蛋白结合率达 99%。主要经肾脏排泄。青壮年的半衰期为 5.3 小时;老年人(平均 72 岁)的半衰期延长至 7 小时;肾功能不全者的半衰期延长至 9.62～9.91 小时。

【适应证】 用于一切痛症,适用于短期消除创伤和术后疼痛、肿痛、剧烈疼痛及各种原因引起的疼痛。

【用法用量】 口服:首次 20mg,以后每 4～6 小时 10mg,最大剂量不超过每 24 小时 40mg。用药时间不宜超过 2 日。肌内注射:单次给药,每次 60mg;多次给药,建议每 6 小时给 30mg,最大日剂量不超过 120mg。连续用药时间不超过 5 日。静脉注射:单次给药,每次 30mg;多次给药,建议每 6 小时给 30mg,最大日剂量不超过 120mg。连续用药时间不超过 5 日。对 65 岁以上患者,单次给药:静脉注射每次 15mg,肌内注射每次 30mg;多次给药:静脉注射或肌内注射,建议每 6 小时给 15mg,最大日剂量不超过 60mg。连续用药时间不超过 5 日。65 岁以上患者口服首剂量减半。体重低于 50kg 的患者及肾功能不全时剂量同老年人剂量。

【剂型规格】 片剂:10mg。注射液:1ml：10mg;1ml：30mg;1ml：60mg。滴眼液:8ml：8mg;5ml：25mg。

【不良反应】 常见精神神经系统不良反应(如嗜睡、头晕、头痛、思维异常、抑郁、欣快、失眠)及消化道不良反应(如恶心、呕吐、腹痛、消化不良)。偶见注射部位疼痛、出汗增多、皮肤瘙痒、皮下出血及发绀。其他不良反应有口干、肌肉痛、心悸、血管扩张。使用本药滴眼液时可见眼刺痛及烧灼感、眼刺激、浅层眼部感染、浅层角膜炎、眼部干燥、角膜浸润、角膜溃疡、视物模糊。长期使用可引起皮疹、支气管痉挛、休克等过敏反应和肾功能不全。

【禁用慎用】

(1)禁用:①对本药、阿司匹林或其他非甾体类抗炎药过敏者。②鼻息肉综合征患者。③血管神经性水肿患者。④有高危出血倾向者。⑤活动性消化性溃疡患者。⑥肝肾疾病、心脏病、高血压患者。⑦肾损伤晚期及因血容量减少引起的肾衰竭风险的患者。(8)孕妇。

(2)慎用:①先前存在神经损伤或有神经损伤病史者。②儿童。③哺乳期妇女。

【药物相互作用】

(1)与其他非甾体类抗炎药合用不良反应增加,应避免合用。

(2)合用利尿药可使本药不良反应增加。

(3)与吗啡或盐酸哌替啶合用治疗术后疼痛,无明显不良相互作用。

(4)与某些抗感染药如β内酰胺类的青霉素、头孢菌素及氨基糖苷类抗生素、止吐药、泻药、支气管扩张药等合用,无药物相互作用。

(5)滴眼液与其他滴眼液(如β受体阻滞药、碳酸酐酶抑制药、睫状肌麻痹药及散瞳药)合用未见明显不良相互反应。

(6)食物可降低本药的吸收速度,但不影响吸收率。

【特别提示】 可延长出血时间,故不作为预防性镇痛药用于大手术前和术中。若与吗啡或哌替啶合用,可减少后两者用量。不宜长期口服。通常用于手术后镇痛,不适用于轻度或慢性疼痛的治疗。滴眼液过量使用通常不会引起急性不良反应,意外食入可饮水稀释。

吲哚美辛 Indometacin

【其他名称】 艾狄多新、百痛可舒、ID、比诺、必艾得 ID、狄克施、鹤临、忌施丁、久保新、露奇、美达新、万特力、万妥灵、消炎痛、意施丁、吲哚美沙新、吲哚美西辛、吲哚美辛钠、运动派士。

【药代动力学】 口服吸收迅速且完全,4 小时可达给药量的90％;直肠给药更易吸收。口服后 1～4 小时血药浓度达峰值。血浆蛋白结合率约为 99％。少量吲哚美辛可透过血脑屏障,并可透过胎盘。半衰期平均为 4.5 小时,早产儿半衰期明显延长。60％经肾脏排泄,也可经乳汁排泌。不能被透析清除。

【适应证】 用于恶性肿瘤引起的发热或其他难以控制的发热。用于手术后及创伤后疼痛、偏头痛、痛经、牙痛、胆绞痛、输尿管结石引起的绞痛、癌性疼痛及心包炎引起的心前区疼痛等。用于缓解急性痛风性关节炎的疼痛及炎症。还可抗血小板聚集,防止血栓形成。滴眼液用于眼科手术及非手术因素引起的非感染性炎症。

【用法用量】

(1)成人口服给药:①抗风湿。普通剂型:起始剂量为每次25～50mg,每日2～3 次。最大剂量为每日 150mg,分 3～4 次服。缓释片:每次 75mg,每日 1 次,整片吞服。必要时可增至每次75mg,每日 2 次。控释片:通常为每次 75mg,每日 1 次;或每次25mg,每日 2 次。用于类风湿关节炎时,起始剂量为每次 50～75mg,每日 1 次;1 周后逐渐增加 25～50mg。最大剂量不超过每日 200mg。控释胶囊或混悬液:每次 75mg,每日 1 次;或每次25mg,每日 2 次。必要时可增至每次 75mg,每日 2 次。缓释胶囊:每次 75mg,每日 1 次。必要时可增至每次 75mg,每日 2 次。②治疗痛风。普通剂型:首剂为 25～50mg;以后每次 25mg,每日3 次,直到疼痛缓解。缓释片:同"抗风湿"项。控释片:起始剂量为每次 100mg,每日 1 次;以后每次 75mg,每日 2 次。疼痛控制后迅速减量至停药。控释胶囊:同"抗风湿"项。缓释胶囊:同"抗风湿"项。③镇痛。首剂为 25～50mg;然后每次 25mg,每日 3次,直到疼痛缓解。④退热。每次 6.25～12.5mg,每日不超过

3 次。

(2)成人外用:用于各类疼痛。搽剂:以适量涂布患处,轻轻揉搓,每日 3～4 次。乳膏:每次 1.5～2g,涂于痛处,揉搓按摩,每日 2～3 次;可再热敷涂药处。贴片:以适量用于受累关节或疼痛部位,每日 1 次。贴膏:通常每次 25～75mg,每日 1 次;用于类风湿关节炎时,每次 75～150mg,每日 1 次,4 周为 1 个疗程。

(3)直肠给药:每次 50～100mg。如发热或疼痛持续,可间隔 4～6 小时重复用药 1 次,24 小时内不超过 200mg。通常 10 日为 1 个疗程。老年人剂量不宜超过每日 100mg。

(4)儿童用药:口服给药:每日 1.5～2.5mg/kg,分 3～4 次服。待起效后减至最低量。直肠给药:用于 12 岁以下儿童。每次 25mg,如发热或疼痛持续,可间隔 4～6 小时重复用药 1 次,24 小时内不超过 100mg。

【剂型规格】　片剂:25mg。肠溶片剂:25mg。缓释片剂:25mg;75mg。控释片剂:25mg(绿色);50mg(红色);75mg(黄色)。胶囊剂:25mg。缓释胶囊剂:75mg。控释胶囊剂:25mg;75mg。胶丸剂:25mg。混悬液:10ml∶20mg。贴片剂:7.2cm×7.2cm:12.5mg。贴膏剂:12.5mg。乳膏剂:10g∶100mg。搽剂:20ml∶200mg;50ml∶50mg。滴眼液:8ml∶40mg。栓剂:25mg;50mg;100mg。

【不良反应】　不良反应较布洛芬、萘普生、双氯芬酸为多。

(1)消化系统:①常见的为恶心、呕吐、食欲缺乏、腹痛、腹泻。消化性溃疡,可合并出血和穿孔。这种消化性溃疡的特点是无临床症状。也可能发生不伴明显溃疡的胃、十二指肠出血。②使用本药栓剂,可导致局部的直肠刺激、黏膜炎症或坏死伴大量出血。③可引起肝功能损害。罕见肝炎。

(2)精神神经系统:十分常见头痛、头晕、焦虑及失眠等。

(3)心血管系统:可引起高血压、脉管炎、轻度水肿。少见心绞痛。

(4)泌尿系统:①可出现血尿。老年患者可出现一过性肾功能不全。②肾小球肾炎、肾病综合征或系统性红斑狼疮患者用药后,可出现肌酐清除率进一步下降、肾小管坏死和进行性肾衰竭。③尿中锌及钙明显增多,血尿素氮及血肌酸酐含量常增高。

(5)血液:①常见血小板功能受抑制,少见血小板减少。②白细胞减少。③少见紫癜、骨髓抑制等。④罕见溶血性贫血、再生障碍性贫血。

(6)眼:可出现瞳孔散大、畏光、视物模糊、复视、中毒性弱视和视觉丧失。

(7)皮肤:可见瘙痒、荨麻疹等皮疹、结节性红斑、皮肤发热、毛发脱落及史-约综合征。

(8)肌肉骨骼系统:长期使用本药的患者,其负重较大的关节(多为髋关节)会发生进行性破坏。可能由于药物缓解了疼痛,患者关节活动增多,加速了原有退行性病变的进程。

(9)代谢/内分泌系统:可有高血糖、高钾血症。

(10)呼吸系统:偶见急性呼吸困难、哮喘。

(11)其他:可见耳鸣、血管性水肿、休克。

【禁用慎用】

(1)禁用:①对本药或其他非甾体类抗炎药过敏者。②支气管哮喘患者。③血管性水肿或支气管痉挛患者。④有活动性消化性溃疡、溃疡性结肠炎及其他上消化道疾病或病史者(可导致溃疡出血、穿孔)。⑤血友病及其他出血性疾病患者(本药可使出血时间延长,加重出血倾向)。⑥震颤麻痹患者。⑦肝肾功能不全者。⑧孕妇。⑨哺乳妇女。⑩14岁以下儿童。

(2)慎用:①癫痫、帕金森病及精神疾病患者。②心功能不全、高血压患者。③再生障碍性贫血、粒细胞减少等造血系统疾病患者。④感染疾病患者。⑤老年人。

【药物相互作用】

(1)与地高辛合用,本药的血浆浓度增加,肾脏清除速度降低,曾引起致死性胃肠出血。两者不应合用。

(2)与抗病毒药齐多夫定合用时,后者清除率降低,毒性增加,同时本药的毒性也增加,故应避免两者合用。

(3)与胰岛素或口服降糖药合用,可加强降糖效应,合用时需调整降糖药的剂量。

(4)可使洋地黄类药物的血药浓度升高(抑制其肾脏清除),毒性增加,合用时需调整洋地黄的剂量。

(5)与肝素、口服抗凝药合用时,可使抗凝药的抗凝作用增强;同时本药有抑制血小板聚集的作用,因此有增加出血倾向的潜在危险。与抗凝药合用时,应观察患者凝血酶原时间的改变。

(6)与硝苯地平或维拉帕米合用时,可使后者血药浓度增高,毒性增加。

(7)与锂盐合用时,可减少锂自肾排泄,使其血药浓度增高,毒性增加。

(8)丙磺舒可减少本药自肾脏及胆汁清除,使本药的血药浓度增高,毒性增加。因此两者合用时应减少本药剂量。

(9)可使甲氨蝶呤血药浓度增高,并延长其高血药浓度持续时间。如需进行中或大剂量甲氨蝶呤治疗,应于用药前 $24\sim48$ 小时停用本药,以免增加甲氨蝶呤的毒性。

(10)含铝、镁的制酸药可使本药的吸收稍减慢。

(11)可致水钠潴留(与双嘧达莫合用可致明显的水潴留),从而可拮抗降压药(如吲达帕胺、β肾上腺素受体阻断药)的作用。对同时接受降压治疗的患者,应重新评估抗高血压治疗效果。

(12)可能降低噻嗪类药、呋塞米、布美他尼的利尿和降压效果。与呋塞米合用时出现钠潴留,两者合用应密切监测呋塞米的疗效。

（13）与对乙酰氨基酚长期合用可增加肾脏不良反应,与其他非甾体类抗炎药、皮质激素、促肾上腺皮质激素合用,消化性溃疡的发生率增高,且出血倾向增加。

（14）与秋水仙碱、磺吡酮合用可增加胃肠道溃疡及出血的发生率。

（15）与氨苯蝶啶合用时可致肾功能损害(肌酐清除率下降、氮质血症)。

（16）与乙醇合用,可增加发生胃肠道溃疡或出血的危险。进食可使本药吸收稍减慢。

【特别提示】

（1）能掩盖感染疾病的先兆和症状,应注意避免抗感染治疗被延迟。

（2）不能纠正高尿酸血症,不适用于慢性痛风的长期治疗。

（3）不良反应较多,通常在其他非甾体类抗炎药无效时应用。

（4）不宜与阿司匹林合用(合用的疗效不如单用好)。

（5）应先使用最小有效剂量,用量过大(尤其是超过每日150～200mg)时容易引起毒性反应,且治疗效果并不相应增加。

（6）宜饭后服或与食物或制酸药同服,以减少药物对胃肠道的刺激。

（7）每次服 6.25mg 或 12.5mg 即可迅速大幅度退热,故应补充足量液体防止大量出汗和虚脱。

（8）可使血压正常者的血压升高,高血压患者用药时更应密切观察。

（9）出现视物模糊应立即做眼科检查。

（10）患者如出现眩晕,不应驾车或操纵机器。

（11）用于幼年类风湿关节炎和幼年强直性脊柱炎时疗程不宜过长。

（12）加重软骨病变的不良反应,故长期应用时应谨慎。

（13）遇以下情况应停药：①持续头痛。②出现消化性溃疡（胃、十二指肠、空肠），甚至合并出血和穿孔。③试用本药治疗霍奇金病或其他淋巴瘤患者的发热时，使用足量本药后 48 小时内仍无退热效应。④发生其他严重的不良反应。

英卡膦酸二钠 Incadronic Acid Disodium

【其他名称】 英卡膦酸。

【药代动力学】 口服吸收迅速，0.58～1.25 小时达血药峰浓度。血浆清除半衰期 2.27～3.78 小时。

【适应证】 绝经后骨质疏松症和骨量减少。恶性肿瘤引起的骨转移疼痛。

【用法用量】 口服：每日 5mg，于早餐前半小时服用。静脉滴注：每次用量不超过 10mg。老年人剂量减量，65 岁以上患者推荐剂量为静脉滴注，每次 5mg。

【剂型规格】 片剂：5mg。注射剂：10mg。

【不良反应】

（1）心血管系统：偶见血压降低。

（2）中枢神经系统：较少出现意识障碍。

（3）代谢/内分泌系统：血磷减少、代谢性酸中毒。

（4）泌尿生殖系统：尿蛋白、尿糖、尿胆红素、尿沉淀。极少出现急性肾功能不全的报道。

（5）肝脏：总胆红素、天门冬氨酸氨基转移酶、丙氨酸氨基转移酶、γ-谷氨酰转移酶、乳酸脱氢酶升高。偶有黄疸、肝功能受损。

（6）胃肠道：嗳气。少数患者有腹痛、腹胀、胃不适、食欲缺乏，均为轻度。

（7）血液：白细胞增多、中性粒细胞增多、淋巴细胞减少。

（8）过敏反应：出疹。

（9）其他：①最常见发热（多为心脏疾病引起）。②可见口腔内出血，以及总蛋白、总胆固醇降低。③少数患者有倦怠、头痛等，均为轻度。④偶有小腿发麻。⑤极少出现低血钙症状（如手足抽搐、双手麻木）。

【禁用慎用】 对本药及其他双膦酸类药过敏者禁用。严重肾功能不全者、肝功能受损者、低钙血症患者、身体状况极度不佳的患者（可能导致恶化）、心脏疾病患者慎用。

【药物相互作用】 与抗酸药等含二价阳离子的药物合用，可降低本药的生物活性，因本药可与二价金属阳离子形成难溶性复合物。与降钙素合用，有使血清钙浓度急剧下降的危险。含二价阳离子的食物（如牛奶）可降低本药的生物活性。

【特别提示】

(1)本药不能与含有钙和镁的制剂、精氨酸制剂、利尿药、磺胺类药混合服用。

(2)本药片剂宜空腹时用清水送服，服药前后半小时不能进食。使用本药注射剂前，应先用 0.9％氯化钠注射液溶解，再于 0.9％氯化钠注射液 500～1 000ml 中稀释后，静脉滴注 2～4 小时。

(3)用药期间宜每晚加服适量钙剂。

(4)如出现低血钙症状（如手足抽搐、双手麻木），滴注钙剂可有效缓解，其他不良反应给予对症处理。

三、止吐药物

阿立必利　Alizapride

【其他名称】 盐酸阿立必利。

【药代动力学】 口服或注射均吸收良好，口服和肌内注射的生物利用度为 81％～87％。静脉注射后，中枢和外周部位的分布容积分别为 36 升和 61 升。消除半衰期为 3 小时,总体清除率约为 500ml/min。

【适应证】　主要用于肿瘤化疗引起的恶心及呕吐,还可用于术后恶心及呕吐。

【用法用量】　每日 100～200mg,分 2 次服用。第一次在用抗癌药之前用药,第二次在用抗癌药 4～8 小时之后用药。严重肾功能损害者应慎用,若要使用应减量或间歇用药。

【剂型规格】　注射液:50mg。片剂:50mg。

【不良反应】　心律失常、高血压、低血压、锥体外系反应、高催乳素血症、腹泻、口干、罕见呼吸困难、视物模糊、皮肤潮红、出汗、过敏反应、发热。

【禁用慎用】

(1)禁用:对本药过敏者。

(2)慎用:①对甲氧氯普胺过敏者。②癫痫或其他中枢神经系统疾病患者。③高血压、心脏病或有心律失常史的患者(尤其是老年人)。④正在接受精神安定药治疗的患者。⑤曾因药物(如甲氧氯普胺)导致锥体外系反应者。⑥肾功能损害者。

【药物相互作用】　与糖皮质激素类药合用于化疗诱发的呕吐时,疗效可增强。与溴哌利多合用时,可加重锥体外系的不良反应。

【特别提示】

(1)如出现锥体外系症状应静脉注射苯海拉明、苯扎托品或地西泮。

(2)经静脉给药时,通常用 0.9%氯化钠注射液 50～100ml 稀释,并须静脉滴注 15 分钟。

(3)可与地塞米松或甲泼尼龙联合应用,以防治因强烈催吐的化疗方案所致的呕吐。

(4)静脉注射给药时,应监测血压和体温。反复给药时,应定期进行全血细胞计数和常规血液生化指标检查。

阿瑞吡坦　Aprepitant

【其他名称】　美意、Emend。

【药代动力学】　口服后 4 小时可达血药峰浓度。生物利用度为 60%～65%。血浆蛋白结合率不低于 95%,可通过血脑屏障,主要在肝内代谢。可能通过细胞色素 P450 CYP 3A4(主要)和 CYP 1A2 代谢(次要)代谢,CYP 2D6、CYP 2C9 和 CYP 2E1 与本药的代谢无关。总体清除率约为 75ml/min。消除半衰期为 9～13 小时。不能被血液透析所清除。

【适应证】　用于预防重度致吐化疗药(包括大剂量顺铂)和中度致吐化疗药诱导的恶心和呕吐,以及预防术后恶心和呕吐。还可用于重度抑郁症(伴焦虑)。

【用法用量】　口服。①预防重度致吐化疗药(包括大剂量顺铂)诱导的恶心和呕吐。初始剂量为首日 125mg,于化疗前 1 小时用;第 2～3 日,每日 80mg,于早晨服用。与昂丹司琼(仅首日使用)及地塞米松合用:化疗前 30 分钟,静脉注射昂丹司琼 32mg;服用地塞米松 12mg。第 2～4 日早晨,服用地塞米松 8mg。②中度致吐化疗药诱导的恶心和呕吐。初始剂量为首日 125mg,化疗前 1 小时服用;第 2～3 日,每日 80mg,于早晨服用。与昂丹司琼及地塞米松合用:首日化疗前 30 分钟服用地塞米松 12mg;化疗前 30～60 分钟服用昂丹司琼 8mg,在首次给药 8 小时后再服用昂丹司琼 8mg。③预防术后恶心和呕吐。于麻醉诱导前 3 小时用 40mg。④重度抑郁症(伴焦虑)。每次 300mg,每日 1 次。

【剂型规格】　胶囊剂:80mg;125mg。

【不良反应】　嗜睡、虚弱或疲乏、呃逆、性功能障碍、血清氨基转移酶轻度升高、腹泻,偶见史-约综合征、血管神经性水肿和荨麻疹。

【禁用慎用】　对本药过敏者禁用。严重肝功能不全者慎用。

【药物相互作用】

(1)与可抑制 CYP 3A4 活性的药物(如酮康唑、伊曲康唑、奈法唑酮、硫氮䓬酮、奈非那韦、利托那韦、醋竹桃霉素)合用,可能升高本药的血浆浓度,合用时应谨慎。

(2)与经 CYP 3A4 代谢的药物(如多西他赛、紫杉醇、长春碱、伊立替康、阿夫唑嗪、阿司咪唑、西沙必利、克拉霉素、依立曲坦、依托泊苷、异环磷酰胺、伊马替尼、伊立替康、匹莫齐特、特非那定、长春碱、长春新碱、长春瑞滨)合用,可能增加这些药物的血浆浓度。禁止与匹莫齐特、特非那定、阿司咪唑、西沙必利合用,与上述其他经 CYP 3A4 代谢的药物合用时应谨慎。同理,可抑制地塞米松的代谢,故合用时应该将地塞米松的剂量减少约一半。

(3)可抑制 CYP 介导的苯二氮䓬类药物(如咪达唑仑、三唑仑、阿普唑仑)代谢,使其血药浓度升高,导致其不良反应增强。

(4)与诱导 CYP 3A4 活性的强效药物(如利福平、卡马西平、苯妥英钠)合用,可能降低本药的血浆浓度,合用时应谨慎。

(5)与帕罗西汀合用,两者的平均 AUC 和最大血药浓度都下降。

(6)与经过 CYP 2C9 代谢的药物[如甲苯磺丁脲、S(-)华法林]合用,可能降低这些药物的血浆浓度。

(7)与口服避孕药(如环戊丙酸雌二醇、乙炔基雌二醇、依托孕烯、炔诺孕酮、甲羟孕酮、美雌醇、炔诺酮)合用,可能降低避孕药的功效。在使用本药 3 日疗法或更长时间的治疗期间,建议采用其他替代避孕措施。

【特别提示】　不能用于治疗恶心和呕吐。对于控制顺铂诱发的呕吐,单用本药并不能达到最佳疗效,应该与地塞米松(或地塞米松加一种 5-HT3 受体拮抗药）合用。

昂丹司琼　Ondansetron

【其他名称】　安美舒、安斯欣、奥丹色创、奥丹色子、奥丹西龙、奥丹西酮、奥一麦、地力昕、恩丹西隆、恩丹西酮、恩复德、恩诺平、蒽丹色创、蒽丹色子、富米汀、康达立特、路维森、欧贝、欧吉克、欧吉亭、欧可亭、时泰、枢丹、枢复宁、瞬吉、斯欣、维泽、翁达司群、翁旦斯隆、盐酸奥坦西隆、盐酸恩丹西隆、盐酸恩丹西酮、盐酸恩丹西酮二水合物、奕丰、益舒宁、泽迪莱。

【药代动力学】　口服吸收迅速，主要经肝脏代谢，消除半衰期约为 3 小时。每小时肾脏清除率为 $0.262\sim0.381$ L/kg，代谢产物 $44\%\sim60\%$ 经肾脏排泄。老年人口服后，消除半衰期约 5 小时，生物利用度略高（65%）；严重肝功能不全者口服后，清除率可显著减少，消除半衰期可延长至 $15\sim32$ 小时，生物利用度接近100%。女性的血药浓度高于男性。

【适应证】　用于放疗和化疗引起的恶心和呕吐，也可用于防治手术引起的恶心呕吐。

【用法用量】

（1）成人口服给药：①由化疗和放疗引起的恶心呕吐。对于化疗药引起的呕吐，每次 8mg，每 $8\sim12$ 小时 1 次，连用 5 日。对于放疗引起的呕吐，每次 8mg，每 8 小时 1 次，首次需于放疗前 $1\sim2$ 小时给药，疗程视放疗的程度而定。②预防手术后呕吐：每次 8mg，于麻醉前 1 小时及麻醉后 8 小时各服用 1 次。

（2）成人静脉注射：由化疗和放疗引起的恶心呕吐。对于高度催吐的化疗药引起的呕吐，在化疗前 15 分钟，化疗后 4 小时、8 小时各注射 8mg，停止化疗后改为口服给药。对于催吐程度一般的化疗药引起的呕吐，化疗前 15 分钟注射 8mg，此后改为口服。

（3）成人静脉滴注：防治手术后呕吐，于麻醉诱导的同时静脉滴注 4mg 预防呕吐;已出现呕吐时,可缓慢静脉滴注 4mg 进行治疗。中度或重度肝功能不全者,每日剂量不应超过 8mg。

(4)儿童口服给药:化疗和放疗引起的恶心呕吐,化疗前静脉注射,12 小时后再口服 4mg;化疗后口服,每次 4mg,每日 2 次,连服 5 日。

(5)儿童静脉注射:化疗和放疗引起的恶心呕吐,化疗前静脉注射 5mg/m²。对于 3～12 岁儿童,体重超过 40kg 者,单次给予 4mg;体重低于 40kg 者,单次给予 0.1mg/kg,静脉注射时间不低于2～5 分钟。

【剂型规格】　片剂(以昂丹司琼计):4mg;8mg。胶囊剂(以昂丹司琼计):8mg。注射液(以昂丹司琼计):1ml:4mg;2ml:4mg;2ml:8mg;4ml:8mg。注射用盐酸昂丹司琼(以昂丹司琼计):8mg。盐酸昂丹司琼氯化钠注射液:①50ml(昂丹司琼 8mg、氯化钠 0.45g)。②100ml(昂丹司琼 8mg、氯化钠 0.9g)。盐酸昂丹司琼葡萄糖注射液:50ml(昂丹司琼 8mg、葡萄糖 2.5g);50ml(昂丹司琼 32mg、葡萄糖 2.5g);100ml(昂丹司琼 8mg、葡萄糖5g)。

【不良反应】　头痛、头部和上腹部温热感、口干、腹部不适、便秘、腹泻、皮疹、乏力、嗜睡等。偶有支气管哮喘或过敏反应、无症状的氨基转移酶短暂性升高,以及运动失调、心律失常、胸痛、低血压、癫痫发作。罕见低钾血症、心电图改变及注射局部反应。

【禁用慎用】

(1)禁用:①对本药过敏及其他选择性 5-HT3 受体拮抗药过敏者。②胃肠道梗阻患者。③腹部手术后不宜使用。④不宜用于心功能不全者。⑤孕妇。

(2)慎用:哺乳期妇女。

【药物相互作用】

(1)与地塞米松或甲氧氯普胺合用,可显著增强止吐效果。

（2）与其他降压药并用时，降压作用也有增强的可能，故用药时应注意。

（3）与细胞色素 P450（CYP）酶（包括 CYP 1A2、CYP 2D6、CYP 3A4）诱导剂或抑制剂合用，可能改变本药的半衰期和清除率，但与此类药合用时无须调整剂量。

（4）与替马西泮、呋塞米、曲马朵及丙泊酚无相互作用。卡莫司汀、依托泊苷及顺铂不影响本药的药代动力学。

（5）对司巴丁及异喹胍代谢差的患者，对本药的消除半衰期无影响。用药剂量和用药次数无须改变。

【特别提示】

（1）对肾脏损害患者无须调整剂量、用药次数和用药途径。肝功能损害患者用药剂量每日不应超过 8mg。

（2）经稀释液（0.9％氯化钠注射液、5％葡萄糖注射液、复方氯化钠注射液或 10％甘露醇注射液）稀释后，在室温下或冰箱中可保持稳定 1 周。

（3）注射剂不宜与其他药物配伍。

（4）可用一般的解热镇痛药（如对乙酰氨基酚）治疗本药所引起的头痛。

（5）如用药过程中出现便秘，可增加食物纤维的摄入（食用水果、蔬菜、全麦面包等），增加运动和多饮水，或给予新斯的明治疗。

（6）治疗腹部手术后或化疗引起的恶心、呕吐时，不宜使用本品，以免掩盖回肠或胃扩张症状。

（7）不刺激胃肠蠕动，不能用本药代替鼻胃管负压吸引。

纳必隆　Nabilone

【其他名称】　大麻隆。

【药代动力学】　口服后在小肠吸收，生物利用度为 95.6％。

口服后 60～90 分钟出现止吐作用,可持续 8～12 小时。大部分在肝脏迅速代谢主要经胆汁排泄,约 65% 随粪便排出,消除半衰期为 2 小时,代谢产物的半衰期为 35 小时。作用持续时间长。

【适应证】　主要用于癌症病人化疗时引起的严重恶心和呕吐,以及术后恶心和呕吐。还用于抗焦虑。

【用法用量】　口服,每次 1mg,每日 2 次。

【剂型规格】　胶囊剂:1mg。

【不良反应】　嗜睡、眩晕、口干、共济失调、头痛、视物模糊、睡眠障碍、直立性低血压、幻觉及定向力障碍等,也可引起欣快感等。容易产生耐药性,与其他大麻酚也有交叉耐药性。

【禁用慎用】

(1)禁用:①严重肝功能损害者。②对大麻或其他大麻酚类药物过敏者。③孕妇。④哺乳期妇女。

(2)慎用:①轻中度肝功能不全者。②高血压、低血压或心脏疾病患者。③儿童。④老年患者。⑤有精神病史者。

【药物相互作用】　与地西泮或其他中枢神经系统抑制药合用时,可增加中枢抑制的不良反应。与乙醇一起使用时,可增加中枢抑制的不良反应。

【特别提示】　用药期间应避免驾驶或进行其他危险操作。

格雷司琼　Granisetron

【其他名称】　邦可舒、达芬可泉、盐酸格雷司琼、格雷西隆、格欧舒、古迪、谷尼色创、君凯、凯特瑞、康泉、雷赛隆、美芙琼、欧贲立亭、欧普定、欧智宁、帕瑞达、枢星、盐酸格雷西龙、中泰怡新、佐坦。

【药代动力学】　在化疗前单次给药,疗效可维持 24 小时。Cmax 和曲线下面积(AUC)随剂量的增加而增大,而半衰期、表观分布容积(Vd)和清除率则基本保持不变。大部分药物很快在肝脏代谢（由肝微粒体酶 P450 3A 介导）。

【适应证】 主要用于防治因化疗、放疗引起的恶心、呕吐，也用于防治手术后恶心、呕吐。

【用法用量】 成人口服给药：每次 1mg，每日 2 次（或每次 2mg，每日 1 次）。24 小时最大量不超过 9mg。于化疗前 1 小时（首次）及首次给药后 12 小时服用（第 2 次）。静脉注射：常用量为每次 3mg（或 40μg/kg），稀释于 20～50ml 注射液中，在化疗、放疗前静脉注射（注射时间不少于 5 分钟）。大多数患者只需单次给药，必要时可增加 1～2 次。24 小时内最大剂量不超过 9mg，每一疗程可连续使用 5 日。2～16 岁儿童，静脉注射推荐每次 10μg/kg。

【剂型规格】 盐酸格雷司琼片（以格雷司琼计）：1mg。盐酸格雷司琼分散片（以格雷司琼计）：1mg。盐酸格雷司琼胶囊（以格雷司琼计）：1mg。盐酸格雷司琼注射液（以格雷司琼计）：1ml：1mg；3ml：3mg。盐酸格雷司琼葡萄糖注射液：50ml（格雷司琼 3mg、葡萄糖 2.5g）；100ml（格雷司琼 3mg、葡萄糖 5g）。盐酸格雷司琼氯化钠注射液：50ml（格雷司琼 3mg、氯化钠 0.45g）；100ml（格拉雷司琼 3mg、氯化钠 0.9g）。

【不良反应】 耐受性较好，常见不良反应为头痛、倦怠、发热、便秘，少见过敏反应、嗜睡、腹泻、ALT 和 AST 暂时性升高等，罕有过敏性休克。尚可有血压变化。未发现有锥体外系反应。

【禁用慎用】

(1)禁用：①对本药过敏及其他选择性 5-HT3 受体拮抗药过敏者。②胃肠道梗阻患者。

(2)慎用：①肝脏疾病患者。②孕妇。③哺乳期妇女。

【药物相互作用】 地塞米松可增强本药的药效。酮康唑可能通过作用于细胞色素 P450 3A 同工酶系而抑制本药的代谢。

食物可延迟本药吸收,进食时服药可导致本药 AUC 降低、Cmax 升高。

【特别提示】 注射制剂可用 0.9%氯化钠注射液水、5%葡萄糖注射液稀释,宜现配现用,稀释后的注射液在避光和室温条件下贮存不得超过 24 小时。注射液不宜与其他药物混合后给药。高血压未控制者使用本药的每日剂量不宜超过 10mg,以免引起血压进一步升高。反复用药时,应检查肝功能、血常规及血生化指标。

甲氧氯普胺 Metoclopramide

【其他名称】 氯普胺、灭吐灵、天吐宁、胃复安、呕感平、扑息吐、盐酸甲氯普胺、盐酸胃复安、盐酸甲氧氯普胺。

【药代动力学】 经肝脏代谢。半衰期为 4～6 小时,肌内注射作用开始时间为 10～15 分钟,静脉注射 1～3 分钟。持续时间为 1～2 小时。经肾脏排泄,也可自乳汁排出。

【适应证】 用于因脑部肿瘤手术、肿瘤放化疗、脑外伤后遗症、急性颅脑损伤及药物所引起的呕吐,也可用于各种病因所致恶心呕吐,以及嗳气、消化不良、胃部胀满、胃酸过多等症状的对症治疗和胃排空障碍的治疗。

【用法用量】 口服。成人:每次 5～10mg,每日 3 次;用于糖尿病性胃排空功能障碍患者于症状出现前 30 分钟口服 10mg,或于餐前及睡前服 5～10mg,每日 4 次,成人总剂量不得超过每日 0.5mg/kg。小儿:5～14 岁每次用 2.5～5mg,每日 3 次,餐前 30 分钟服,宜短期服用,小儿总剂量不得超过每日 0.1mg/kg。

【剂型规格】 片剂:5mg。

【不良反应】 昏睡、烦躁不安、疲倦无力;少见的反应有:乳腺肿痛、恶心、便秘、皮疹、腹泻、睡眠障碍、眩晕、严重口渴、头痛、容易激动;乳汁增多;锥体外系反应(特别是年轻人),肌震颤、发音困难、共济失调等。

【禁用慎用】

(1)禁用：对普鲁卡因或普鲁卡因胺过敏者，胃肠道出血、机械性肠梗阻或穿孔，嗜铬细胞瘤，因行化疗和放疗而呕吐的乳腺癌患者。

(2)慎用：肝衰竭，肾衰竭。

【药物相互作用】

(1)可增加对乙酰氨基酚、左旋多巴、锂化物、四环素、氨苄西林、环孢霉素、乙醇和安定的吸收。

(2)与乙醇或中枢抑制药等同时并用，镇静作用均增强。

(3)与抗胆碱能药物和麻醉止痛药物合用有拮抗作用。

(4)与抗毒蕈碱麻醉性镇静药并用，甲氧氯普胺对胃肠道的能动性效能可被抵消。

(5)由于其可释放儿茶酚胺，正在使用单胺氧化酶抑制药的高血压病人使用时应注意监控。

(6)与吩噻嗪类药等合用，锥体外系反应发生率与严重性均可有所增加。

(7)与阿扑吗啡并用，后者的中枢性与周围性效应均可被抑制。

(8)减少西咪替丁、慢溶型剂型地高辛的胃肠道吸收，应间隔2小时服用。

【特别提示】

(1)醛固酮与血清催乳素浓度可因甲氧氯普胺的使用而升高。

(2)严重肾功能不全患者剂量至少须减少60%，这类患者容易出现锥体外系症状。

(3)因本品可降低西咪替丁的口服生物利用度，若两药必须合用，间隔时间至少要1小时。

(4)本品遇光变成黄色或黄棕色后，毒性增大。

雷莫司琼 Ramosetron

【其他名称】 艾可安、艾生素、辰佑、奈西雅、善成、维意舒、正良。

【药代动力学】 血药峰浓度和曲线下面积（AUC）与给药量成正比，体内药物动态呈线性变化。主要在肝脏代谢，在体内呈双相性消除，β相半衰期为 4.33～5.78 小时。反复给药未出现药物蓄积。

【适应证】 用于预防抗恶性肿瘤治疗时出现的恶心、呕吐等消化道症状。

【用法用量】 口服：每次 0.1mg，每日 1 次，于化疗药物给药前 1 小时服用。必要时可根据年龄、症状酌情增减。静脉注射：每次 0.3mg，每日 1 次。可根据年龄、症状不同适当增减用量。效果不明显时可以追加相同剂量，但每日总量不能超过 0.6mg。

【剂型规格】 口腔内崩解片：0.1mg。注射液：2ml：0.3mg。

【不良反应】 头昏、头痛、潮热、舌麻木、腹泻等，也可出现 ALT、AST、胆红素升高。

【禁用慎用】 对本药有过敏史者禁用。老年患者，孕妇或可能怀孕的妇女慎用。

【药物相互作用】 本药与甘露醇注射液、布美他尼注射液、呋塞米注射液等可发生配伍反应，所以不要混合使用。但向含有呋氨苄西林噻米 20mg 的呋塞米注射液中加 0.9%氯化钠注射液 200ml 与本药 1 个安瓿混合时可以使用。

【特别提示】 与甘露醇、布美他尼、呋塞米等有配伍禁忌。仅限于抗癌药（顺铂等）引起的恶心、呕吐。口腔内崩解片主要用于预防恶心、呕吐，可在口腔内崩解，但不会经口腔黏膜吸收。可用水送服。建议在抗恶性肿瘤治疗前给药，已出现恶心、呕吐等症状的患者只能注射给药。

托烷司琼　Tropisetron

【其他名称】　博迪琼、迪欧平、广迪、吉力泰、罗亭、耐诺、尼泰美、欧力司宁、欧立司宁、欧宁、普洛林、齐琼、曲匹西龙、确芝杜、瑞齐泰、赛格恩、纾吉、司坦美、托品西隆、托普西龙、妥立司宁、脘舒、维瑞特、欣贝、欣顺尔、盐酸曲匹西龙、盐酸托拉司琼、盐酸托品西隆、益康克欧。

【药代动力学】　口服后自胃肠道吸收迅速且完全，经尿或胆汁排出。代谢与细胞色素 P450 2D6 有关，静脉给药后清除半衰期为 7.3 小时，口服给药后为 8.6 小时；代谢不良者，静脉给药后清除半衰期为 30 小时，口服给药后为 42 小时。

【适应证】　主要用于预防和治疗肿瘤化疗引起的恶心和呕吐。

【用法用量】　成人静脉给药：防治肿瘤化疗引起的恶心和呕吐：疗程第 1 日，在化疗前将本药 5mg 溶于 100ml 常用的注射液中静脉滴注（不少于 15 分钟），或缓慢静脉注射（注射速度为 2mg/min，5mg/5ml 的安瓿约 3 分钟注射完）。疗程第 2～6 日，每次 5mg，于早餐前至少 1 小时服用，每日 1 次。轻症者可适当缩短疗程。口服给药：参见静脉给药。肝肾功能不全时，如果采用每日 5mg，共用 6 日的给药方案，则不必减量。儿童静脉给药：防治肿瘤化疗引起的恶心和呕吐：2 岁以上儿童必须用药时，推荐每日 0.1mg/kg（最高可达每日 5mg）。在疗程的第 1 日，化疗前将本药溶于 100ml 常用的注射液中静脉滴注或静脉注射；疗程第 2～6 日改为口服，将本药稀释于橘子汁或可乐中，晨起时（至少于早餐前 1 小时）服用。口服给药：防治肿瘤化疗引起的恶心和呕吐：参见静脉给药。

【剂型规格】　注射剂：1ml∶5mg；5ml∶5mg。胶囊剂：5mg。

【不良反应】　最常见头痛（2mg 时）和便秘（5mg 时），在代谢不良者中发生率更高。头晕、疲劳和胃肠功能紊乱（如腹痛、腹泻）。Ⅰ型变态反应、虚脱、晕厥、心血管意外。

【禁用慎用】

（1）禁用：①对本药及其他 5-HT3 受体拮抗药过敏者。②严重肝、肾功能不全者。③孕妇。

（2）慎用：①有心血管疾病者。②肝、肾功能不全者。③高血压患者。④哺乳期妇女。

【药物相互作用】

（1）与氟哌啶醇、地塞米松合用，可提高本药的疗效，降低不良反应。

（2）利福平或其他肝酶诱导药（如苯巴比妥和保泰松）可使本药的代谢加速，血药浓度降低，作用减弱。合用时，代谢正常者需增加本药剂量。

（3）细胞色素 P450 抑制药（如西咪替丁）对本药的血药浓度影响极微，合用时无须调整剂量。

（4）进食时服用可能延缓本药的吸收，绝对生物利用度轻度增加（提高到 80％左右），但无相应的临床表现。

【特别提示】

（1）可用 0.9％氯化钠注射液、林格液或 5％葡萄糖注射液稀释本药注射剂。

（2）对司巴丁/异喹胍代谢不良者用药后，本药清除半衰期延长，但使用推荐剂量时未见有药物引起毒性反应的报道，故不需减量。

（3）高血压未控制者使用本药的日剂量不宜超过 10mg。

（4）单用本药效果不佳时，可合用地塞米松，不需要增加本药剂量。

（5）用药后，患者在驾车或操纵机器时须小心。

（6）多次大剂量用药后，患者可出现幻视，高血压患者的血压可升高。此时应对症治疗,持续监测患者生命体征。

(7)用药前后及用药时应当检查或监测:①静脉给药时应监测血压和脉搏。②重复给药时应监测肝功能和血常规。

阿扎司琼　Azasetron

【其他名称】　安世通、丁悦、感苏、欧立康定、欧立亭、欧亭、瑞帝苏、苏罗同、坦斯克、天晴日安、万唯、盐酸阿扎司琼、依琼、怡苏林。

【药代动力学】　分布半衰期为 0.13 小时,主要随尿排泄,消除半衰期为 4.3 小时。接受顺铂治疗的恶性肿瘤患者静脉注射本药 10mg 后,消除半衰期为(7.3±1.2)小时,较健康成人长。

【适应证】　用于细胞毒类药物化疗引起的恶心、呕吐。

【用法用量】　静脉滴注:每次 10mg,每日 1 次,用 0.9％氯化钠注射液 40～50ml 稀释后,于化疗前 30 分钟缓慢滴注。5 日为 1 个疗程,若上述剂量未达到满意疗效,可继续静脉滴注 10mg。每日最大剂量为 20mg。当每日 20mg 仍无法获得满意疗效时,应考虑采用其他药物治疗。口服:每次 10mg,每日 1 次,于化疗前 60 分钟服用。对高度催吐的化疗药物引起的严重呕吐,可于化疗后 8～12 小时加服 5～10mg。

【剂型规格】　盐酸阿扎司琼氯化钠注射液:50ml(盐酸阿扎司琼 10mg、氯化钠 0.45g)。盐酸阿扎司琼葡萄糖注射液:100ml(盐酸阿扎司琼 10mg、葡萄糖 5g)。盐酸阿扎司琼注射液:2ml:10mg。盐酸阿扎司琼片:10mg。

【不良反应】　可见心悸、血管疼痛,头痛、头重、头昏、眩晕、易怒、焦虑、烦躁、僵直、下肢抽搐、乏力,血尿素氮升高。AST、ALT、总胆红素、(γGTP)、ALP、LDH 升高,口渴、腹泻、腹痛、便秘、面部潮红、面色苍白、瘙痒、荨麻疹、皮疹,过敏性休克(症状为胸闷、呼吸困难、眩晕、面部潮红、水肿、发绀、低血压等),发热、发冷、休克、呃逆。

【禁用慎用】

(1)禁用:①对本药及其他 5-HT3 受体拮抗药过敏者。②胃肠道梗阻患者。

(2)慎用:①严重肝、肾功能不全患者。②孕妇。③哺乳妇女。

【药物相互作用】　不宜与碱性注射液(呋塞米、甲氨蝶呤、氟尿嘧啶、吡咯他尼或依托泊苷)混用,应与 0.9%氯化钠注射液混合后方可配合。

【特别提示】　与碱性药物(如呋塞米、甲氨蝶呤、氟尿嘧啶、吡咯他尼等)、依托泊苷、地西泮有配伍禁忌。与氟氧头孢钠配伍应在配制后 6 小时内使用,因两者配伍可能会使本药的含量降低。若出现过敏性休克的症状应停药并给予适当处理。

帕洛诺司琼　Palonosetron

【其他名称】　盐酸帕洛诺司琼。

【药代动力学】　血浆半衰期长达 40 个小时,约 50%在肝内代谢,经肾排泄。

【适应证】　用于预防化疗诱发的急性和延迟性恶心、呕吐。用于预防手术后的恶心和呕吐。

【用法用量】　口服:预防腹腔镜手术后的恶心和呕吐:手术前 1～2 小时口服 $1\mu g/kg$,可有效预防术后恶心和呕吐(主要是妇女)。此剂量可降低呕吐的发生率和术后 24 小时对止吐药的需求。静脉注射:①预防化疗诱发的呕吐,化疗前约 30 分钟给药,单剂 $250\mu g$,30 秒注射完。②预防子宫切除术后的恶心和呕吐,手术结束前 20～30 分钟,注射 $30\mu g/kg$(30 秒注射完)。此剂量可降低呕吐的发生率和术后 24 小时对止吐药的需求。这个剂量也可延长出现第 1 次呕吐的时间。低剂量则效果不佳。

【剂型规格】 注射剂：5ml：250μg。

【不良反应】 便秘、腹泻、腹痛、消化不良和口干，头痛、头昏、失眠、疲乏或无力、焦虑，偶见低血压、心动过缓或非持续性心动过速、高血压、心肌缺血、QT 间期延长和期外收缩，偶见尿潴留、关节痛、血清氨基转移酶升高、眼刺激和弱视、过敏反应、疲乏、运动病和耳鸣。

【禁用慎用】

(1)禁用：有本药过敏史者。

(2)慎用：①有使用其他 5-羟色胺受体拮抗药过敏或发生其他严重不良反应者。②有心血管疾病的患者。③有使心脏传导间隔延长的危险因素（如低钾血症、低血镁症、原发性 QT 综合征、抗心律失常或其他可引起 QT 间期延长的药物、既往使用过蒽环类抗生素）的患者。

【药物相互作用】 与其他可延长 QT 间期的药物合用，可加重 QT 间期延长的症状。

【特别提示】 不宜与其他药物混合使用。半衰期长，在给药 7 日内无须重复给药。给药前后应将输注管路用 0.9%氯化钠注射液清洗。正服用利尿药的患者，在使用本药的过程中应将血钾水平控制在正常范围内。

千金藤碱　Cepharanthine

【其他名称】 千金藤素、豆花藤碱、盐酸千金藤碱、头花千金藤素、西法安生。

【药代动力学】 口服体内吸收快，1 小时即达最高血药浓度，主要分布于肺、肝、脾、肾，并以肺部含量较高。中等蓄积。

【适应证】 用于肿瘤化疗、放疗引起的粒细胞缺乏，也用于其他原因引起的白细胞减少。

【用法用量】 口服，每次 20mg，每日 3 次。1～2 个月为 1 个疗程。

【剂型规格】　片剂:20mg。

【不良反应】　偶见恶心、呕吐、腹泻等轻度胃肠道反应。

【禁用慎用】　尚不明确。

【药物相互作用】　尚不明确。

【特别提示】　不可与茶水同服。

四、其他辅助治疗药物

A 群链球菌制剂
Group A Streptococcus Preparation

【其他名称】　康赛宁、沙培林。

【药代动力学】　无。

【适应证】　腔内治疗对恶性胸腔积液疗效明显,瘤内及全身用药对实体瘤有一定疗效,配合手术、放疗或化疗用于恶性肿瘤的辅助治疗。

【用法用量】　皮内或皮下注射:起始剂量为 0.1mg,逐日递增 0.1mg,第 5 日增至 0.5mg,第 6 日起每日均用 0.5mg;视耐受情况,剂量可增至每日 1mg(一般皮下注射量不宜超过 0.5ml,充分摇匀后注射)。给药满 30 日为 1 个疗程,根据病人情况可考虑第二个疗程,每周 2～3 次,每次 0.5～1mg,连续 4 周。瘤内或肿瘤边缘注射:皮下注射每日 1 次,起始剂量为 0.1mg,逐日递增 0.1mg,第 5 日增至 0.5mg;对体表肿瘤病灶视肿瘤大小和病人情况,瘤内或肿瘤边缘多点注射,每次 1～2mg,每周 1 次,视患者耐受情况可适当加大剂量,4 周为 1 个疗程,两次瘤内注射间隔期间应继续皮内、皮下注射每日 1 次 0.5～1mg。对腔内肿瘤病灶,瘤内注射可由有经验的专科医师借助内窥镜慎重进行。稀释液量可根据病人情况由医生掌握。胸腔内注射:先皮内或皮下注射每日 0.1mg,逐日递增至每日 0.5mg 后开始同时腔内注射,每次 0.5～1mg,用 10～20ml 生理氯化钠溶液溶解,每周 1～2 次,4 周为 1 个疗程。腔内注射后应让病人变换体位,以增加药液与病灶接触面积。浆膜腔内注射:第一次 0.1mg,第二次 0.2mg,第三次 0.5mg,维持量每次 0.5～1mg,用 10～20ml 生理氯化钠溶液溶解后进行注射,每周 2～3 次,2 周为 1 个疗程,或遵医嘱。

【剂型规格】 注射液:0.1mg(1KE)/瓶;0.5mg(5KE)/瓶;1mg/瓶;2.5mg/瓶。

【不良反应】 皮下注射部位可出现不同程度疼痛、红肿硬结、水疱等不良反应。发热、过敏反应、血红蛋白或红细胞减少,也可能有轻度、暂时性的白细胞增多。很少有血中碱性磷酸酶、ALT、AST 上升现象。食欲缺乏、恶心、呕吐、腹泻等症状。

【禁用慎用】 有青霉素过敏史者禁用。患有心脏病、肾脏病、特别是患过风湿性心脏病者禁用。本人或其直系亲属有容易产生哮喘、皮疹、荨麻疹等情况者禁用。

【药物相互作用】 尚不明确。

【特别提示】

(1)本品含有青霉素,使用时应注意观察过敏反应的发生。如发生休克样症状,应立即停药对症治疗。停药 1 周以上者,再使用本品须重新做青霉素皮试,给药剂量仍宜从小剂量开始,慎重用药。

(2)每瓶制品溶解后,应按规定 1 次用完,不得多次使用。

(3)腔内注射治疗恶性胸水时,应先抽尽胸水。

(4)每日内不要采用两种途径给药,尽量在时间上交错,保证用药开始后每 3 日之内有 1 次注射。

阿米福汀 Amifostine

【其他名称】 氨磷汀、安福定、采福、天地达。

【药代动力学】 口服无效。静脉滴注后,蛋白结合率较低,分布容积为 6 升,分布半衰期小于 1 分钟。给药 5～8 分钟后,活性代谢物可进入骨髓细胞。消除半衰期约 8 分钟。

【适应证】 对于反复接受顺铂治疗的晚期卵巢癌或非小细胞肺癌的患者,用于降低顺铂对肾脏的蓄积性毒性。对于接受术后放疗照射窗,包括大部分腮腺的头颈部癌患者,用于降低中重度口干的发生率。

【用法用量】 静脉滴注:化疗患者,每次 $500～600mg/m^2$,每日 1 次;在化疗前 30 分钟给予,15 分钟内静脉滴注完。放疗患者,每次 $200mg/m^2$,每日 1 次;在常规分次放疗($1.8～2Gy$)前 $15～30$ 分钟给予,3 分钟内静脉滴注完。

【剂型规格】 注射液:0.4g(按无水物计);0.5g(按无水物计)。

【不良反应】

(1)心血管系统:滴注的 $13～14$ 分钟常见一过性收缩压降低,少见舒张压降低,血压在 $5～15$ 分钟后恢复正常;还可见心动过速、心动过缓、期前收缩、心肌缺血;罕见心肌梗死、心脏停搏。

(2)中枢神经系统:头晕、困倦、惊厥,罕见癫痫发作、晕厥,大剂量使用可见焦虑。

(3)代谢/内分泌系统:低钙血症。

(4)呼吸系统:打喷嚏、呼吸困难、呼吸暂停、喉部水肿,罕见呼吸停止。

(5)泌尿生殖系统:罕见肾衰竭,大剂量使用可见可逆性尿潴留。

(6)胃肠道:恶心、呕吐、呃逆。

(7)皮肤：面部潮红、皮疹、荨麻疹、多形性红斑，罕见剥脱性皮炎、Stevens-Johnson综合征、中毒性表皮坏死松解症。

(8)其他：发热、寒战、胸部紧束感、胸痛。

【禁用慎用】 禁用：①对本药、氨基硫醇化合物及甘露醇过敏者。②低血压患者。③脱水患者。④严重肝、肾功能不全患者。⑤孕妇。⑥儿童。⑦70岁以上患者。

【药物相互作用】 尚不明确。

【特别提示】

(1)对于化疗、放疗可以产生显著治疗效果或可以治愈的肿瘤(如某些生殖细胞起源的肿瘤)患者，不建议使用本药。有缺血性心脏病、心律失常、充血性心力衰竭、脑卒中或一过性心肌缺血病史的患者，用药的安全性尚未确立。

(2)正使用抗高血压药或其他可引起低血压药物的患者慎用本药。

(3)本药与以下药物有配伍禁忌：头孢菌素类药、氨苄西林、氨苄西林/舒巴坦钠、哌拉西林钠、美洛西林、替卡西林二钠、替卡西林二钠/克拉维酸钾、氨曲南、亚胺培南/西司他丁钠、硫酸庆大霉素、硫酸妥布霉素、硫酸阿米卡星、萘替米星、盐酸万古霉素、克林霉素、磺胺甲噁唑/甲氧苄啶、环丙沙星、甲硝唑、氟康唑、齐多夫定、博来霉素、丝裂霉素、放线菌素、盐酸柔红霉素、盐酸伊达比星、米托蒽醌、盐酸阿霉素、盐酸多西环素、普卡霉素、链佐星、氟尿苷、氟尿嘧啶、盐酸氮芥、环磷酰胺、卡莫司汀、达卡巴嗪、甲氨蝶呤钠、阿糖胞苷、硫酸长春碱、依托泊苷、替尼泊苷、噻替哌、磷酸氟达拉滨、葡萄糖醛酸三甲曲沙、卡铂、美司钠、盐酸格雷司琼、盐酸昂丹司琼、硝酸镓、依那普利拉、氨茶碱、盐酸西咪替丁、法莫替丁、盐酸雷尼替丁、盐酸甲氧氯普胺、肝素、磷酸地塞米松、氢化可的松磷酸钠、氢化可的松琥珀酸钠、甲泼尼松琥珀酸钠、盐酸苯海拉明、呋塞米、布美他尼、甘露醇、硫酸镁、盐酸多巴胺、盐酸多巴酚丁胺、氟哌啶醇、盐酸异丙嗪、劳拉西泮、硫酸吗啡、盐酸氢吗啡酮、盐酸纳布啡、盐酸哌替啶、盐酸丁丙诺啡、酒石酸布托啡诺、葡萄糖酸钙、亚叶酸钙、氯化钾、碳酸氢钠配伍，与顺铂、盐酸米诺环素、咪康唑、两性霉素 B、阿昔洛韦钠、更昔洛韦钠、氯丙嗪、乙二磺酸丙氯拉嗪、盐酸羟嗪。

（4）给药前，将本药溶于 9.7ml 的 0.9％氯化钠注射液中；此外，患者应充分饮水，给药期间保持仰卧位。给药前和给药时，可静脉注射地塞米松 5～10mg 及 5-羟色胺受体拮抗药以止吐，亦可使用其他止吐药。

（5）血管收缩压相对基础水平明显降低者，应停药。

（6）用药过量可能出现低血压。

（7）用药时每 5 分钟测 1 次血压。对于肾病综合征或多次用药的患者，应严密监测血钙水平。

丙种球蛋白　γ-Globulin

【其他名称】　人免疫球蛋白、博欣、长生迅抗、伽玛莱士、华兰肌丙、人血丙种球蛋白、人血免疫球蛋白、蓉生静丙。

【药代动力学】　生物半衰期为 16～24 日。

【适应证】　各种免疫球蛋白缺乏症患者，应用本品可预防严重感染。预防麻疹、甲型肝炎；免疫球蛋白缺乏：尚可用于免疫功能缺陷者防治及改善水痘病毒感染、易感妇女接触风疹后预防，以及接触后发生风疹而又拒绝流产的孕妇。

【用法用量】　仅供肌内注射，治疗丙种球蛋白缺乏症用量遵医嘱。

【剂型规格】　注射液：10％ 3ml∶300mg；10％ 1.5ml∶150mg。

【不良反应】　注射部位疼痛，偶有过敏反应，表现为荨麻疹、喉头水肿等，严重者发生过敏性休克，但发生率很低。

【禁用慎用】　对本药过敏或有其他严重过敏史者，有抗 IgA

抗体的选择性 IgA 缺乏者禁用。严重酸碱代谢紊乱患者,肾脏疾病患者及孕妇慎用。

【药物相互作用】 本品尚无与其他药物相互作用的临床研究资料,因此本品须严格单独注射,不得与其他任何药物混合使用。

【特别提示】 本品为肌内注射制剂,不可静脉注射。制剂过期、安瓿破裂或有摇不散的沉淀禁用;开启后 1 次用完。运输及贮存过程中严禁冻结。

重组人粒细胞集落刺激因子
Recombinant Human Granulocyte Colony-stimulating Factor

【其他名称】 瑞血新、瑞白、惠尔血、吉粒芬、吉赛欣。

【药代动力学】 经静脉或皮下注射后主要分布在肾脏、骨髓和血浆中,以氨基酸代谢途径被降解,并主要由尿排泄。经皮下注射时,半衰期为 3.5 小时,清除率为每千克体重 0.5～0.7ml/min。

【适应证】 用于癌症化疗等原因导致中性粒细胞减少症;促进骨髓移植后的中性粒细胞数升高。骨髓发育不良综合征引起的中性粒细胞减少症,再生障碍性贫血引起的中性粒细胞减少症,先天性、特发性中性粒细胞减少症,骨髓增生异常综合征伴中性粒细胞减少症,周期性中性粒细胞减少症。

【用法用量】

(1)化疗所致的中性粒细胞减少症等:成年患者化疗后,中性粒细胞数降至 1 000/mm³(白细胞计数 2 000/mm³)以下者,在开始化疗后 2～5μg/kg,每日 1 次皮下或静脉注射给药。儿童患者化疗后中性粒细胞数降至 500/mm³(白细胞计数 1 000/mm³)以下者,在开始化疗后 2～5μg/kg,每日 1 次皮下或静脉注射给药。当中性粒细胞数回升至 5 000/mm³(白细胞计数 10 000/mm³)以上时,停止给药。

(2)急性白血病化疗所致的中性粒细胞减少症:白血病患者化疗后白细胞计数不足 1 000/mm³,骨髓中的原粒细胞明显减少,外周血液中未见原粒细胞的情况下,成年患者 2～5μg/kg 每日 1 次皮下或静脉注射给药;儿童患者 2μg/kg 每日 1 次皮下或静脉注射给药。当中性粒细胞数回升至 5 000/mm³(白细胞计数 10 000/mm³)以上时,停止给药。

(3)骨髓增生异常综合征伴中性粒细胞减少症及再生障碍性贫血所致中性粒细胞减少:成年患者中性粒细胞低于 1 000/mm³ 时,2～5μg/kg 每日 1 次皮下或静脉注射给药。中性粒细胞数回升至 5 000/mm³ 以上时,酌情减量或停止给药。

(4)周期性中性粒细胞减少症、自身免疫性中性粒细胞减少症和慢性中性粒细胞减少症:成年患者中性粒细胞低于 1 000/mm³ 时,1μg/kg 每日 1 次皮下或静脉注射给药。儿童患者中性粒细胞低于 1 000/mm³ 时,1μg/kg 每日 1 次皮下或静脉注射给药。中性粒细胞数回升至 5 000/mm³ 以上时,酌情减量或停止给药。

(5)促进骨髓移植患者中性粒细胞增加:成人在骨髓移植的第 2 日至第 5 日开始用药,2～5μg/kg 每日 1 次皮下或静脉注射给药。儿童在骨髓移植的第 2 日至第 5 日开始用药,2μg/kg 每日 1 次皮下或静脉注射给药。中性粒细胞回升至 5 000/mm³(白细胞计数 10 000/mm³)以上时,停止给药。

【剂型规格】 注射液:50μg/支;75μg/支;100μg/支;150μg/支;300μg/支;450μg/支。

【不良反应】 有时会有肌肉酸痛、骨痛、腰痛、胸痛的现象。有时会出现食欲缺乏的现象,或肝脏丙氨酸氨基转移酶、天门冬氨酸氨基转转酶升高。有人会出现发热、头痛、乏力及皮疹。极少数人会出现休克、间质性肺炎、成人呼吸窘迫综合征、幼稚细胞增加。

【禁用慎用】

(1)禁用:①对粒细胞集落刺激因子过敏者,以及对大肠埃希杆菌表达的其他制剂过敏者。②严重肝、肾、心、肺功能障碍者。③骨髓中幼稚粒细胞未显著减少的骨髓性白血病患者或外周血中检出幼稚粒细胞的骨髓性白血病患者。

(2)慎用:①老年患者。②儿童。③孕妇及哺乳期妇女。

【药物相互作用】 对促进白细胞释放之药物(如锂剂)应慎用。

【特别提示】 本品应在化疗药物给药结束后 24～48 小时开始使用。使用本品过程中应每周监测血常规 2 次,特别是中性粒细胞数目变化的情况。对髓性细胞系统的恶性增殖,本品应慎重使用。

^{131}I 肿瘤细胞核人鼠嵌合单克隆抗体
^{131}I Tumor Necrosis Therapy
Monoclonal Antibody

【其他名称】 唯美生、^{131}I-chTNT。

【药代动力学】 经静脉注射后,在血液内以二室模型分布和清除。对多种实体瘤有亲和性,定位良好,肿瘤病灶中有放射性摄取。给药 3 日后,肿瘤/非瘤比值可达 5～30 倍,正常器官无放射性抗体积聚。全身给药分布半衰期为 4.43 小时、消除半衰期为 78.37 小时;局部给药有明显的吸收过程,分布半衰期为 0.891 小时、消除半衰期为 86.88 小时。在血液中呈结合态,游离 ^{131}I 主要经尿排出。

【适应证】 适用于放化疗不能控制或复发的晚期肺癌的放射免疫治疗。

【用法用量】　存放于铅罐中,4±2℃冰箱或者冰箱冷冻室内保存,使用前取出。

【剂型规格】　注射液:1 850mBq(50mCi)/5ml/瓶。

【不良反应】　骨髓抑制。

【禁用慎用】

(1)肝肾功能异常者、心肌损害或有充血性心力衰竭者。

(2)孕妇、哺乳期妇女。未成年患者。

(3)碘过敏患者或抗 TNT 抗体反应阳性者。

(4)曾用过鼠源性抗体者。

(5)造血功能不良者。近期化疗、放疗患者,需要依靠造血恢复药物维持外周血患者。白细胞、血小板等血细胞计数低于正常范围者。

(6)有明显胸腹水者,或者肿块表面红肿热痛伴有白细胞$>10\times10^9$/L 者。

(7)各种急性或慢性炎症患者。

【药物相互作用】　不得与放化疗同时使用,亦不可在放化疗或其他因素造成的血常规下降未完全恢复时使用。

【特别提示】　冰冻固态产品,有效期为生产后 5 日。使用前从冷冻室取出,置于 4℃或室温,待固体完全溶解后使用。本品完全溶解后应在 24 小时内使用。液态产品,接收后存放于 4±2℃冰箱中,有效期为生产后 24 小时。用前取出,室温放置半小时后使用。

短棒状杆菌制剂
Corynebactrium parvum Preparation

【其他名称】　无。

【药代动力学】　未进行该项实验且无可靠参考文献。

【适应证】　主要用于癌性胸水,结合手术治疗早、中期肺癌。

可配合常规治疗方法进行乳腺癌、鼻咽癌、晚期肺癌、黑色素瘤及癌症体表转移灶的治疗。本制剂对牛皮癣(银屑病)、再生障碍性贫血、女阴白斑、感染性哮喘等也有一定疗效。

【用法用量】 一般为皮下或肌内注射。腔内注射以 0.9% 氯化钠注射液进行适当稀释。瘤内或瘤周采用下述剂量,多点注射以减轻局部反应。初次注射 0.5～1ml,以后可酌情逐次增加 0.5ml,直至 2ml。肌内、腔内及多点注射可酌情增量,最多 4ml(皮下不宜超过 2ml)。女阴白斑等可在患部涂抹,每日 1 次,每次 1～2ml;如症状减轻,可根据需要延长用药间隔。

【剂型规格】 注射剂:6×10^9 个菌/ml/支;1.2×10^{10} 个菌/2ml/支。

【不良反应】 注射局部常有肿痛、硬结,持续约 2 周,有时出现一过性发热。胸腔注射可有一过性反应加重及发热,可对症处理。

【禁用慎用】 发热 38℃以上,重症心血管病人,肝、肾功能异常者禁用。

【药物相互作用】 尚不明确。

【特别提示】 治疗前后宜做血、尿常规及免疫指标等检查,出现血、尿常规检查不正常或免疫指标持续下降者停用,注射当日勿过度疲劳。用前须充分摇匀,有摇不散的凝块时勿用。

粉防己碱　Tetrandrine

【其他名称】 喜美灵、金艾康、汉防己碱、汉防己甲素。

【药代动力学】 经人体吸收后,在肺脏中药物浓度最高,其次为肝脏。

【适应证】 与小剂量放射治疗合并应用于肺癌(对鳞癌效果最好,腺癌次之),对直肠癌亦有一定疗效。治疗轻、中度高血压,亦可用于重症高血压及高血压危象。治疗单纯性矽肺Ⅰ、Ⅱ、Ⅲ

期及各期煤矽肺。治疗风湿病、关节痛、神经痛。

【用法用量】 口服:肺癌,用于静脉给药休息期间,每次 40～60mg,每日 3 次,连续 2 个月为 1 个疗程。同时,肺部病灶用 60Co 照射,每次肿瘤量 1.5Gy 左右,总量 15～30Gy。静脉注射:重症高血压及高血压危象,每次 120～180mg,每日 2 次。肺癌,每日 180mg,加 0.9％氯化钠注射液 40ml 缓慢静脉推注(一般约 5 分钟),连用 5 日后休息 5 日,再重复使用。静脉滴注:肺癌,每日 180mg,加入 5％葡萄糖溶液 500ml 中静脉滴注,连用 5 日后休息 5 日,再重复使用。

【剂型规格】 粉防己碱片:20mg;50mg;200mg。粉防己碱注射液:2ml∶30mg。盐酸粉防己碱片:20mg;50mg。盐酸粉防己碱注射液:2ml∶30mg。

【不良反应】 轻度嗜睡、乏力、恶心、上腹不适、腹痛、鼻出血及色素沉着等,个别患者用药后大便次数增加,停药后症状可缓解。静脉注射部位可能发生疼痛或静脉炎,快速注射时可产生急性低血压和迅速致命的现象。偶见致癌。

【禁用慎用】 肝、肾器质性病变者慎用。

【药物相互作用】 尚不明确。

【特别提示】 静脉注射速度宜缓慢,每分钟应小于 1ml/kg。用药期间应每 3 个月复查肝功能及心电图。

干扰素 Interferon

【其他名称】 干扰灵。

【药代动力学】 不能由胃肠道吸收。肌内或皮下注射后 80％以上可被吸收,半衰期为 4～12 小时,个体差异很大,不能透过血脑屏障,可通过胎盘和进入乳汁。主要由肾小球滤过降解,部分在肝中降解。

【适应证】 主要用于治疗晚期毛细胞白血病、肾癌、黑色素瘤、Kaposi 肉瘤、慢性粒细胞性白血病和中低度恶性非霍奇金淋巴瘤,其他曾用于骨肉瘤、乳腺癌,多发性骨髓瘤、头颈部癌和膀胱癌等。对慢性乙型、丙型肝炎也有效。

【用法用量】 用于病毒性感染和恶性肿瘤的全身治疗:每日 100 万～600 万 U 静脉滴注;肌内或皮下注射 α 干扰素,100 万～10 亿 U,每日 1 次,抗病毒感染疗程依病情而定,治疗恶性肿瘤,开始 1 个月每日 1 次,以后隔日 1 次,长期治疗;舌下含服 α 干扰素,每日 200U,服药前后半小时内不能进食或饮水。治疗病毒性角膜炎可用滴眼剂滴眼,每日 2～3 次,每次 2 滴,间隔 10 分钟。

【剂型规格】 粉针剂:100 万 U;300 万 U;500 万 U;1 000 万 U;1 800 万 U;2 500 万 U。针剂:100 万 U/ml。气雾剂:1 万～2 万 U/ml。滴眼剂:100 万 M/ml。滴鼻剂:1 000U/ml。软膏剂:4 000U/g。

【不良反应】 一般毒性较低,不良反应少。肌内注射可见发热、头痛、肌痛、胃纳不佳等;静脉滴注可出现高热,呕吐、心率加快、血压不稳及肾功能损害。出现发热、寒战、畏寒、出汗、心动过速、头痛、肌痛、关节痛、全身倦怠感、恶心、呕吐、腹泻等流感样症状。白细胞减少、血小板减少、轻度贫血、血栓形成、凝血功能障碍、可逆性高三酰甘油血症、骨髓抑制引起厌食而使体重减轻和脱发。

【禁用慎用】 对干扰素有过敏史者,严重心、肝、肾功能不全者禁用。孕妇、哺乳期妇女慎用。

【药物相互作用】 与茶碱合用时,能抑制茶碱代谢而增加其血药浓度;能增加阿糖腺苷在体内的积蓄、血药浓度和毒性;干扰素引起的发热也能增加左旋沙可来新的细胞毒性;与阿糖腺苷合用治疗病毒性乙型肝炎,可减少干扰素用量,提高疗效,减少不良反应;与三氟胸腺嘧啶核苷合用,可加速疱疹性角膜炎愈合。麻醉药、催眠药、镇静药及茶碱阿糖腺苷与干扰素合用时应谨慎。

【特别提示】　需在冰箱内保存。

谷胱甘肽　Glutathione

【其他名称】　阿拓莫兰、L-谷胱甘肽、还原型谷胱甘肽钠、L-谷胱甘肽还原型、得视安、甘志、格拉达欣、古拉定、还原型谷胱甘肽、绿汀诺、乃奇安、巯基三肽、去白障、松泰斯、泰特、天亿、依士安、益视安。

【药代动力学】　代谢以肝脏为主,并广泛分布于机体各器官内,注射 1 小时后可在肝、肾、肌肉等组织中测出,并有小剂量在脑中测出,清除半衰期约为 24 小时。

【适应证】　用于保护肝脏。用于接受放射治疗及化疗(包括用顺铂、环磷酰胺、阿霉素、柔红霉素、博来霉素化疗)的患者。用于治疗低氧血症,如急性贫血、成人呼吸窘迫综合征、败血症等。用于有机磷、胺基或硝基化合物、一氧化碳、重金属及有机溶剂等中毒的辅助治疗。防止皮肤色素沉着。治疗因乙酰胆碱与胆碱酯酶不平衡所致的过敏症状。滴眼液可用于早期老年性白内障,还可用于角膜溃疡、角膜上皮剥离、角膜炎等。

【用法用量】　静脉给药:化疗患者:①一般用法。首次给药 $1.5g/m^2$,溶于 0.9% 氯化钠注射液 100ml 中静脉滴注,于给化疗药物前 15 分钟内滴注完。第 2～5 日每日肌内注射本药 600mg。②应用环磷酰胺(CTX)化疗。为预防泌尿系统损害,建议在 CTX 注射完后立即静脉注射本药,于 15 分钟内注完。③应用顺氯铵铂化疗。建议本药用量与顺铂用量之比不宜超过 35∶1,以免影响化疗效果。肌内注射:肝脏疾病,每日肌内注射 300mg 或 600mg。一般 30 日为 1 个疗程。其他疾病,参见静脉注射项。口服:每次 50～100mg,每日 1～3 次。

【剂型规格】　注射用谷胱甘肽:50mg;300mg;600mg。谷胱甘肽片:50mg;100mg。滴眼液:2%。

【不良反应】 皮疹、胃痛、恶心、呕吐等,注射局部可有轻度疼痛。少数患者使用本药滴眼剂后可能出现瘙痒感、刺激感、眼部充血、一过性视物模糊等症状,停药后即消失。

【禁用慎用】 对本药过敏者禁用。

【药物相互作用】 不宜与磺胺类、四环素类药合用。可减轻丝裂霉素的不良反应。

【特别提示】 与维生素 B_{12}、甲萘醌、泛酸钙、乳清酸及抗组胺制剂有配伍禁忌。溶解后须立即使用,剩余溶液不再使用。滴眼剂仅用于滴眼。

榄香烯 Elemene

【其他名称】 β-榄香烯。

【药代动力学】 口服吸收差,生物利用度仅 18.8%。平均血浆蛋白结合率 97.7%。自血浆消除较快,组织中药物浓度降低速度较慢。

【适应证】 某些恶性实体瘤及癌性胸、腹水的辅助治疗。与放、化疗同步治疗,可增强疗效,可用于介入、腔内化疗。口服本药乳剂可用于食管癌及胃癌改善症状的辅助治疗。

【用法用量】 静脉注射:每次 0.4～0.6g,每日 1 次,2～3 周为 1 个疗程。口服:每次 20ml,每日 3 次,连服 4～8 周为 1 个疗程。介入给药:每次 600～800mg,每月 1 次,同时配合静脉给药疗效更佳。胸腔注射:抽尽胸水后,先注入 10ml 普鲁卡因注射液,再将本药以 200～300mg/m² 的剂量注入胸腔。注药后,嘱患者变换体位以增大药液接触面积,1～3 次为 1 个疗程。腹腔注射:抽尽腹水后,先注入 5～10ml 利多卡因和 5～10mg 地塞米松,再取本药 500～800mg 用 0.9% 氯化钠注射液 1 500～2 000ml 稀释后,缓缓向腹腔内滴注,滴注速度视患者耐受能力而定。注药后,嘱患者变换体位,1～3 次为 1 个疗程。局部瘤体注射:先用局麻药(如利多卡因等)对瘤体进行多点注射(局麻药的浸润面应完全),3～5分钟后,再视瘤体大小多点注入本药,每次50～75mg。

【剂型规格】 榄香烯注射液:5ml：25mg。榄香烯口服乳剂:10ml：0.1g;20ml：0.2g。

【不良反应】 部分病人用药后可有轻度胃肠道反应,如恶心、呕吐、腹泻等,偶有食欲减退。还可有静脉炎、血红蛋白下降、白细胞减少等。可有过敏反应。发热、局部疼痛多较轻微,不影响治疗。

【禁用慎用】 高热患者禁用。胸腹水合并感染、血小板减少或进行性出血倾向者、孕妇及哺乳期妇女慎用。

【药物相互作用】 与生物反应调节剂、放疗及某些化疗药物(如依托泊苷、甲酰四氢叶酸、氟尿嘧啶等)有一定的协同作用。合用加温疗法有协同作用。

【特别提示】

(1)给药之前30分钟口服泼尼松或解热镇痛药,可预防或减轻初次用药所引起的轻微发热。

(2)腔内注射本药前可酌情使用局麻药,减轻或缓解腔内注射所致的疼痛,使病人能够耐受。

(3)静脉注射应选取较粗血管(锁骨下静脉最佳),两臂交替使用,最好使用套管针。先用0.9%氯化钠注射液250ml打通静脉通路为预防静脉炎的发生。可于第1～5日加2mg地塞米松,再将本药稀释于0.9%氯化钠注射液300～400ml中快速滴入(5～10ml/min),最后用0.9%氯化钠注射液250ml冲洗血管。

(4)口服本药需饭前空腹吞咽。

(5)口服最大耐受量为5g/kg,约相当于临床每日用药量的400倍。至目前为止,尚未有发生药物过量反应的报道。

(6)用药期间注意监测血常规。

利血生 Leucogen

【其他名称】 利可君。

【药代动力学】 本品为半胱氨酸衍生物,服用后在十二指肠碱性条件下与蛋白结合形成可溶的物质迅速被肠所吸收,增强骨髓造血系统的功能。

【适应证】 用于防治肿瘤放、化疗引起的白细胞、血小板减少症。

【用法用量】 口服,每次 20mg,每日 3 次,或遵医嘱。

【剂型规格】 利血生片:10mg;20mg。

【不良反应】 毒性低,连续服用未见明显不良反应,尚未发现有关不良反应报道。

【禁用慎用】 禁用于对本品过敏者,骨髓恶性肿瘤患者。

【药物相互作用】 尚不明确。

【特别提示】 性状发生改变后禁止使用。请放在儿童不易拿到之处。

氯膦酸二钠 Clodronate Disodium

【其他名称】 德维、迪盖纳、二氯甲双膦酸钠、固令、氯得膦酸、氯得膦酸二钠、氯甲双膦酸二钠、氯甲双膦酸钠、氯屈膦酸二钠、氯屈膦酸钠、洛屈、雅坤宇。

【药代动力学】 口服吸收较少,生物利用度为 1%～2%。单次静脉给药后,20%～40%药物沉积在骨骼中。半衰期约为 2小时。

【适应证】 用于骨转移癌、多发性骨髓瘤、Paget's 病,可预防或推迟恶性肿瘤溶骨性骨转移,减少溶骨性骨转移发生骨折的可能性,减轻或消除溶骨性癌转移引起的骨痛。治疗因恶性肿瘤引起的高钙血症;骨质疏松症。

【用法用量】 恶性肿瘤患者口服给药:每日 2.4g,分 2～3 次口服;血钙正常者可减为每日 1.6g;若伴有高钙血症者,可增加至每日 3.2g。

【剂型规格】 氯膦酸二钠片(以无水物计):0.2g;0.4g;0.8g。氯膦酸二钠胶囊(以无水物计):0.3g;0.4g;0.6g。氯膦酸二钠注射液:5ml:0.3g。注射用氯膦酸二钠:0.3g。

【不良反应】

(1)代谢/内分泌系统:①常见无症状性低血钙,罕见有症状性低血钙。②可见血清甲状旁腺素(PTH)水平升高(与血清钙水平降低有关)。③有肝脏转移和骨转移的患者,血清碱性磷酸酶水平会升高。

(2)神经系统:少数患者可出现眩晕和疲劳,但可随着治疗的继续而消失。

(3)呼吸系统:对阿司匹林过敏的哮喘患者可发生呼吸功能损害,但非常罕见。过敏反应表现为呼吸系统症状。

(4)肌肉骨骼系统:长期和大剂量用药,可能引起骨钙丢失而发生病理性骨折。

(5)泌尿生殖系统:可见肾功能损害(血清肌酸酐升高和蛋白尿)和重度肾脏损害。

(6)肝脏:常见在正常范围内的氨基转移酶升高;罕见超过正常范围 2 倍的氨基转移酶升高,不伴有肝功能损害。

(7)胃肠道:开始服用时可出现轻度腹泻、腹痛、腹胀,但可随着治疗的继续而消失。也可发生恶心、呕吐,但多见于大剂量给药时。

(8)皮肤:罕见过敏性皮肤反应。

【禁用慎用】

(1)禁用:①对本药或其他双膦酸盐类过敏者。②严重肾损害者。③骨软化症患者。④孕妇。⑤哺乳期妇女。

(2)慎用:①肾功能不全者。②儿童。

【药物相互作用】

(1)与氨基糖苷类药物合用,有增加低钙血症的危险。

(2)与非甾体类解热镇痛药合用,有增加肾功能不全的危险。

(3)可使雌莫司汀膦酸钠血浆浓度升达80%。

(4)与抗酸药、铁剂等含二价阳离子的药物合用时,因可形成难溶性复合物,本药的生物利用度将显著降低。

(5)与钙剂合用,可影响本药的吸收,降低疗效。用药期间如需要补充钙剂,应分开给药,餐前1小时服用本药,进餐时服用钙剂。

(6)含二价阳离子的食物(如牛奶等)可使本药的生物利用度显著降低。

【特别提示】

(1)口服制剂应于餐前1小时空腹服用。

(2)用药期间应保持适量的液体摄入,尤其是静脉给药及有高钙血症或肾衰竭的患者。

(3)不宜静脉注射。静脉滴注时,每0.3g稀释于0.9%氯化钠注射液500ml中,滴注3～4小时。高钙血症伴脱水的患者,静脉滴注前应纠正水电解质紊乱。

(4)不能与其他双膦酸盐合用。

美司钠 Mesna

【其他名称】 美安、美钠、巯乙磺酸钠、优美善。

【药代动力学】 口服吸收良好,主要分布于肾脏,吸收后立即开始代谢,大部分在8小时内清除。原形药和代谢物血浆半衰期分别为15～30分钟、70分钟,24小时内约有80%的药物经尿液排泄。

【适应证】 用于预防oxazaphosphrine类药物包括异环磷酰

胺、环磷酰胺、trophasfamide 在内的泌尿道毒性。使用异环磷酰胺和大剂量环磷酰胺时均应配合使用美司钠。用于慢性支气管炎、阻塞性肺炎、术后肺不张等痰液黏稠而咳痰困难者。

【用法用量】　静脉注射:常用量为 IFO 或 CTX 剂量的20%,如用异环磷酰胺 2 000mg,美司钠剂量则为每次 400mg。分别于 IFO 或 CTX 给药的 0 小时、4 小时、8 小时各注射 1 次。使用 CTX 做连续性静脉滴注时,在 CTX 给药的 0 小时,每次大剂量静脉注射本药,然后将其加入 CTX 输液中同时给药(剂量可达CTX 剂量的 100%),在输液完后 6～12 小时内再连续使用本药(剂量可达 CTX 剂量的 50%)。静脉滴注:参见静脉注射项。雾化吸入:使用本药气雾剂,每次 100～200mg(1～2ml)。气管滴入:同雾化吸入。

【剂型规格】　注射用美司钠:200mg;400mg;600mg。美司钠注射液:2ml∶200mg;4ml∶400mg。美司钠片:200mg。美司钠气雾剂:1ml∶200mg。美司钠溶液:10%水溶液。

【不良反应】　单剂量超过 60mg/kg 时,可能出现恶心、呕吐、腹痛和腹泻,且可加重 IFO 的中枢神经系统不良反应。极少有静脉刺激症状或皮肤、黏膜过敏反应。

【禁用慎用】　对本药及含巯基化合物过敏者禁用。孕妇,哺乳期妇女慎用。

【药物相互作用】　与华法林合用,出血的危险性增加。

【特别提示】

(1)与顺铂、氮芥不能配伍,也不宜与红霉素、四环素和氨茶碱等配伍。

(2)解毒保护作用只限于泌尿系统,所有其他对使用 CTX 治疗时所采取的预防及治疗措施均不受本药影响。

(3)有消化道吸收障碍者,不宜采用口服给药。

(4)曾接受骨盆区放疗者、使用 CTX 治疗时出现过膀胱炎者、曾有泌尿道损伤者及使用大剂量 CTX(超过 10mg/kg)的患者,在给予 CTX 时应合用本药。

(5)儿童用药时应酌情增加剂量,或缩短给药间隔时间,增加给药次数。

(6)药物对检验值或诊断的影响,应用本药可使尿酮试验呈假阳性反应。

纳米炭　Carbon Nanoparticles

【其他名称】　卡纳琳。

【药代动力学】　不进入血液循环,局部注射后迅速到达肿瘤的区域引流淋巴结,数月内通过肺和肠道排泄而消除。

【适应证】　用于胃癌区域引流淋巴结的示踪。

【用法用量】　局部注射:暴露术野后,取本药 50mg,用皮试针头在肿瘤周缘分 4～6 点浆膜下缓慢推注,一个点注射 5～15mg,约 3 分钟完成。

【剂型规格】　纳米炭混悬注射液:1ml：50mg。

【不良反应】　注射后偶见低热,通常能耐受,无须特殊处理。

【禁用慎用】　对本药过敏者禁用。

【药物相互作用】　与其他药物同时混合使用时可改变其他药物在体内的分布和释放特征。

【特别提示】　应避免直接注入血管。注射时应缓慢;为防渗漏,针头应在组织中潜行一段距离后再缓慢推注,抽出针头时用纱布轻压注射点。

凝血酶原复合物　Prothrombin Complex

【其他名称】　康舒宁、普舒莱士、人凝血酶复合物、血浆凝血因子。

【药代动力学】　静脉注射后达峰时间为 10～30 分钟。因子

Ⅸ的分布半衰期为 3～6 小时,消除半衰期为 18～32 小时。

【适应证】 主要用于治疗先天性和获得性凝血因子Ⅱ、Ⅶ、Ⅸ、Ⅹ缺乏症。

【用法用量】 静脉滴注,用量视病情和所需因子而异,一般首剂 400U～600U,以后每次 200U～400U,每日 2～3 次,用 5%葡萄糖液稀释,30 分钟内滴完,可根据病情适当增加剂量。

【剂型规格】 注射用凝血酶原复合物:200U;400U;2.5 万 U。

【不良反应】 注入过快可出现一过性的发热、寒战、头痛、潮红或刺痛感,甚至变态反应。可能传播传染性肝炎及其他血源性疾病。

【禁用慎用】 肝功能损害或近期接受过外科手术的患者,易发生血栓、血管内凝血或纤维蛋白溶解,使用本品应权衡利弊,斟酌使用。慎用于老年人、儿童、孕妇及哺乳期妇女。

【药物相互作用】 氨基己酸或氨甲环酸等抗纤溶药与本品同时应用可增加发生血栓性并发症的危险。宜在给予本品 8 小时后使用。

【特别提示】

(1)溶解本品时应用塑料注射器操作。

(2)配置前应将本品及稀释液放于室温。

(3)本品每 1 国际单位(1IU)相当于 1ml 新鲜血浆中因子Ⅱ、Ⅶ、Ⅸ及因子Ⅹ的含量。

(4)粉剂以灭菌注射用水溶化。溶化或稀释液温度不宜超过 37℃。溶化后应立即使用。

(5)用药期间应定期进行活化部分凝血活酶时间(APTT)、纤维蛋白原、血小板及凝血酶原时间监测,以早期发现血管内凝血等并发症。乙型血友病用药期间应每日检测因子Ⅸ血浆浓度,并据此调整用量。

(6)药物过量有引起血栓的危险性。

帕利夫明　Palifermin

【其他名称】　帕立非明、凯望斯、重组 KGF。

【药代动力学】　静脉给药后,血液恶性肿瘤患者的分布容积为健康成人的 2 倍,总体清除率为后者的 2～4 倍。清除半衰期为 4.5 小时。

【适应证】　用于血液恶性肿瘤患者(需造血干细胞支持)骨髓毒性化疗后的严重黏膜炎性疾病,也可用于化疗后的口腔黏膜炎。

【用法用量】　血液恶性肿瘤患者骨髓毒性化疗后的严重黏膜炎症:推荐剂量为每次 60μg/kg,每日 1 次,在骨髓毒性化疗前和骨髓毒性化疗后各连用 3 日,共给药 6 次。化疗前 24～48 小时给予化疗前的第 3 剂,化疗后第 1 剂应在输注造血干细胞当日(但在输注之后)给予,并应与上 1 剂给药时间间隔至少 4 日。化疗后的口腔黏膜炎:①转移性结直肠癌患者在氟尿嘧啶和甲酰四氢叶酸 5 日疗程前使用本药,每日 40μg/kg,连用 3 日。②接受自体外周血祖细胞移植的霍奇金病或非霍杰金淋巴瘤患者在化疗(大剂量卡莫司汀、依托泊苷、阿糖胞苷、美法仑联用)前使用本药,每日 40μg/kg,连用 3 日。本药的最大耐受量为每日 80μg/kg。

【剂型规格】　注射剂:6.25mg/瓶。

【不良反应】　有报道出现血压升高。可出现头痛、感觉迟钝、感觉减退和感觉异常等。10% 的患者用药后出现关节痛。有出现无症状性、一过性淀粉酶和脂酶升高的报道。可见唇和(或)舌增厚或变色、味觉改变、食欲缺乏、呕吐、腹痛。可见皮疹、瘙痒、红斑和水肿。可引起发热和疼痛,2% 的患者(n＝645)出现本药的抗体呈阳性,尚不明确其临床意义。

【禁用慎用】　对本药或来源于大肠埃希杆菌的蛋白质过敏

者禁用。非血液系统恶性肿瘤（可能刺激肿瘤生长）患者,孕妇及哺乳期妇女慎用。

【药物相互作用】　尚不明确。

【特别提示】　不应在骨髓毒性化疗前 24 小时内、输注期间或化疗后 24 小时内给予。化疗前后 24 小时内给药可导致口腔黏膜炎的严重程度增加、持续时间延长。冻干粉用 1.2ml 灭菌注射用水重新溶解,浓度为 5mg/ml。若给药期间使用肝素维持静脉通路,则应在给予本药前后用 0.9％氯化钠注射液冲洗静脉。

人纤维蛋白原　Human Fibrinogen

【其他名称】　纤维蛋白原,人血纤维蛋白原、注射用人纤维蛋白原。

【药代动力学】　正常情况下,纤维蛋白原半衰期为 3～4 日。本品尚未进行药代动力学研究,尚不清楚不同工艺是否引起半衰期的改变。

【适应证】　用于纤维蛋白原缺乏而造成的凝血障碍,以及先天性低纤维蛋白原血症。

【用法用量】　静脉滴注:每次 1.5～8g,临用前,每 1.5g 加 20℃～30℃的灭菌注射用水 100ml 轻轻摇动（不可剧烈振摇）至完全溶解后,以每分钟 40 滴的速度滴入。静滴时使用有筛检程式的输血器,以防不溶性蛋白微粒输入。2％的本品等渗盐水溶液可用于局部止血。

【剂型规格】　粉针剂:1g;1.5g;2.5g。冻干针剂:1g;1.5g。

【不良反应】　发绀、心动过速发生。快速过量注入可能发生血管内凝血。

【禁用慎用】　禁用于血栓形成、心肌梗死、心功能不全病人。

【药物相互作用】　不可与其他药物合用。

【特别提示】

(1)本品专供静脉滴注,以注射用水溶解后应立即使用。

(2)配置前应先将本品与溶解液放至室温,温度过低会导致溶解困难,并导致蛋白变性。

(3)加入溶液后应将瓶轻轻转动直至完全溶解。切忌剧烈摇动以免引起蛋白变性。

(4)输注本品所用输液器应带有滤网。若发现块状不溶物时则不宜使用。

沙利度胺 Thalidomide

【其他名称】 反应停、酞胺哌啶酮、酞合酰亚胺、酞咪胍啶酮、酞咪哌啶酮。

【药代动力学】 口服易吸收,缓释片和咀嚼片达峰时间分别为 2.9~5.7 小时和 2~6 小时,总蛋白结合率高,肾脏清除率为 1.15ml/min,主要的清除途径是非酶的水解作用清除,消除半衰期为 5~7 小时。

【适应证】 用于多发性骨髓瘤、卡伯肉瘤、肾细胞癌等癌症的治疗,调节免疫系统;用于 HIV 感染和肿瘤引起的恶病质、AIDS 相关溃疡、白塞病及复杂的区域性疼痛综合征;还适于各型麻风反应,光敏性皮肤病。也可用于结节性痒疹、盘状红斑狼疮、泛发扁平苔藓、坏疽性脓皮病等的治疗。用于控制瘤型麻风反应症。

【用法用量】 口服:每次 25~50mg(1~2 片),每日 100~200mg(4~8 片),或遵医嘱。成人常用量每日 100~300mg,分 2~3 次服用。应从小剂量开始逐渐递增,好转后减药量维持。

【剂型规格】 沙利度胺片:25mg;50mg。

【不良反应】 口鼻黏膜干燥、头昏、倦怠、瞌睡、恶心、腹痛、便秘、面部水肿、面部红斑、过敏反应及多发性神经炎等。有致畸性、弱致癌性,外周神经炎、麻痹、感觉异常、意识混乱、低血压、白细胞降低、肝功能异常、心动过缓、水肿、血凝异常、肾衰竭、肺炎、甲状腺功能低下。

【禁用慎用】 孕妇及哺乳期妇女、儿童、对本品过敏者、驾驶员、机器操纵者禁用。老年患者慎用。

【药物相互作用】 能增强其他中枢抑制药,尤其是巴比妥类药的作用。

【特别提示】 生育期妇女服用一定要采取避孕措施。置于儿童不能触及处。

鲨肝醇 Batilol

【其他名称】 Batylalcohol、Batylol。

【药代动力学】 口服吸收迅速,可透过血脑屏障,见效快。

【适应证】 用于治疗各种原因引起的白细胞减少症,如放射性、抗肿瘤药物等所致的白细胞减少症。还可对抗由于苯中毒和细胞毒类药物引起的造血系统抑制。

【用法用量】 口服:成人每日 50～150mg,分 3 次服,4～6 周为 1 个疗程。儿童每次 1～2mg/kg,每日 3 次。

【剂型规格】 鲨肝醇片:50mg。

【不良反应】 治疗剂量偶见口干、肠鸣亢进。

【禁用慎用】 尚不明确。

【药物相互作用】 尚不明确。

【特别提示】 临床疗效与剂量相关,过大或过小均影响效果,故应寻找最佳剂量。对病程较短、病情较轻及骨髓功能尚好者,本品疗效较好。用药期间应经常检查血常规。剂量过大可引起腹泻。

维生素 B₄ Vitamin B₄

【其他名称】 腺嘌呤、6-腺嘌呤、氨基嘌呤。

【药代动力学】 尚不明确。

【适应证】 用于防治各种原因引起的白细胞减少症,急性粒细胞减少症,尤其是对肿瘤化学和放射治疗,以及苯中毒等引起的白细胞减少症。

【用法用量】 口服:成人每次 10～20mg(1～2 片),每日 3 次。小儿每次 5～10mg(0.5～1 片),每日 2 次。

【剂型规格】 维生素 B₄ 片:10mg。

【不良反应】 推荐剂量下,未见明显不良反应。

【禁用慎用】 孕妇及哺乳期妇女慎用。

【药物相互作用】 本品注射剂必须与磷酸氢二钠缓冲液混合后使用,不可单独使用,也不得与其他注射剂配伍使用。

【特别提示】 由于此药是核酸前体,应考虑是否有促进肿瘤发展的可能性,权衡利弊后选用。

香菇多糖 Lentinan

【其他名称】 单香菇多糖、力提能、能治难、天地欣、香菇菌多糖、香菇糖。

【药代动力学】 静脉注射 5 分钟后,血药浓度先迅速降低,以后下降缓慢。在各脏器中均有分布,主要分布于肝、脾、肺、肾,几乎不通过胎盘。大部分从尿液排出,少量从粪便排出,不分泌入乳汁。肿瘤组织对本药无特异性的摄取。

【适应证】 用于恶性肿瘤的辅助治疗。

【用法用量】 成人。口服:每次 12.5mg,每日 2 次。静脉注射:每次 2mg,每周 1 次,或每次 1mg,每周 2 次,可用 5% 葡萄糖注射液 20ml 稀释后静脉注射,3 个月为 1 个疗程。静脉滴注:每次 2mg,每周 1 次;或每次 1mg,每周 2 次。予以注射用水按 1mg/ml 比例溶解后,加入 0.9％氯化钠注射液 250ml 或 5％葡萄糖注射液中静脉滴注。当溶解液超过 2ml 时,须用 0.9％氯化钠注射液或 5％葡萄糖注射液调节药液的渗透压,再加入 5％葡萄糖注射液 250ml 中滴注,3 个月为 1 个疗程。儿童。口服:每次 5～7.5mg,每日 2 次。

【剂型规格】　香菇多糖片:2.5mg。香菇多糖注射液:2ml: 1mg。注射用香菇多糖:1mg。

【不良反应】　胸闷、胸部压迫感和休克,停药后即可消失。偶见头痛、头晕、咽喉狭窄感、恶心、呕吐、食欲缺乏,以及红细胞、白细胞及血红蛋白减少和皮疹、皮肤发红、发热、出汗、面部潮红等。

【禁用慎用】　对本药过敏者禁用。冠状动脉病患者,高血压患者慎用。

【药物相互作用】　本品应避免与维生素 A 制剂混用。

【特别提示】

(1)应避免与维生素 A 制剂混合使用,以免出现混浊。

(2)若出现口内异常感、畏寒、心律失常、血压下降、呼吸困难等休克表现时,应立即停药并给予适当处理。出现皮疹、发红应停药。出现胸部压迫感、咽喉狭窄感应密切观察,并减慢给药速度,可改为静脉推注或减慢滴注速度。

(3)用药过量可能会引起血黏度升高。

亚叶酸钙　Calcium Folinate

【其他名称】　5-甲基四氢叶酸、5-甲基四氢叶酸钙、爱捷康、安曲希、得尔夫正、法益宁、福能、辅利特、盖尔青、盖岩平、惠仁复林、甲酰四喋酸钙、甲酰四氢叶酸钙、甲酰叶酸、甲叶钙、康达利平、康莱尔、力雷特、立可林、路维芬、欧力、醛氢叶酸、醛氢叶酸钙、确呋力、赛尔斯乐、世明、同奥、威力醛氢叶酸钙、亚复欣、亚叶酸、亚乙酸、叶醛酸、叶醛酸钙。

【药代动力学】 口服易吸收。药物作用的持续时间为 3～6 小时。血清还原叶酸的半衰期为 3.5～6.2 小时。

【适应证】 主要用作叶酸拮抗药(如甲氨蝶呤、乙胺嘧啶及甲氧苄啶等)的"解救"治疗,临床常用于预防大剂量甲氨蝶呤(MTX)或用药过量所引起的严重毒性作用。与氟尿嘧啶(5-Fu)联用,治疗晚期结肠及直肠癌。叶酸治疗口炎性腹泻、营养不良、妊娠期或婴儿期引起的巨幼细胞贫血疗效不佳时,可选用本药。还可用于白细胞减少。

【用法用量】

(1)口服给药:①MTX 的"解救"治疗。一般剂量每次 5～15mg,每 6～8 小时 1 次,连用 2 日,使 MTX 血药浓度在 $5×10^{-8}$ mol/L 以下。②作为乙胺嘧啶或甲氧苄啶等的解毒药。每日 5～15mg,持续用药时间视中毒情况而定。③叶酸缺乏所致的巨幼红细胞贫血。每日 15mg。④与 5-Fu 联用,治疗晚期结肠及直肠癌。本药 20～30mg/m²,于 5-Fu 用药前半小时服用。

(2)肌内注射:①MTX 的"解救"治疗。一般于静脉注射 MTX 24 小时后用药,一般剂量每次 9～15mg/m²,每 6～8 小时 1 次,连用 2 日,使 MTX 的血药浓度在 $5×10^{-8}$ mol/L 以下。②MTX 不慎超剂量使用或清除不畅时。如不慎超剂量使用 MTX 时,应尽早使用本药进行急救。如排泄延迟时,也应在 MTX 使用 24 小时内给予本药。每 6 小时肌内注射或静脉注射 10mg,直到血中 MTX 水平低于 10^{-8} mol/L(0.01μmol)。治疗前后每 24 小时应监测血清肌酸酐和 MTX 水平。如用药后 24 小时血肌酸酐量较治疗前升高 50% 或 MTX 量大于治疗前 5μmol,或用药后 48 小时 MTX 量大于治疗前 0.9μmol,应将本药增加到 100mg/m²,每 3 小时 1 次,静脉注射,直到 MTX 水平低于 0.01μmol。③作为乙胺嘧啶或甲氧苄啶等的解毒药。每次 9～15mg，持续用药时间视中毒情况而定。④叶酸缺乏所致的巨幼红细胞贫血。每日 1mg。⑤白细胞减少。每次 3～6mg，每日 1 次。

（3）静脉注射：①治疗晚期结肠及直肠癌，与 5-Fu 联用。先用本药 200mg/m² 静脉注射（注射时间不少于 3 分钟），再使用 5-Fu 370mg/m² 静脉注射，或先用本药 20mg/m²，再使用 5-Fu 425mg/m²。每日 1 次，连用 5 日为 1 个疗程，间隔 4 周，用第 2 个疗程。根据毒性反应，每隔 4～5 周可重复 1 次，并根据患者的耐受情况调整 5-Fu 的剂量，以延长患者生存期。②MTX 不慎超剂量使用或清除不畅时参见"肌内注射"。

【剂型规格】　亚叶酸钙片：5mg；10mg；15mg；25mg。亚叶酸钙胶囊：15mg；25mg。亚叶酸钙注射液：1ml∶3mg；1ml∶5mg；1ml∶100mg；10ml∶100mg。注射用亚叶酸钙：3mg；5mg；25mg；30mg；50mg；100mg；200mg；300mg。亚叶酸钙氯化钠注射液：100ml（亚叶酸钙 200mg 和氯化钠 900mg）。

【不良反应】　不良反应很少见，偶有皮疹、荨麻疹、哮喘等过敏反应。

【禁用慎用】　恶性贫血患者，维生素 B_{12} 缺乏引起的巨幼红细胞贫血患者禁用。服用抗癫痫药的儿童，老年患者及哺乳期妇女慎用。

【药物相互作用】

（1）与 5-Fu 合用，可使后者的疗效增加，毒性增强。

（2）与乙胺嘧啶或甲氧苄啶合用，可预防后者引起的继发性巨幼红细胞贫血。

（3）较大剂量可对抗巴比妥、扑米酮或苯妥英钠的抗癫痫作用，并可使某些患者（如正在服用抗癫痫药的儿童）癫痫发作率增加。

（4）大剂量的亚叶酸可能降低 MTX 鞘内给药的疗效。

【特别提示】

(1)应避免与 5-Fu 混合后给药,因可能产生沉淀。

(2)禁止鞘内注射。

(3)本药含钙,故静脉注射速度不宜超过 160mg/min。

(4)本药口服吸收的饱和剂量为每日 25mg。如每日口服量在 25mg 以上,则宜改为肌内注射给药。

(5)不宜与 MTX 同用,以免影响后者抗叶酸作用。应每次大剂量使用 MTX 24～48 小时后,再使用本药。MTX 的血药浓度应不低于其有效治疗浓度。

(6)用于大剂量 MTX 的"解救"治疗时:①应根据测得的 MTX 浓度调整本药用量和使用时间。②如使用 MTX 24 小时后,血清肌酸酐较治疗前升高 50%,提示有严重肾毒性,要慎重处理。③MTX 用药前及用药后,应保持尿液 pH 值大于 7,必要时用碳酸氢钠和水化治疗(在注射当日及注射后 2 日,每日补液量 3 000ml/m^2),以防止肾功能不全。④如遇酸性尿、脱水、胃肠道梗阻、胸腔积液、腹水或肾功能障碍等情况,MTX 毒性较显著,且不易从体内排出,故应增加本药的剂量或延长给药时间,必要时可大剂量静脉给药。

(7)应避免光线直接照射及与热源接触。使用本药粉针剂应新鲜配制。

(8)用药前应做肌酸酐廓清试验。如 MTX 浓度低于 5×10^{-8}mol/L 时,可停止实验室监测。每 12～24 小时应测定血浆或血清 MTX 的浓度。MTX 用药前及用药后,每 24 小时应测定血清肌酸酐,每 6 小时应监测尿液酸度。

右雷佐生　Dexrazoxane

【其他名称】　奥诺先、得拉唑沙、右丙亚胺、Cardioxane、Dextrazoxane、Eucardion、Zinecard。

【药代动力学】　静脉给药后,在肾脏和肝脏药物浓度最高。分布半衰期为3～30分钟,清除半衰期为2～4小时。肾脏清除率为每平方米体表面积3.35L/h,肾脏排泄率为40%～60%。

【适应证】　用于减轻或减少蒽环类抗生素(如阿霉素)化疗引起的心肌毒性。

【用法用量】　静脉给药:用量为阿霉素剂量的10倍。从开始给予本药计算,至少30分钟后方可使用阿霉素。给药时应采取缓慢注射或较快的滴注。既往使用了亚硝基脲的患者,最大耐受量为750mg/m²;而既往无亚硝基脲使用史的患者,最大耐受量为1250mg/m²。在高胆红素血症时,阿霉素应减量,因此也要成比例地降低本药的用量。

【剂型规格】　右雷佐生片:25mg;50mg。注射用盐酸右雷佐生:250mg;500mg。

【不良反应】　与化疗药物联用时,严重者可导致骨髓抑制(儿童发生血液毒性和凝血障碍的危险性更大)。常见白细胞和血小板减少(常在第8～15日降到最低点,在21～22日时可恢复),大剂量本药治疗时更明显。骨髓抑制为本药最主要的毒性,亦可见凝血障碍和贫血,高三酰甘油血症,肝酶升高,恶心、呕吐、腹泻,注射局部可发生炎症,皮肤及皮下坏死和脂膜炎。大剂量可引起脱发。

【禁用慎用】　对本药过敏者禁用。同时使用其他骨髓抑制药的患者慎用。

【药物相互作用】　尚不明确。

【特别提示】

(1)溶液的配制,先用浓度为0.167mol的乳酸钠注射液将本药浓度配制至10mg/ml。然后用0.9%氯化钠注射液或5%葡萄糖注射液将本药稀释成1.3～5mg/ml备用。稀释后的本药在2℃～8℃或室温条件下可稳定6小时。

（2）不能用于非蒽环霉素类药物引起的心脏毒性。

（3）尽管对心脏有保护作用，但不能消除心脏中毒的风险。对阿霉素累积剂量达 $300\mathrm{mg/m^2}$ 的患者，即使使用本药，也应密切监测心脏毒性。

（4）用药前后及用药时应当检查血常规、肝功能及血清铁、锌浓度。

第十章　抗肿瘤中成药

一、药物概述

　　由于肿瘤的病因、发病机制尚不明确,目前临床上治疗肿瘤主要采取手术切除、放疗、化疗及免疫治疗相结合的方式,肿瘤患者接受放、化疗杀伤肿瘤细胞的同时,由于多数抗肿瘤药物缺乏选择作用,对正常机体也有相当大的损伤,不良反应较多且严重,如骨髓造血功能抑制、消化道反应、肝脏及肾脏等组织的损害、免疫功能低下等。

　　迄今为止,手术仍然是根治实体瘤的主要手段,但术后的复发或转移是威胁患者长期生存的主要原因。手术与中医药结合运用的意义在于术前使用中药可改善机体状况,增强体质,调理因其他疾病引起的肝肾功能障碍,以利于手术;术后辅以中药治疗,则可调补手术损伤,促进康复,利于患者接受其他治疗,减少复发、转移,延长生存时间。扶正中药可改善机体免疫功能;活血化瘀中药可降低血液黏度、血小板聚集,改善血液流变学,抑制肿瘤灶周围新生血管形成。临床上亦有术后使用中药而延长生存期的报道。中药与放射治疗相结合,一方面可以减轻放疗的不良反应,另一方面中药对放疗有一定的增敏作用。中药配合全身化疗或介入化疗,常用具有益气健脾、补肾养肝的中药,如黄芪、人参、党参、山药等。对肺癌、肝癌有增加缓解率的作用,对胃癌、肠癌、乳腺癌等的术后辅助化疗有延长生存期的功能。此外中药还可减轻化疗药物对骨髓抑制、胃肠道反应及心、肝、肾的毒性。

现在治疗肿瘤方面已取得很大进展,应用于肿瘤治疗的中药品种也越来越多。

二、药物应用

（一）颗粒剂

复方木鸡颗粒

【药物组成】　云芝提取物、核桃楸皮、山豆根、菟丝子。

【功能主治】　具有抑制甲胎蛋白升高的作用。用于肝炎,肝硬化,肝癌。

【不良反应】　尚不明确。

【禁　　忌】　尚不明确。

【注意事项】　尚不明确。

【用法用量】　口服,每次 10g,每日 3 次。饭后冲服。

【剂型规格】　颗粒剂:每袋 10g;每袋 4g(无糖型)。

【贮存条件】　密封。

【类　　别】　处方药。

化滞柔肝颗粒

【药物组成】　茵陈、决明子(清炒)、大黄(酒炖)、泽泻、猪苓、山楂、苍术(麸炒)、白术(麸炒)、陈皮、瓜蒌、女贞子(酒蒸)、墨旱莲、枸杞子、小蓟、柴胡(醋炙)、甘草。

【功能主治】　清热利湿,化浊解毒,祛瘀柔肝。用于非酒精性单纯性脂肪肝湿热中阻证,症见肝区不适或隐痛,乏力,食欲减退,舌苔黄腻。

【不良反应】　偶见腹泻或胃部不适。

【禁　　忌】　对本品过敏者禁用。

【注意事项】

(1)本品尚无妊娠及哺乳期妇女的有效性和安全性研究数据。

(2)本品尚无非酒精性脂肪性肝炎和肝硬化的有效性和安全性研究数据。

(3)糖尿病患者慎用。

(4)服药期间应定期检查肝肾功能。

(5)治疗期间须结合饮食调整和行为纠正。

【用法用量】　开水冲服,每次1袋,每日3次。每服6日需停服1日或遵医嘱。

【剂型规格】　颗粒剂:每袋8g。

【贮存条件】　密封,置阴凉(不超过20℃)干燥处。

【类　　别】　处方药。

槐耳颗粒

【药物组成】　槐耳菌质。

【功能主治】　扶正固本,活血消症。适用于正气虚弱,瘀血阻滞,原发性肝癌不宜手术和化疗者辅助治疗用药,有改善肝区疼痛、腹胀、乏力等症状的作用。在标准的化学药品抗癌治疗的基础上,可用于肺癌、胃癌、肠癌、乳腺癌所致的神疲乏力、少气懒言、脘腹疼痛或胀闷、纳谷少馨、大便干结或溏泄,或气促、咳嗽、多痰、面色㿠白、胸胁不适等症,改善患者生活质量。

【不良反应】　个别患者出现恶心,呕吐。

【禁　　忌】　尚不明确。

【注意事项】　尚不明确。

【用法用量】 口服,每次 20g,每日 3 次。肝癌的辅助治疗 1 个月为 1 个疗程,或遵医嘱。肺癌、胃癌、肠癌和乳腺癌的辅助治疗 6 周为 1 个疗程。

【剂型规格】 颗粒剂:每袋 20g。

【贮存条件】 密封,防潮。

【类　　别】 处方药。

健脾益肾颗粒

【药物组成】 党参、枸杞子、女贞子、菟丝子、白术、补骨脂(盐炙)。

【功能主治】 健脾益肾。用于减轻肿瘤病人术后放、化疗不良反应,提高机体免疫功能,以及脾肾虚弱所引起的疾病。

【不良反应】 尚不明确。

【禁　　忌】 尚不明确。

【注意事项】 本品为补益之剂,外感表证及内有湿热证时慎用。服药期间饮食宜选清淡易消化之品,忌食辛辣、油腻、生冷之品。

【用法用量】 开水冲服,每次 1 袋,每日 2 次。

【剂型规格】 颗粒剂:每袋 10g;每袋 30g。

【贮存条件】 密封。

【类　　别】 处方药。

强力康颗粒

【药物组成】 灵芝菌浸膏、猴头菌浸膏、银耳菌浸膏、维生素 E。

【功能主治】 扶正固本,滋补强壮。用于各种肿瘤放、化疗期,急慢性肝炎,白细胞低下及慢性病患者。

【不良反应】 尚不明确。

【禁　　忌】　尚不明确。

【注意事项】　尚不明确。

【用法用量】　开水冲服,每次 5g,每日 3 次,或遵医嘱。

【剂型规格】　颗粒剂:每袋 5g(含蛋白多糖 35mg)。

【贮存条件】　密封,防潮。

【类　　别】　处方药。

参芪十一味颗粒

【药物组成】　人参(去芦)、黄芪、当归、天麻、熟地黄、泽泻、决明子、鹿角、菟丝子、细辛、枸杞子。

【功能主治】　补气养血,健脾益肾。适用于癌症应用放、化疗所致白细胞减少及因放、化疗引起 的头晕头昏、倦怠乏力、消瘦、恶心呕吐等症。

【不良反应】　尚不明确。

【禁　　忌】　尚不明确。

【注意事项】　尚不明确。

【用法用量】　口服,每次 2g,每日 3 次。

【剂型规格】　颗粒剂:每袋 2g。

【贮存条件】　密封,防潮。

【类　　别】　处方药。

生白颗粒

【药物组成】　淫羊藿、补骨脂、附子(制)、枸杞子、黄芪、鸡血藤、茜草、当归、芦根、麦冬、甘草。

【功能主治】　温肾健脾,补气益血。用于癌症引起的放、化疗引起的白细胞减少属脾肾阳虚、气血不足证候者、症见神疲乏力、少气懒言、畏寒肢冷、食欲缺乏、便溏、腰膝酸软等。

【不良反应】　个别病人服用后有轻度胃脘不适。

【禁　　忌】　阴虚火旺及有出血倾向者、热毒证、孕妇禁用。

【注意事项】　尚不明确。

【用法用量】　开水冲服，每次 1 袋，每日 3 次，或遵医嘱。

【剂型规格】　颗粒剂：每袋 9g。

【贮存条件】　密封，置阴凉干燥处。

【类　　别】　处方药。

生血宝颗粒

【药物组成】　制何首乌、女贞子、桑葚、墨旱莲、白芍、黄芪、狗脊。

【功能主治】　养肝肾，益气血。用于恶性肿瘤放化疗所致的白细胞减少及神疲乏力，腰膝疲软，头晕耳鸣，心悸，气短，失眠，咽干，食欲缺乏，食少等症。

【不良反应】　尚不明确。

【禁　　忌】　尚不明确。

【注意事项】　尚不明确。

【用法用量】　开水冲服，每次 8g，每日 2～3 次。

【剂型规格】　颗粒剂：每袋 4g。

【贮存条件】　密封，置阴凉干燥处保存。

【类　　别】　药典品种、基本药物、处方药。

血速升颗粒

【药物组成】　黄芪、当归、阿胶、鸡血藤、淫羊藿、山楂。

【功能主治】　益气温阳，养血活血。用于气血亏虚引起的贫血。

【不良反应】　尚不明确。

【禁　　忌】　感冒发热患者及糖尿病患者禁服。

【注意事项】

(1)忌辛辣、生冷、油腻食物。

(2)该药品宜饭前服用。

(3)高血压、心脏病、肝病、肾病等慢性病患者应在医师指导下服用。

(4)服药 2 周症状无缓解,应去医院就诊。

(5)儿童、孕妇应在医师指导下服用。

(6)对该药品过敏者禁用,过敏体质者慎用。

(7)该药品性状发生改变时禁止使用。

(8)儿童必须在成人监护下使用。

(9)请将该药品放在儿童不能接触到的地方。

(10)正在使用其他药品,使用该药品前请咨询医师或药师。

【用法用量】 用水冲服,每次 1 袋,每日 3 次。

【剂型规格】 颗粒剂:每袋 10g。

【贮存条件】 密封,置阴凉干燥处。

【类　　别】 处方药。

益肺清化颗粒

【药物组成】 黄芪、党参、北沙参、麦冬、仙鹤草、拳参、败酱草、白花蛇舌草、川贝母、紫菀、桔梗、苦杏仁、甘草。

【功能主治】 益气养阴,清热解毒,化痰止咳。适用于气阴两虚,阴虚内热型晚期肺癌的辅助治疗,症见气短、乏力、咳嗽、咯血、胸痛等。

【不良反应】 偶见恶心、腹泻,一般不影响继续治疗。

【禁　　忌】 尚不明确。

【注意事项】 尚不明确。

【用法用量】 口服,每次 2 袋,每日 3 次。2 个月为 1 个疗程,或遵医嘱。

【剂型规格】 颗粒剂:每袋装 10g。

【贮存条件】 密封,避热。

【类　　别】 处方药。

贞芪扶正颗粒

【药物组成】 黄芪、女贞了。

【功能主治】 补气养阴。用于久病虚损,气阴不足。辅助肿瘤手术、放射治疗、化学治疗。

【不良反应】 尚不明确

【禁　　忌】 尚不明确。

【注意事项】 尚不明确。

【用法用量】 口服,每次 1 袋,每日 2 次。

【剂型规格】 颗粒剂:每袋 5g;每袋 15g。

【贮存条件】 密封,置阴凉处。

【类　　别】 基本药物、处方药。

(二)片剂

地榆升白片

【药物组成】 地榆,辅料为蔗糖、糊精、淀粉。

【功能主治】 升高白细胞,用于白细胞减少症。

【不良反应】 尚不明确。

【禁　　忌】 尚不明确。

【注意事项】 尚不明确。

【用法用量】 口服,每次 2～4 片,每日 3 次。

【剂型规格】 片剂:薄膜衣每片 0.1g。

【贮存条件】 密封。

【类　　别】　处方药。

复方黄黛片

【药物组成】　青黛、雄黄(水飞)、太子参、丹参。

【功能主治】　清热解毒,益气生血。主要用于急性早幼粒细胞白血病,或伍用化疗药物治疗及其他的白血病及真性红细胞增多症。

【不良反应】　恶心、呕吐、腹痛、腹泻、胃痛等,一般可适应性消失,无须停药。症状明显者可伍用泼尼松。少数病人出现肝功能异常,但治疗结束后,绝大多数患者可以恢复正常。少数病人出现皮疹。偶有皮肤干燥、色素沉着、口干、眼干、头痛等不良反应。

【禁　　忌】　妊娠及哺乳期患者慎用。

【注意事项】　本品需在医师的指导下使用。肝功能异常者慎用。

【用法用量】　口服,每次 3～5 片,每日 3 次,逐步加大剂量,到 10 日左右,达到每日 30 片,分 3 次服用,疗程最长不超过 60 日。

【剂型规格】　片剂:薄膜衣每片 0.27g。

【贮存条件】　密封,置阴凉干燥处。

【类　　别】　处方药。

复生康片

【药物组成】　蒲葵子、喜树果、莪术、绞股蓝、黄芪、香菇、甘草等。

【功能主治】　具有活血化瘀,健脾消积。用于胃癌、肝癌能增强放疗、化疗的疗效,并能增强机体免疫功能;能改善肝癌患者临床症状。

【不良反应】　个别人有轻度胃肠不适。

【禁　　忌】　尚不明确。

【注意事项】　本品宜在医师指导下用药;使用期间注意血常规检查。

【用法用量】　口服,每次 4 片,每日 3 次;4 周为 1 个疗程。

【剂型规格】　片剂:每片 0.33g。

【贮存条件】　密封,置阴凉干燥处。

【类　　别】　处方药。

肝复乐片

【药物组成】　党参、鳖甲(醋制)、七叶一枝花、白术(炒)、黄芪、陈皮、土鳖虫、大黄、桃仁、半枝莲、败酱草、茯苓、薏苡仁、郁金、苏木、牡蛎、茵陈、木通、香附(制)、沉香、柴胡。

【功能主治】　健脾理气,化瘀软坚,清热解毒。

【不良反应】　少数患者服药出现腹泻,一般不影响继续治疗,多可自行缓解。

【禁　　忌】　孕妇禁用。

【注意事项】　有明显出血倾向者慎服。

【用法用量】　口服,每次 6 片,每日 3 次。Ⅱ期原发性肝癌60 日为 1 个疗程,Ⅲ期原发性肝癌 30 日为 1 个疗程。乙型肝炎肝硬化 3 个月为 1 个疗程,或遵医嘱。

【剂型规格】　片剂:每片 0.5g。

【贮存条件】　密封,置阴凉处。

【类　　别】　处方药。

鹤蟾片

【药物组成】　仙鹤草、干蟾皮、猫爪草、浙贝母、生半夏、鱼腥草、天冬、人参、葶苈子。

【功能主治】　解毒除痰,凉血祛瘀,消症散结。用于原发性支气管肺癌,肺部转移癌,能够改善患者的主观症状体征,提高患者体质。

【不良反应】　尚不明确。

【禁　　忌】　尚不明确。

【注意事项】　妊娠期及哺乳期妇女慎用。

【用法用量】　口服,每次 6 片,每日 3 次。

【剂型规格】　薄膜衣片:每片 0.37g。

【贮存条件】　密封。

【类　　别】　处方药。

葫芦素片

【药物组成】　总葫芦素。

【功能主治】　解毒清热,利湿退黄。用于湿热毒盛所致迁延性肝炎、慢性肝炎及原发性肝癌的辅助治疗。

【不良反应】　少数患者偶有轻微胃肠道反应,但一般不影响治疗。

【禁　　忌】　孕妇及严重消化道溃疡患者禁用。

【注意事项】　服用剂量不得随意加大。

【用法用量】　饭后口服。原发性肝癌,每次 2～4 片,每日 3 次,连服 90 日为 1 个疗程。极量:每次 6 片。

【剂型规格】　片剂:每片 0.1mg(含葫芦素 B 0.06mg)。

【贮存条件】　密封,遮光,置阴凉干燥处。

【类　　别】　处方药。

华蟾素片

【药物组成】　干蟾皮提取物。

【功能主治】　解毒,消肿,止痛。用于中、晚期肿瘤,慢性乙型肝炎等。

【不良反应】 尚不明确。

【禁　　忌】 避免与强烈兴奋心脏药物配伍。

【注意事项】 口服初期偶有腹痛、腹泻等胃肠道刺激反应。如无其他严重情况则不需停药,可继续使用,症状会减轻或消失。

【用法用量】 口服,每次 3～4 片,每日 3～4 次。

【剂型规格】 片剂:每片 0.3g。

【贮存条件】 密封。

【类　　别】 处方药。

化症回生片

【药物组成】 益母草、红花、花椒(炭)、烫水蛭、当归、苏木、醋三棱、两头尖、川芎、降香、醋香附、人参、高良姜、姜黄、没药(醋炙)、炒苦杏仁、大黄、人工麝香、盐小茴香、桃仁、五灵脂(醋炙)、虻虫、鳖甲胶、丁香、醋延胡索、白芍、蒲黄炭、乳香(醋制)、干漆(煅)、制吴茱萸、阿魏、肉桂、醋艾炭、熟地黄、紫苏子等。

【功能主治】 消症化瘀。用于瘀血内阻所致的症积、妇女干血痨、产后血瘀,少腹疼痛拒按。

【不良反应】 未见不良反应。

【禁　　忌】 孕妇禁用。

【注意事项】 尚不明确。

【用法用量】 饭前温酒送服;每次 5～6 片,每日 2 次。

【剂型规格】 片剂:每片 0.52g。

【贮存条件】 密封,置阴凉处。

【类　　别】 药典品种、处方药。

螺旋藻片

【药物组成】 螺旋藻。

【功能主治】 益气养血,化痰降浊。用于气血亏虚,痰浊内蕴,面色萎黄,头晕头昏,四肢倦怠,食欲缺乏;病后体虚,贫血,营养不良属上述症候者,用于抗肿瘤的辅助治疗。

【不良反应】 尚不明确。

【禁　　忌】 对本品过敏者禁用,过敏体质者慎用。

【注意事项】

(1)忌油腻食物。

(2)宜饭前服用。

(3)按照用法用量服用,小儿及孕妇应在医师指导下服用。

(4)服药 2 周或服药期间症状无改善,或症状加重,或出现新的严重症状,应立即停药并去医院就诊。

(5)本品性状发生改变时禁止使用。

(6)儿童必须在成人监护下使用。

【用法用量】 口服,每次 3～5 片,每日 3 次。

【剂型规格】 片剂:每片含螺旋藻粉 0.35g。

【贮存条件】 密封。

【类　　别】 处方药。

平 消 片

【药物组成】 郁金、仙鹤草、五灵脂、白矾、硝石、干漆(制)、枳壳(麸炒)、马钱子粉。

【功能主治】 活血化瘀,止痛散结,清热解毒,扶正祛邪。对肿瘤具有一定的缓解症状,缩小瘤体,抑制肿瘤生长,提高人体免疫力,延长患者生命的作用。

【不良反应】 尚不明确。

【禁　　忌】 孕妇禁用。

【注意事项】

(1)可与手术治疗、放疗、化疗同时进行。

(2)用药过程中饮食宜清淡,忌食辛辣刺激之品。

(3)本品不可过量服用。

(4)运动员慎用。

【用法用量】 口服,每次4～8片,每日3次。

【剂型规格】 片剂:薄膜衣片(每片0.24g);糖衣片(片芯重0.23g)。

【贮存条件】 密封。

【类　　别】 药典品种、基本药物、处方药。

施保利通片

【药物组成】 侧柏叶、赝靛根、紫锥菊根、抗坏血酸。

【功能主治】 病毒或细菌引起的呼吸道感染;单纯性唇疱疹;细菌性皮肤感染;因放射或细胞抑制剂治疗而引起的白细胞减少症;辅助抗生素治疗严重的细菌感染,如支气管炎、咽峡炎、咽炎、中耳炎、鼻窦炎。

【不良反应】 含紫锥菊的药物制剂可引起皮疹、发痒,罕见面部水肿、呼吸困难、头晕和血压下降。

【禁　　忌】 尚不明确。

【注意事项】

(1)已知对其中某一成分过敏者或对菊科植物过敏者慎用。

(2)结核病、白血病、结缔组织病、多发性硬化症、艾滋病、艾滋病毒感染者和其他自身免疫性疾病患者不宜使用本品。

(3)药品性状发生改变时禁止服用。

(4)请将此药品放在儿童不能接触到的地方。

【用法用量】 口服,每日早、中、晚3次吞服或含服。成人每次3片;婴儿每次1片,6岁以下每次1～2片,7～12岁每次2片。

【剂型规格】 片剂:每片0.3g。

【贮存条件】 在25℃以下干燥保存。

【类　　别】 处方药。

十一味参芪片

【药物组成】 人参、黄芪、天麻、当归、熟地黄、泽泻、决明子、菟丝子、鹿角、枸杞子、细辛。

【功能主治】 补益元气。用于气虚体弱,四肢无力。

【不良反应】 尚不明确。

【禁   忌】 尚不明确。

【注意事项】

(1)忌油腻食物。

(2)凡脾胃虚弱,呕吐泄泻,腹胀便溏、咳嗽痰多者慎用。

(3)感冒病人不宜服用。

(4)高血压、糖尿病患者应在医师指导下服用。

(5)本品宜饭前服用。

(6)按照用法用量服用,小儿及孕妇应在医师指导下服用。

(7)服药 2 周或服药期间症状无改善,或症状加重,或出现新的严重症状,应立即停药并去医院就诊。

(8)对本品过敏者禁用,过敏体质者慎用。

(9)本品性状发生改变时禁止使用。

(10)儿童必须在成人监护下使用。

(11)请将本品放在儿童不能接触到的地方。

(12)正在使用其他药品,使用本品前请咨询医师或药师。

【用法用量】 口服,每次 4 片,每日 3 次。

【剂型规格】 片剂:片芯重 0.3g。

【贮存条件】 密封。

【类   别】 处方药、药典品种。

五苓片

【药物组成】 茯苓、泽泻 、猪苓、桂枝、白术。

【功能主治】 温阳化气,利湿行水。用于小便不利,水肿腹胀,呕逆泄泻,渴不思饮。改善全身水液代谢的紊乱及调节机体水、电解质代谢的平衡等。

【不良反应】 可引起过敏反应。

【禁　　忌】 尚不明确。

【注意事项】 属于阴虚津液不足之口渴、小便不利者不宜服。

【用法用量】 口服,每次 4～5 片,每日 3 次。

【剂型规格】 片剂:每片 0.35g。

【贮存条件】 密闭,防潮。

【类　　别】 基本药物、处方药。

仙蟾片

【药物组成】 马钱子粉、蟾蜍、补骨脂、半夏(制)、郁金、人参、黄芪、当归、仙鹤草。

【功能主治】 化瘀散结,益气止痛。用于食管癌、胃癌、肺癌。

【不良反应】 尚不明确。

【禁　　忌】 孕妇禁服。

【注意事项】 在医生指导下用药,并严格控制用药剂量。

【用法用量】 口服,每次 4 片,每日 3 次;或遵医嘱。

【剂型规格】 片剂:每片 0.25g。

【贮存条件】 密封。

【类　　别】 处方药。

香菇多糖片

【药物组成】 本品为甘露聚糖肽,即 a-键合的甘露糖与肽的结合体,其多糖部分以甘露糖为主,其次为半乳糖、葡萄糖、木糖和岩藻糖,其比例为 74∶12∶12∶1∶1,肽链则由天门冬氨酸、丝氨酸、赖氨酸、谷氨酸等 18 种 L 型氨基酸组成。

【功能主治】 用于因自身免疫功能低下而引起的各种疾病,并用于慢性病毒性肝炎、保肝治疗;也可以作为肿瘤化疗辅助药物。

【不良反应】 尚未见有关不良反应报道。

【禁 忌】 对本品过敏者禁用。

【注意事项】

(1)本品为免疫增强药,仅能使低下的免疫功能提高,不能使正常免疫功能再提高。

(2)本品疗效不与剂量成正比关系,仅在规定剂量范围内使用有效。

(3)药理实验中发现本品有抗血小板凝聚作用,因此有出血症患者慎用。

【用法用量】 口服,每日 20～40mg,饭后服用。儿童用量酌减。

【剂型规格】 片剂:每片 10mg。

【贮存条件】 密封。

【类 别】 处方药。

消癌平片

【药物组成】 乌骨藤(通关藤)。

【功能主治】 抗癌,消炎,平喘。用于食管癌、胃癌、肺癌,对大肠癌、宫颈癌、白血病等多种恶性肿瘤亦有一定疗效,亦可配合放疗、化疗及手术后治疗。并用于治疗慢性气管炎和支气管哮喘。

【不良反应】 个别病例使用乌骨藤制剂后可出现食欲减退、白细胞下降、转氨酶升高,发热、关节疼痛、药物疹等,一般不须特殊处理。

【禁 忌】 孕妇禁用。

【注意事项】 尚不明确。

【用法用量】 口服,每次 8～10 片,每日 3 次。

【剂型规格】 片剂:每片 0.3g。

【贮存条件】 密封,置阴凉(不超过 20℃)干燥处。

【类　　别】 处方药。

消症益肝片

【药物组成】 䗪蟫提取物。

【功能主治】 破瘀化积,消肿止痛。对原发性肝癌的症状有一定的缓解作用。

【不良反应】 轻微,主要为口干,个别病人出现便秘、全身瘙痒等。口干者多饮开水可缓解。它对心、肝、肾等无毒性反应。

【禁　　忌】 尚不明确。

【注意事项】 服药期间应忌食辛辣等刺激食物。

【用法用量】 口服,每次 6～8 片,每日 3 次。

【剂型规格】 片剂:每片 25mg。

【贮存条件】 密封。

【类　　别】 处方药。

新 癀 片

【药物组成】 肿节风、三七、人工牛黄、猪胆汁膏、肖梵天花、珍珠层粉、水牛角浓缩粉、红曲等。

【功能主治】 清热解毒,活血化瘀 消肿止痛。用于热毒瘀血所致的咽喉肿痛、牙痛、痹痛、胁痛、黄疸、无名肿毒、癌痛等症。

【不良反应】 个别患者空腹服药会有眩晕、咽干、倦怠、胃部嘈饱不适、轻度腹泻,停药后自行消失。

【禁　　忌】 有消化道出血史者忌用。胃及十二指肠溃疡者、肾功能不全者及孕妇慎用。

【注意事项】

(1)本品为治疗肺胃实热火毒瘀结所致急喉痹、牙痛、痹病的中成药,若属虚火喉痹、牙痛、风寒湿痹、外伤胁痛,阴疽漫肿者慎用。

(2)服药期间饮食宜清淡,忌食辛辣油腻食物,以免助热生痰。牙痛者应禁食较硬食品。

(3)本品苦寒,易伤胃气,老年人、儿童及素体脾胃虚弱者慎服,一般应避免空腹服用。过敏体质者慎用。

(4)急性咽炎、胆囊炎感染严重,有高热等全身症状者酌情应用抗生素,以促使炎症尽快消退。

(5)用本品治疗急性咽炎时,可配合使用漱口液含漱,以保持口腔清洁,或配合外用药吹敷患处,以增强疗效。

(6)无名肿毒应配合局部用药,以增强疗效。

【用法用量】 口服,每次 2~4 片,每日 3 次;小儿酌减。外用,用冷开水调化,敷患处。

【剂型规格】 片剂:每片 0.32 克。

【贮存条件】 密封。

【类　　别】 处方药。

血复生片

【药物组成】 黄芪(炙)、当归、白芍、熟地黄、川芎、女贞子、墨旱莲、茯苓、山药、天花粉、牡丹皮、泽泻、川牛膝、甘草、大黄(酒炙)、猪脾粉。

【功能主治】 益气养血,滋阴凉血,化瘀解毒。用于气血两虚、阴虚津亏、自汗盗汗、烦躁失眠,出血紫斑等恶性贫血,癌症放、化疗后的血常规异常;尤其是对白细胞减少症有明显的升高或调整血常规作用。

【不良反应】 偶见恶心、呃逆、腹痛、腹泻、胃脘胀闷、嘈杂、便秘、头晕烦躁、皮疹、瘙痒。

【禁　　忌】 尚不明确。

【注意事项】 尚不明确。

【用法用量】 口服,每次 3～6 片,每日 3 次。小儿酌减或遵医嘱。

【剂型规格】 片剂:每片 0.25g。

【贮存条件】 密封。

【类　　别】 处方药。

紫龙金片

【药物组成】 黄芪、当归、白英、龙葵、丹参、半枝莲、蛇莓、郁金。

【功能主治】 益气养血,清热解毒,理气化瘀。用于气血两虚证原发性肺癌化疗者,症见神疲乏力,少气懒言,头昏眼花,食欲缺乏,气短自汗、咳嗽、疼痛。

【不良反应】 尚不明确。

【禁　　忌】 孕妇禁用。

【注意事项】 尚不明确。

【用法用量】 口服,每次 4 片,每日 3 次,与化疗同时使用。每 4 周为 1 个周期,2 个周期为 1 个疗程。

【剂型规格】 片剂:每片 0.65g。

【贮存条件】 密封。

【类　　别】 药典品种、处方药。

(三)胶囊剂

艾愈胶囊

【药物组成】 山慈姑、白英、当归、白术、人参、淫羊藿、苦参。

【功能主治】 补气养血,健脾生津,养阴扶阳。用于癌症放化疗引起的白细胞减少、精神不振等不良反应的辅助治疗。

　　【不良反应】　尚不明确。

　　【禁　　　忌】　尚不明确。

　　【注意事项】　定期复查肝功能。

　　【用法用量】　口服，每次 3 粒，每日 3 次。

　　【剂型规格】　胶囊剂：每粒 0.35g。

　　【贮存条件】　密封。

　　【类　　　别】　处方药。

安多霖胶囊

　　【药物组成】　强抗辐射植物提取物，配以鸡血藤等中药制成。

　　【功能主治】　益气补血，扶正解毒。主治气血两虚症。

　　【不良反应】　尚不明确。

　　【禁　　　忌】　尚不明确。

　　【注意事项】　请遵医嘱。

　　【用法用量】　口服，每次 4 粒，每日 3 次。

　　【剂型规格】　胶囊剂：每粒 0.32g

　　【贮存条件】　密封，阴凉干燥处。

　　【类　　　别】　处方药。

安康欣胶囊

　　【药物组成】　半枝莲、山豆根、夏枯草、石上柏、枸杞子、穿破石、人参、黄芪、鸡血藤、灵芝、黄精等 18 味中药组成。

　　【功能主治】　活血化瘀，软坚散结，清热解毒，扶正固本。用于肺癌、胃癌、肝癌等肿瘤的辅助治疗。

　　【不良反应】　尚不明确。

　　【禁　　　忌】　尚不明确。

【注意事项】 孕妇慎用或遵医嘱服用。

【用法用量】 每次 4～6 粒,每日 3 次,饭后温开水送服。

【剂型规格】 胶囊剂:每粒 0.5g。

【贮存条件】 置干燥处,密闭,防潮。

【类　　别】 处方药。

安替可胶囊

【药物组成】 当归、蟾皮。

【功能主治】 软坚散结,解毒定痛,养血活血。用于食管癌瘀毒证,与放疗合用可增强对食管癌的疗效;用于晚期原发性肝癌瘀毒证,对不宜手术、放化疗者有一定抑制肿瘤增长作用,可改善生存质量;用于中晚期胃癌(瘀毒证)的化疗辅助治疗,配合 5-FU-DDP 方案(5-FU、MMC、DDP),可改善临床症状、生存质量。

【不良反应】 少数患者使用后可出现恶心、血常规降低。过量、连续久服致心慌。

【禁　　忌】 孕妇禁用。

【注意事项】 心脏病患者慎用;注意观察血常规;注意掌握服用剂量。

【用法用量】 每次 2 粒,每日 3 次,饭后服用;6 周为 1 个疗程,或遵医嘱。

【剂型规格】 胶囊剂:每粒 0.22g。

【贮存条件】 密封。

【类　　别】 处方药。

百令胶囊

【药物组成】 发酵虫草菌粉。

【功能主治】 补肺肾,益精气。用于肿瘤患者肺肾两虚引起的咳嗽、气喘、腰背酸痛;慢性支气管炎的辅助治疗。

【不良反应】　尚不明确。

【禁　　忌】

(1)禁用：①对本品过敏者。②凡阴虚火旺，血分有热，胃火炽盛，肺有痰热，外感热病者。

(2)本品补虚扶正，外感实证咳喘忌用。

(3)服药期间忌辛辣食物。

【注意事项】

(1)忌不易消化食物。

(2)感冒发热病人不宜服用。

(3)有高血压、心脏病、肝病、糖尿病、肾病等慢性病严重者应在医师指导下服用。

(4)儿童、孕妇、哺乳期妇女应在医师指导下服用。

(5)服药4周症状无缓解，应去医院就诊。

(6)本品性状发生改变时禁止使用。

(7)儿童必须在成人监护下使用。

(8)请将本品放在儿童不能接触到的地方。

(9)正在使用其他药品，使用本品前请咨询医师或药师。

【用法用量】　口服，每次5～15粒，每日3次。

【剂型规格】　胶囊剂：每粒0.2g；0.5g。

【贮存条件】　药品阴凉贮存(20℃以下)。

【类　　别】　处方药。

博尔宁胶囊

【药物组成】　炙黄芪、女贞子(酒制)、光慈姑、马齿苋、七叶一枝花、龙葵、紫苏子(炒)、鸡内金(炒)、僵蚕(炒)、大黄、冰片。

【功能主治】　扶正祛邪，益气活血，软坚散结，消肿止痛。本品为癌症辅助治疗药物，可配合化疗使用，有一定减毒，增效作用。

【不良反应】 个别病例用药后轻度恶心、腹泻。

【禁　　忌】 孕妇、哺乳期妇女禁用。

【注意事项】 建议在医生的指导下使用。

【用法用量】 口服,每次 4 粒,每日 3 次;或遵医嘱。

【剂型规格】 胶囊剂:每粒 0.15g。

【贮存条件】 密封,遮光,置阴凉干燥处。

【类　　别】 处方药。

慈丹胶囊

【药物组成】 莪术、山慈姑、马钱子粉、蜂房、鸦胆子、人工牛黄、僵蚕、丹参、黄芪、当归、冰片。

【功能主治】 化瘀解毒,消肿散结,益气养血。用于原发性肝癌等恶性肿瘤或经手术,放、化疗后患者的辅助治疗。

【不良反应】 服药后偶见恶心。

【禁　　忌】 孕妇禁用。

【注意事项】 运动员慎用。本品含马钱子、鸦胆子等,不可超量服用。

【用法用量】 口服,每次 5 粒,每日 4 次,1 个月为 1 个疗程,或遵医嘱。

【剂型规格】 胶囊剂:每粒 0.27g。

【贮存条件】 密封 ,置干燥处。

【类　　别】 处方药。

复方斑蝥胶囊

【药物组成】 斑蝥、刺五加、半枝莲、黄芪、女贞子、山茱萸、人参、三棱、莪术、熊胆粉、甘草。

【功能主治】 破血消瘀,攻毒蚀疮。用于原发性肝癌、肺癌、直肠癌、恶性淋巴瘤、妇科恶性肿瘤(如卵巢癌、子宫内膜癌、绒毛膜癌)等。

【不良反应】　尚不明确。

【禁　　忌】　尚不明确。

【注意事项】　糖尿病患者及糖代谢紊乱者慎用。

【用法用量】　口服,每次 3 粒,每日 2 次。

【剂型规格】　胶囊剂:每粒 0.25g。

【贮存条件】　密封。

【类　　别】　处方药。

复方红豆杉胶囊

【药物组成】　紫杉醇(红豆杉皮)、红参、甘草等。

【功能主治】　紫杉醇通过抑制微管解聚,从而达到抑制肿瘤的作用。人参皂苷和甘草酸等可明显提高机体免疫能力,此外甘草酸可降低药物毒副作用。复方红豆杉胶囊具有抗肿瘤和调节机体免疫力作用,用于中晚期肿瘤病人的治疗。

【不良反应】　患者服药可出现轻度的胃肠道反应,主要表现为恶心、欲吐。轻度的白细胞降低,一般不低于 3 000/μl。偶见肌肉酸痛,加服维生素 B_6 可消除神经肌肉症状,不影响继续治疗。

【禁　　忌】　尚不明确。

【注意事项】　白细胞低于 2 000/μl 时,不宜服用。

【用法用量】　口服,每次 2 粒,每日 3 次,21 日为 1 个疗程。

【剂型规格】　胶囊剂:每粒 0.3g。

【贮存条件】　密封。

【类　　别】　处方药。

复方天仙胶囊

【药物组成】　天花粉、威灵仙、白花蛇舌草、人工牛黄、龙葵、胆南星、乳香(制)、没药、人参、黄芪、珍珠(制)、猪苓、蛇蜕、冰片、麝香等 30 味。

【功能主治】 清热解毒,活血化瘀,散结止痛。对食管癌、胃癌有一定抑制作用;配合化疗、放疗可提高其疗效。

【不良反应】 尚不明确。

【禁　　忌】 孕妇忌用;忌凉、硬、腥、辣食物。

【注意事项】 不宜与洋地黄类药物同用。

【用法用量】 口服,每次 2～3 粒,每日 3 次。饭后半小时用蜂蜜水或温水送下(吞咽困难可将药粉倒出服用)。1 个月为 1 个疗程。停药 3～7 日再继续服用。

【剂型规格】 胶囊剂:每粒 0.25g。

【贮存条件】 密封。

【类　　别】 处方药。

复方万年青胶囊

【药物组成】 虎眼万年青、半枝莲、虎杖、郁金、白花蛇舌草、人参、丹参、黄芪、全蝎、蜈蚣。

【功能主治】 解毒化瘀,扶正固本。适用于肺癌、肝癌、胃癌化疗合并用药,具有减毒增效的作用。

【不良反应】 尚不明确。

【禁　　忌】 孕妇禁用;忌与藜芦同服。

【注意事项】 在医生指导下使用。

【用法用量】 口服,每次 3 粒,每日 3 次。

【剂型规格】 胶囊剂:每粒 0.4g。

【贮存条件】 密封,置阴凉干燥处。不超过 20℃。

【类　　别】 处方药。

复生康胶囊

【药物组成】 蒲葵子、喜树果、莪术、绞股蓝、柴胡、黄芪、香菇、甘草。

【功能主治】　活血化瘀，健脾消积。用于胃癌、肝癌能增强放疗、化疗的疗效，增强机体免疫功能；能改善肝癌患者临床症状。

【不良反应】　个别人有轻度胃肠不适。

【禁　　　忌】　孕妇禁用。

【注意事项】　本品宜在医师指导下用药；使用期间，注意血常规检查。

【用法用量】　口服，每次 4 粒，每日 3 次；4 周为 1 个疗程。

【剂型规格】　胶囊剂：每粒 0.38g。

【贮存条件】　密封。

【类　　　别】　处方药。

肝复乐胶囊

【药物组成】　党参、鳖甲（醋制）、七叶一枝花、白术（炒）、黄芪、陈皮、土鳖虫、大黄、桃仁、半枝莲、败酱草、茯苓、薏苡仁、郁金、苏木、牡蛎、茵陈、木通、香附（制）、沉香、柴胡。

【功能主治】　健脾理气，化瘀软坚，清热解毒。适用于肝瘀脾虚为主证的原发性肝癌，症见上腹肿块，胁肋疼痛，神疲乏力，食少纳呆，脘腹胀满，心烦易怒，口苦咽干等。

【不良反应】　少数患者服药出现腹泻，一般不影响继续治疗，多可自行缓解。

【禁　　　忌】　孕妇忌用。

【注意事项】　有明显出血倾向者慎服。

【用法用量】　口服，每次 6 粒，每日 3 次。Ⅱ期原发性肝癌疗程 2 个月，Ⅲ期原发性肝癌疗程 1 个月，或遵医嘱。

【剂型规格】　胶囊剂：每粒 0.5g。

【贮存条件】　密封，置阴凉（不超过 20℃）干燥处。

【类　　别】　处方药。

华蟾素胶囊

【药物组成】　干蟾皮。

【功能主治】　解毒，消肿，止痛。用于中、晚期肿瘤，慢性乙型肝炎等。

【不良反应】　尚不明确。

【禁　　忌】　尚不明确。

【注意事项】　过敏体质者或对本品过敏者慎用。

【用法用量】　口服，每次 2 粒，每日 3～4 次。

【剂型规格】　胶囊剂：每粒 0.25g；每粒 0.3g。

【贮存条件】　密封。

【类　　别】　处方药。

灰树花胶囊

【药物组成】　灰树花蛋白多糖，多糖组分中以葡聚糖为主。以具有 β-(1-6)分支的 β(1～3)葡聚糖为基本结构，含有少量的木糖和甘露醇。

【功能主治】　益气健脾。适用于脾虚引起的体倦乏力，神疲懒言，饮食减少，食后腹胀等症。更宜用于肿瘤患者（肝癌、胃癌、食管癌等）放、化疗后有上述症状者。

【不良反应】　尚不明确。

【禁　　忌】　尚不明确。

【注意事项】

（1）忌辛辣、生冷、油腻食物。

（2）感冒发热病人不宜服用。

（3）高血压、心脏病、肝病、糖尿病、肾病等慢性病患者应在医师指导下服用。

（4）儿童、孕妇应在医师指导下服用。

（5）服药 2 周症状无缓解,应去医院就诊。

（6）对该药品过敏者禁用,过敏体质者慎用。

（7）该药品性状发生改变时禁止使用。

（8）儿童必须在成人监护下使用。

（9）请将该药品放在儿童不能接触到的地方。

（10）正在使用其他药品,使用该药品前请咨询医师或药师。

【用法用量】　口服,每次 4 粒,每日 3 次。饭前 1 个小时服用。

【剂型规格】　胶囊剂:每粒 0.25g。

【贮存条件】　密闭,放于阴凉干燥处。

【类　　别】　处方药。

健延龄胶囊

【药物组成】　熟地黄、制何首乌、黄精、黑豆、黑芝麻、侧柏叶、黄芪、山药、茯苓、芡实、西洋参、天冬、麦冬、紫河车、珍珠、琥珀、龙骨;辅料:乙醇。

【功能主治】　填精髓,养气血,调脏腑,固本元。用于精气虚乏、阴血亏损所致神疲乏力、食欲减退、健忘失眠、头晕耳鸣等及放、化疗后白细胞减少症、高脂血症见上述症候者。

【不良反应】　尚未发现任何不良反应。

【禁　　忌】　尚不明确。

【注意事项】

（1）忌辛辣食物。

（2）重感冒伴发热、咳嗽等症者暂停服药。

（3）孕妇慎用。

（4）按照用法用量服用,小儿应在医师指导下服用。

（5）药品性状发生改变时禁止服用。

(6)儿童必须在成人监护下使用。

(7)请将此药品放在儿童不能接触到的地方。

(8)正在服用其他药品,使用本品前请咨询医师或药师。

【用法用量】 口服,每次 4 粒,每日 2 次,疗程 8 周;或遵医嘱。

【剂型规格】 胶囊剂:每粒 0.3g(相当于原生药 1g)。

【贮存条件】 密闭,防潮。

【类　　别】 处方药。

金菌灵胶囊

【药物组成】 金针菇菌丝体。

【功能主治】 调补气血,扶正固本。用于胃炎,慢性肝炎,神经性皮炎及癌症病人的辅助治疗。

【不良反应】 尚不明确。

【禁　　忌】 尚不明确。

【注意事项】 尚不明确。

【用法用量】 口服,每次 4 粒,每日 2 次。

【剂型规格】 胶囊剂:每粒 0.25g。

【贮存条件】 密封。

【类　　别】 处方药。

金龙胶囊

【药物组成】 鲜守宫、鲜金钱白花蛇、鲜蕲蛇等。

【功能主治】 破瘀散结,解郁通络。用于原发性肝癌血瘀郁结证,症见右胁下积块、胸胁疼痛、神疲乏力、腹胀、纳差等。

【不良反应】 尚不明确。

【禁　　忌】 妊娠及哺乳期妇女禁用。

【注意事项】 服药期间出现过敏者应及时停药,并给予相应的治疗措施。

【用法用量】 口服,每次 4 粒,每日 3 次。

【剂型规格】 胶囊剂:每粒 0.25g。

【贮存条件】 密封,置阴凉处。

【类　　别】 处方药。

金水鲜胶囊

【药物组成】 鲜守宫、鲜蛤蚧、鲜西洋参、冬虫夏草、鲜金钱白花蛇。

【功能主治】 益气养阴,补肺益肾。适用于气阴两虚,肺肾不足所致的倦怠乏力,面色苍白,口干口渴,自汗盗汗,纳差食少,腰膝酸软,咳嗽气短,胸闷胸痛等症状。也可用于肺癌患者及化疗的合并药。

【不良反应】 连续服药时,偶有口干、大便干燥等现象,停服2～3日后可恢复正常。

【禁　　忌】 尚不明确。

【注意事项】 建议在医生指导下使用。

【用法用量】 口服,每次 2 粒,每日 3 次。

【剂型规格】 胶囊剂:每粒 0.3g。

【贮存条件】 密封。

【类　　别】 处方药。

康莱特软胶囊

【药物组成】 薏苡仁油、三酰甘油。

【功能主治】 益气养阴,消肿散结。适用于手术前及不宜手术的脾虚痰湿型、气阴两虚型、原发性非小细胞肺癌。

【不良反应】 尚不明确。

【禁　　忌】 孕妇忌用。

【注意事项】 尚不明确。

【用法用量】 口服,每次 6 粒,每日 4 次。宜联合放、化疗使用。

【剂型规格】 胶囊剂:每粒 0.45g。

【贮存条件】 遮光、密封,置阴凉干燥处。

【类　　别】 处方药。

康力欣胶囊

【药物组成】 阿魏、九香虫、大黄、姜黄、诃子、木香、丁香、冬虫夏草。

【功能主治】 扶正祛邪,软坚散结。用于消化道恶性肿瘤,乳腺恶性肿瘤,肺恶性肿瘤见于气血瘀阻证者。

【不良反应】 尚不明确。

【禁　　忌】 孕妇禁用。

【注意事项】 尚不明确。

【用法用量】 口服,每日 3 次,每次 2~3 粒;或遵医嘱。

【剂型规格】 胶囊剂:每粒 0.5g。

【贮存条件】 密封。

【类　　别】 处方药。

莲芪胶囊

【药物组成】 半枝莲、败酱草、莪术、三棱、浙贝母、白术、薏苡仁、水蛭、黄芪、人参、当归、女贞子、甘草。

【功能主治】 解毒化瘀,扶正祛邪。用于肺癌,肝癌,食管癌属毒蕴血瘀兼正虚证患者的放、化疗时的合并用药,可以减轻放、化疗引起的免疫功能低下,白细胞降低,并具有一定的增效作用。

【不良反应】 尚不明确。

【禁　　忌】 尚不明确。

【注意事项】 请在医生指导下使用。有出血倾向者慎用。

【用法用量】 口服,每次 3 粒,每日 3 次。

【剂型规格】 胶囊剂:每粒 0.25g。

【贮存条件】 密封,置干燥处。

【类　　别】 处方药。

蓼参胶囊

【药物组成】 棉叶蓼、水蛭、延胡索(醋制)、茜草、人参、何首乌、巴戟天、玉竹、半枝莲、山慈姑、山豆根、夏枯草、砂仁、佛手、麦芽。

【功能主治】 健脾益肾,化瘀散结。用于食管癌、胃癌属脾肾两虚,血瘀凝结患者放、化疗时的合并用药,可减轻症状,改善免疫功能及白细胞下降。

【不良反应】 尚不明确。

【禁　　忌】 孕妇禁用。

【注意事项】 出血患者慎用。建议在医生指导下使用。

【用法用量】 口服,每次 2~3 粒,每日 3 次。

【剂型规格】 胶囊剂:每粒 0.3g。

【贮存条件】 密封,防潮,置阴凉干燥处。

【类　　别】 处方药。

芦笋胶囊

【药物组成】 鲜芦笋。

【功能主治】 益气生津。用于癌症的辅助治疗及放、化疗后口干舌燥,食欲缺乏,全身倦怠患者。

【不良反应】 尚不明确。

【禁　　忌】 尚不明确。

【注意事项】 尚不明确。

【用法用量】 口服,每次 3 粒,每日 3 次。

【剂型规格】 胶囊剂:每粒 0.3g。

【贮存条件】 密封。

【类　　别】 处方药。

平消胶囊

【药物组成】 郁金、仙鹤草、五灵脂、白矾、硝石、干漆(制)、枳壳(麸炒)、马钱子粉。

【功能主治】 活血化瘀,散结消肿,解毒止痛。对毒瘀内结所致的肿瘤患者具有缓解症状、缩小瘤体、提高机体免疫力、延长患者生存时间的作用。

【不良反应】 少见恶心、药疹,偶见头晕、腹泻。停药后上述症状可自行消失。

【禁　　忌】 孕妇禁用。

【注意事项】

(1)可与手术治疗、放疗、化疗同时进行。

(2)用药过程中饮食宜清淡,忌食辛辣刺激之品。

(3)本品不可过量服用。

(4)运动员慎用。

【用法用量】 口服,每次 4~8 粒,每日 3 次。60 日为 1 个疗程。

【剂型规格】 胶囊剂:每粒 0.23g。

【贮存条件】 密封,置阴凉干燥处。

【类　　别】 药典品种、基本药物、处方药。

芪珍胶囊

【药物组成】 珍珠、黄芪、三七、大青叶、七叶一枝花。

【功能主治】 益气化瘀,清热解毒。用于肺癌、乳腺癌、胃癌等肿瘤患者化疗的辅助治疗。

【不良反应】 尚不明确。

【禁　　忌】 尚不明确。

【注意事项】 请在医生指导下使用。

【用法用量】 口服,每次 5 粒,每日 3 次,服用 15 盒为 1 个疗程,可与化疗药同时使用。

【剂型规格】 胶囊剂:每粒 0.3g。

【贮存条件】 密封。

【类　　别】 处方药。

乳增宁胶囊

【药物组成】 艾叶、淫羊藿、柴胡、川楝子、天冬、土贝母。

【功能主治】 疏肝解郁,调理冲任。用于肝郁气滞型及冲任失调型的乳腺增生等。

【不良反应】 尚不明确。

【禁　　忌】 孕妇慎用。

【注意事项】 注意按说明书推荐的剂量服用。

【用法用量】 口服,每次 4 粒,每日 3 次。

【剂型规格】 胶囊剂:每粒 0.5g。

【贮存条件】 密封。

【类　　别】 处方药。

参丹散结胶囊

【药物组成】 人参、黄芪、白术(麸炒)、鸡内金、瓜蒌、半夏(清)、厚朴、枳壳(炒)、郁金、丹参、全蝎、蜈蚣。

【功能主治】 益气健脾,理气化痰,活血祛瘀。合并化疗具有改善原发性非小细胞肺癌、胃肠癌、乳腺癌,以及中医脾虚痰瘀证所致的气短、面色㿠白、胸痛、纳谷少馨、胸肋胀满。

【不良反应】 尚不明确。

【禁　　忌】 尚不明确。

【注意事项】 尚不明确。

【用法用量】 口服,每次 6 粒,每日 3 次,42 日为 1 个疗程。

【剂型规格】 胶囊剂:每粒 0.4g。

【贮存条件】 密闭,置阴凉(不超过 20℃)干燥处。

【类　　别】 处方药。

参红祛瘀散结胶囊

【药物组成】 人参、红花、黄芪、党参、当归、鸡血藤、延胡索(醋制)、木香、枸杞子、龙眼肉、酸枣仁、白术、海藻、昆布、黄连、天花粉。

【功能主治】 益气养血,活血化瘀。适用于气虚血瘀证的癌症患者化疗时的辅助用药。

【不良反应】 偶有口渴或轻微消化道反应,可对症处理。

【禁　　忌】 孕妇慎用。

【注意事项】 胃肠道反应者饭后服用。

【用法用量】 口服,每次 2～4 粒,每日 3 次;儿童酌减或遵医嘱。

【剂型规格】 胶囊剂:每粒 0.3g。

【贮存条件】 密封。

【类　　别】 处方药。

参莲胶囊

【药物组成】 苦参、山豆根、半枝莲、防己、三棱、莪术、丹参、补骨脂、苦杏仁、乌梅、白扁豆。

【功能主治】 清热解毒,活血化瘀,软坚散结。用于由气血瘀滞、热毒内阻而致的中晚期肺癌、胃癌患者。

【不良反应】　少数患者服药后出现恶心,不影响继续用药。

【禁　　　忌】　尚不明确。

【注意事项】　尚不明确。

【用法用量】　口服,每次 6 粒,每日 3 次。

【剂型规格】　胶囊剂:每粒 0.5g。

【贮存条件】　密封。

【类　　　别】　处方药。

参一胶囊

【药物组成】　人参皂苷 Rg3。

【功能主治】　培元固本,补益气血。与化疗配合用药,有助于提高原发性肺癌、肝癌的疗效,可改善肿瘤患者的气虚症状,提高机体免疫功能。

【不良反应】　少数患者服药后可出现口咽干燥、口腔溃疡。如果过量服用可能出现咽痛、头晕、耳鸣、鼻出血、胸闷、多梦等。Ⅰ期临床试验中,高剂量组有一例受试者用药期间出现丙氨酸氨基转移酶轻度异常,但尚不能确定是否与服用该品有关。

【禁　　　忌】　尚不明确。有出血倾向者忌用。

【注意事项】　火热证或阴虚内热证者慎用。

【用法用量】　饭前空腹口服,每次 2 粒,每日 2 次。8 周为 1个疗程。

【剂型规格】　胶囊剂:每粒 10mg。

【贮存条件】　密闭,置干燥处。

【类　　　别】　处方药。

十一味参芪胶囊

【药物组成】　当归、枸杞子、黄芪、决明子、鹿角、人参、熟地黄、天麻、菟丝子、细辛、泽泻。

【功能主治】 补中益气,养血生津,扶正祛邪,化瘀止痛。冠心病、高脂血症、高血压病、心律失常及冠状动脉粥样硬化性心脏病。

【不良反应】 尚不明确。

【禁 忌】 尚不明确。

【注意事项】

(1)忌油腻食物。

(2)凡脾胃虚弱,呕吐泄泻,腹胀便溏、咳嗽痰多者慎用。

(3)感冒病人不宜服用。

(4)高血压、糖尿病患者应在医师指导下服用。

(5)本品宜饭前服用。

(6)按照用法用量服用,小儿及孕妇应在医师指导下服用。

(7)服药 2 周或服药期间症状无改善,或症状加重,或出现新的严重症状,应立即停药并去医院就诊。

(8)对本品过敏者禁用,过敏体质者慎用。

(9)本品性状发生改变时禁止使用。

(10)儿童必须在成人监护下使用。

(11)请将本品放在儿童不能接触到的地方。

(12)正在使用其他药品,使用本品前请咨询医师或药师。

【用法用量】 口服,每次 5 粒,每日 3 次;小儿酌减。

【剂型规格】 胶囊剂:每粒 0.33g。

【贮存条件】 常温保存,密闭防潮。

【类 别】 处方药。

天蟾胶囊

【药物组成】 夏天无、制川乌、蟾酥、祖司麻、白屈菜、秦艽、白芷、川芎、甘草。

【功能主治】 行气活血,通络止痛。用于肺癌、胃癌、肝癌等引起的轻、中度癌性疼痛属气滞血瘀证者。

【不良反应】　用药过程中偶见嗜睡、口干、恶心呕吐、食欲缺乏、便秘、背部灼热。

【禁　　忌】　孕妇、哺乳期妇女禁用。

【注意事项】　请在医生指导下使用本药；心脏病患者慎用；饭后服用为宜。

【用法用量】　口服，每次 3 粒，每日 3 次。

【剂型规格】　胶囊剂：每粒 0.5g。

【贮存条件】　密封。

【类　　别】　处方药。

威麦宁胶囊

【药物组成】　威麦宁。

【功能主治】　活血化瘀，清热解毒，祛邪扶正。威麦宁胶囊配合放、化疗治疗肿瘤有增效、减毒作用；单独使用可用于不适宜放、化疗的肺癌患者的治疗。

【不良反应】　偶有恶心等消化道症状。

【禁　　忌】　尚不明确。

【注意事项】　请遵医嘱。

【用法用量】　饭后口服，每次 6～8 粒，每日 3 次；或遵医嘱。60 日（20 瓶）为 1 个疗程，平均每瓶服用 3 日。

【剂型规格】　胶囊剂：每粒 0.4g。

【贮存条件】　遮光，密封，置阴凉处。

【类　　别】　处方药。

五苓胶囊

【药物组成】　茯苓、泽泻、猪苓、桂枝、白术。

【功能主治】　温阳化气，利湿行水。用于小便不利，水肿腹胀,呕逆泄泻,渴不思饮。改善全身水液代谢的紊乱及调节机体水、电解质代谢的平衡等。

【不良反应】 可引起过敏反应。

【禁　　忌】 对本品过敏者禁用。

【注意事项】 属于阴虚津液不足之口渴、小便不利者不宜服。

【用法用量】 口服,每次 3 粒,每日 2 次。

【剂型规格】 胶囊剂:每粒 0.45g。

【贮存条件】 密闭,防潮。

【类　　别】 基本药物、处方药。

西黄胶囊

【药物组成】 人工麝香、人工牛黄、没药(制)、乳香(制)。

【功能主治】 解毒散结,消肿止痛。用于毒瘀互结、痈疽疮疡、阻疽肿痛、多发性脓肿,淋巴结炎、寒性脓肿属上述证候者。

【不良反应】 尚不明确。

【禁　　忌】 孕妇忌用。

【注意事项】 服药期间忌烟、酒及辛辣、生冷、油腻食物。如正在服用其他药品,使用本品前请遵医嘱。运动员慎用。

【用法用量】 口服,每次 4～8 粒,每日 2 次。

【剂型规格】 胶囊剂:每粒 0.25g。

【贮存条件】 密封,防潮,置阴凉干燥处保存。

【类　　别】 处方药。

香菇多糖胶囊

【药物组成】 香菇菌多糖。

【功能主治】 益气健脾,补虚扶正。用于慢性乙型迁延性肝炎及消化道肿瘤的放、化疗辅助药。

【不良反应】 尚不明确。

【禁　　忌】 尚不明确。

【注意事项】 有抗血小板凝聚作用,出血症患者慎用。

【用法用量】 口服,每次 3～5 粒,每日 2 次。

【剂型规格】 胶囊剂:每粒 0.185g。

【贮存条件】 密封。

【类　　别】 处方药。

鸦胆子油软胶囊

【药物组成】 鸦胆子油、豆磷脂。

【功能主治】 抗癌药。用于肺癌、肺癌脑转移,消化道肿瘤及肝癌的辅助治疗。

【不良反应】 本品无明显不良反应,但少数患者偶有油腻感、恶心、厌食等消化道不适的反应。

【禁　　忌】 尚不明确。

【注意事项】 尚不明确。

【用法用量】 口服,每次 4 粒,每日 2～3 次,30 日为 1 个疗程。

【剂型规格】 胶囊剂:每粒 0.53g。

【贮存条件】 密封,避光,在干燥处保存。

【类　　别】 处方药。

益血生胶囊

【药物组成】 阿胶、鹿角胶、龟板胶、鹿血、熟地黄、白芍、当归、牛髓、紫河车、党参、炙黄芪、白术(麸炒)等 22 味。

【功能主治】 健脾生血,补肾填精。用于脾肾两亏所致的血虚,抗肿瘤辅助治疗。

【不良反应】 有文献报道引起过敏性哮喘。

【禁　　忌】　禁用于本品过敏者。慎用于过敏体质者、哺乳期妇女及凡脾胃虚弱,呕吐泄泻,腹胀便溏、咳嗽痰多者。

【注意事项】

(1)忌油腻食物。

(2)外感或实热内盛者不宜服用。

(3)孕妇、高血压、糖尿病患者应在医师指导下服用。

(4)本品宜饭前服用。

(5)按照用法用量服用,年老体弱者应在医师指导下服用。

(6)服药 2 周或服药期间症状无改善,或症状加重,或出现新的严重症状,应立即停药并去医院就诊。

【用法用量】　口服,每次 4 粒,每日 3 次

【剂型规格】　胶囊剂:每粒 0.25g。

【贮存条件】　密封。

【类　　别】　处方药。

银耳孢糖肠溶胶囊

【药物组成】　本品系由担子菌纲银耳属银耳菌种经深层发酵、分离提取的多糖类物质。主要成分为银耳多糖。

【功能主治】　用于化、放疗和其他原因所致的白细胞减少症。亦可用于慢性迁延性肝炎和慢性活动性肝炎的辅助治疗。

【不良反应】　部分病例出现口干、咽干等不适感觉。

【禁　　忌】　对本品过敏者禁用。

【注意事项】　当药品性状发生改变时禁止使用。

【用法用量】　口服,每次 1g(4 粒),每日 3 次;或遵医嘱。

【剂型规格】　胶囊剂:每粒 0.25g。

【贮存条件】　密封,置阴凉干燥处保存。

【类　　别】　处方药。

贞芪扶正胶囊

【药物组成】　黄芪、女贞子。

【功能主治】　补气养阴。用于久病虚损,气阴不足。配合手术、放射治疗、化学治疗,促进正常功能的恢复。

【不良反应】　尚不明确。

【禁　　　忌】　尚不明确。

【注意事项】　本品极易吸潮,用后请立即加盖并拧紧。

【用法用量】　口服,每次 6 粒,每日 2 次。

【剂型规格】　胶囊剂:每 6 粒相当于原生药 12.5g。

【贮存条件】　密封,防潮。

【类　　　别】　基本药物、处方药。

珍香胶囊

【药物组成】　珍珠、人工牛黄、血竭、三七、麝香、冰片、西洋参等。

【功能主治】　清热解毒,活血化瘀,消痰散结。对于证属痰瘀凝聚,毒热蕴结的食管癌患者的放疗有协同作用。

【不良反应】　少数患者用药后发生恶心、便溏。

【禁　　　忌】　孕妇禁用。

【注意事项】　可视病情在饭后 1 小时服用,宜温开水或蜜水送服;因吞咽困难者,可去掉胶囊外壳,将胶囊中药物调蜜含服;配合放疗期间,注意复查血常规。

【用法用量】　口服,每次 3 粒,每日 3 次,疗程 4 周;或遵医嘱。

【剂型规格】　胶囊剂:每粒 0.4g。

【贮存条件】　密闭,置阴凉干燥处。

【类　　　别】　处方药。

至灵胶囊

【药物组成】 冬虫夏草。

【功能主治】 补肺益肾。用于肺肾两虚所致咳喘、水肿等症,亦可用于各类肾病、慢性支气管哮喘、慢性肝炎及肿瘤的辅助治疗。

【不良反应】 尚不明确。

【禁　　忌】 尚不明确。

【注意事项】 请遵医嘱。

【用法用量】 口服,每次 2～3 粒,每日 2～3 次;或遵医嘱。

【剂型规格】 胶囊剂:每粒 0.25g。

【贮存条件】 密封,置阴凉处(不超过 20℃)。

【类　　别】 处方药。

志苓胶囊

【药物组成】 黄芪、女贞子、黄精(制)、北沙参、麦冬、党参、白术、茯苓、绞股蓝、白毛藤、仙鹤草、远志(去心)、陈皮(制)、山药、芡实、甘草。

【功能主治】 益气健脾,滋阴润燥。用于缓解肺、食管、胃、肝、结肠、直肠、乳腺等晚期癌症出现的发热、疼痛、咳嗽、气喘、吞咽困难、食欲缺乏、失眠、神疲乏力、体重减轻等症状。

【不良反应】 偶有恶心,呕吐,便秘,口疮。个别患者服药后出现肝功能轻度异常、心动过速。

【禁　　忌】

(1)糖尿病、高血压、活动性胃十二指肠溃疡,胃出血,未经手术切除的胃癌,溃疡性结肠炎,癫痫,帕金森病,精神病患者或有严重的精神病史者禁用。

(2)对本品或阿司匹林过敏者,对其他非甾体类抗炎、镇痛药过敏者禁用。

(3)对肾上腺皮质激素类药物过敏者禁用。

(4)新近胃肠吻合手术后禁用。

(5)合并未控制的病毒、细菌、真菌感染患者禁用。

(6)肝肾功能不全者禁用。

【注意事项】

(1)本品临床研究观察疗程为 14 日,长期应用需慎重,且一般不宜突然停药,如要停药,应在一周内逐渐减量后停用。

(2)本品针对的发热为癌性发热,不宜同时应用其他退热药。发热病人服用后会出汗,个别病人可大汗淋漓。如汗出过多,应补充足够的水和电解质。感染所致的发热不属本品适应证范围,应配合使用抗生素。

(3)小部分病人服药后出现面部轻度潮红、轻度水肿,腹壁皮下脂肪增厚不影响继续用药,停药后逐渐消退。

(4)服用本品期间,应定期检查肝肾功能、血常规。

(5)对已治愈的胃、十二指肠溃疡病人,如服用应配合保护胃黏膜、抗溃疡药品。

(6)服用期间,定期检查血糖及尿糖,如连续 2 次空腹血糖在 $6.5 \sim 7.0 \mathrm{mmol/L}$ 范围,应减少服用量,给予降糖药治疗。如服用降糖药血糖不降,即停服本品。

(7)服用后个别病人会出现困乏、嗜睡、下肢酸软、乏力,本药有镇静、安眠作用有关,极少病人出现小腿肌痉挛的低钙症状,一般不必处理,较重者需补钙。

(8)使用本品出现消化道出血者,应静脉给予制酸等抗溃疡药治疗。如出现胃部不适或饥饿性胃痛,可配合服抗溃疡药品。

(9)目前尚无孕妇、哺乳期妇女、儿童用药的临床研究资料。

【用法用量】　每次 3 粒,每日 3 次,饭后服。老年人、体弱者,可根据实际情况每次剂量可改 2 粒;如为镇痛,部分病人每次

3 粒仍难完全控制,可改每次 4 粒,每日 4 次。

【剂型规格】 胶囊剂:每粒 0.43g(其中含化学药吲哚美辛 11.11mg、醋酸地塞米松 0.24mg、螺内酯 5.55mg、法莫替丁 6.5mg、地西泮 0.55mg)。

【贮存条件】 密封、防潮,置阴凉干燥处。

(四)口服液

扶正散结合剂

【药物组成】 黄芪、熟地黄、党参、灵芝、阿胶、天花粉、甘草、溪黄草、黄芩、枇杷叶、芦根、七叶一枝花、猪苓、全蝎、蜈蚣、僵蚕、白花蛇舌草等。

【功能主治】 补气养血,解毒散结,消肿化瘀。用于气血两亏、瘀毒内结型肿瘤患者的放化疗辅助用药。

【不良反应】 尚不明确。

【禁　　忌】 尚不明确。

【注意事项】 对异种蛋白过敏者慎用。

【用法用量】 口服,每次 30ml,每日 3 次,用前摇匀。

【剂型规格】 合剂:每瓶 20ml;100ml;250ml。

【贮存条件】 密封,置阴凉处。

【类　　别】 处方药。

复方木鸡合剂

【药物组成】 云芝提取物、山豆根、菟丝子、核桃楸皮。

【功能主治】 清热燥湿,解热固本。用于肝癌的高危人群(慢性肝炎、肝硬化患者)。用于早、中期肝癌及系统癌症、癌症患者化疗的辅助治疗。

【不良反应】　个别患者服用后出现恶心、头晕、胃部不适和轻度腹泻。

【禁　　忌】　尚不明确。

【注意事项】　本品含有的山豆根用量较大,不可超量、超疗程使用。服药期间如出现恶心、呕吐、头晕、腹泻或呼吸表浅,应立即停药。必要时,立即就诊。

【用法用量】　口服,每次 10ml,每日 3 次。

【剂型规格】　合剂:每瓶 10ml;100ml。

【贮存条件】　密封。

【类　　别】　处方药。

华蟾素口服液

【药物组成】　干蟾皮。

【功能主治】　解毒,消肿,止痛。用于邪毒壅聚所致的中、晚期肿瘤,慢性乙型肝炎等,请在医生指导下使用。

【不良反应】　尚不明确。

【禁　　忌】　避免与强烈兴奋心脏的药物配伍。

【注意事项】　沉淀物无妨,摇匀后口服。

【用法用量】　口服,每次 10～20ml(1～2 支),每日 3 次;或遵医嘱。

【剂型规格】　口服溶液剂:每支 10ml。

【贮存条件】　密封,避光,置阴凉干燥处。

【类　　别】　处方药。

回生口服液

【药物组成】　益母草、鳖甲、水蛭(制)、虻虫、干漆(煅)、桃仁、红花、川芎、延胡索(醋炙)、三棱(醋炙)、乳香(醋炙)、没药(醋炙)等共 34 味。

【功能主治】 消症化瘀。用于原发性肝癌、肺癌。

【不良反应】 有临床报道,服用本品可引起亚急性重型肝炎。

【禁　　忌】 孕妇禁用。

【注意事项】 过敏体质者慎服。

【用法用量】 口服,每次 10ml,每日 3 次;或遵医嘱。

【剂型规格】 合剂:每支 10ml。

【贮存条件】 密封。

【类　　别】 处方药。

金复康口服液

【药物组成】 黄芪、北沙参、麦冬、女贞子(酒制)、山茱萸、绞股蓝、淫羊藿、胡芦巴(盐水炒)、石上柏、石见穿、七叶一枝花、天冬。

【功能主治】 益气养阴,清热解毒。用于治疗原发性非小细胞肺癌气阴两虚证不适合手术、放疗、化疗的患者,或与化疗并用,有助于提高化疗效果,改善免疫功能,减轻化疗引起的白细胞下降等不良反应。

【不良反应】 个别患者服药后可出现轻度恶心、呕吐或便秘。

【禁　　忌】 尚不明确。

【注意事项】 本品有少量轻摇易散的沉淀,一般不影响使用。

【用法用量】 口服,每次 30ml,每日 3 次,30 日为 1 个疗程,可连续使用 2 个疗程;或遵医嘱。

【剂型规格】 合剂:每支 10ml。

【贮存条件】 密闭,置阴凉处。

【类　　别】 处方药。

生白口服液

【药物组成】　淫羊藿、补骨脂、附子（制）、枸杞子、黄芪、鸡血藤、茜草、当归、芦根、麦冬、甘草。

【功能主治】　温肾健脾，补气益血。用于癌症放、化疗引起的白细胞减少属脾肾阳虚，气血不足证候者，症见神疲乏力、少气懒言、畏寒肢冷、便溏、腰膝酸软等。

【不良反应】　个别病人服用后有轻度胃脘不适。

【禁　　　忌】　见注意事项。

【注意事项】　阴虚火旺及有出血倾向者禁用，热毒证禁用，孕妇禁用。

【用法用量】　口服，每次 40ml，每日 3 次；或遵医嘱。

【剂型规格】　合剂：每支 10ml；20ml。

【贮存条件】　密封，置阴凉干燥处。

【类　　　别】　处方药。

生血宝合剂

【药物组成】　墨旱莲、女贞子、桑葚、黄芪，何首乌（制）、白芍、狗脊。

【功能主治】　养肝肾，益气血。用于恶性肿瘤放、化疗所致白细胞减少及神疲乏力，腰膝酸软，头晕耳鸣，心悸，气短，失眠、咽干，食欲缺乏等。

【不良反应】　尚不明确。

【禁　　　忌】　尚不明确。

【注意事项】　尚不明确。

【用法用量】　口服，每次 15ml，每日 3 次。

【剂型规格】　合剂：每瓶 100ml。

【贮存条件】　密封，置阴凉处。

【类　　别】　基本药物、处方药。

香茯益血口服液

【药物组成】　香菇多糖、茯苓、白术（炒）、山药、鸡血藤、阿胶、地黄、枸杞子。

【功能主治】　健脾补气，益气生津。用于肿瘤化疗后引起的骨髓抑制。免疫功能下降或兼有恶心、食欲缺乏、气短乏力等症的辅助治疗。

【不良反应】　尚不明确。

【禁　　忌】　尚不明确。

【注意事项】　当药品性状发生改变时禁止服用。儿童必须在成人监护下使用，并将此药品放在儿童不能接触到的地方。

【用法用量】　口服，每次 10 毫升，每日 2 次；或遵医嘱。用前摇匀。

【剂型规格】　合剂：每支 10ml。

【贮存条件】　密封，置阴凉处。

【类　　别】　处方药。

消癌平口服液

【药物组成】　乌骨藤。

【功能主治】　抗癌，消炎，平喘。主要用于治疗食管癌、胃癌、肝癌、肺癌、恶性淋巴瘤、大肠癌、宫颈癌、白血病等多种恶性肿瘤，也可配合放疗、化疗及手术后治疗。并用于治疗慢性气管炎、支气管哮喘等肺癌并发症状。

【不良反应】　个别病例使用乌骨藤制剂后可出现食欲减退、白细胞下降、转氨酶升高，发热、关节疼痛、药物疹等，一般不须特殊处理。

【注意事项】　尚不明确。

【禁　　　忌】　孕妇禁用。

【用法用量】　口服,每次 10～20ml,每日 3 次。

【剂型规格】　合剂:每支 10ml。

【贮存条件】　密封,置阴凉干燥处。

【类　　　别】　处方药。

鸦胆子油口服乳液

【药物组成】　鸦胆子油等。

【功能主治】　抗癌、抑制肿瘤、预防转移。用于肺癌、脑瘤、消化系统肿瘤及肝癌等各种癌症。

【不良反应】　本品无不良反应。

【禁　　　忌】　孕妇、哺乳期妇女禁用。

【注意事项】　请在医生指导下使用本药;饭后服用为宜。本品无明显不良反应,但少数患者偶有油腻感、恶心、厌食等消化道反应。药液如有分层应停止使用。

【用法用量】　口服,每次 20ml,每日 2～3 次,30 日为 1 个疗程。

【剂型规格】　乳剂:10ml;20ml;250ml。

【贮存条件】　密封。

【类　　　别】　处方药。

益气养血口服液

【药物组成】　人参、黄芪、党参、麦冬、当归、炒白术、地黄、制何首乌、五味子、陈皮、地骨皮、鹿茸、淫羊藿。辅料为:蔗糖、炼蜜、橘子香精、对羟基苯甲酸乙酯。

【功能主治】　益气养血。用于气血不足所致的气短心悸、面色不华、体虚乏力。

【不良反应】　尚不明确。

【禁　　忌】　尚不明确。

【注意事项】

（1）忌不易消化食物。

（2）感冒发热病人不宜服用。

（3）糖尿病患者及有高血压、心脏病、肝病、肾病等慢性病严重者应在医师指导下服用。

（4）儿童、孕妇、哺乳期妇女应在医师指导下服用。

（5）服药4周症状无缓解，应去医院就诊。

（6）对本品过敏者禁用，过敏体质者慎用。

（7）本品性状发生改变时禁止使用。

（8）儿童必须在成人监护下使用。

（9）请将本品放在儿童不能接触到的地方。

（10）正在使用其他药品，使用本品前请咨询医师或药师。

【用法用量】　口服，每次15～20ml，每日3次。

【剂型规格】　合剂：每支15ml。

【贮存条件】　密封。

【类　　别】　药典品种、处方药。

（五）丸剂

复方皂矾丸

【药物组成】　皂矾、西洋参、海马、肉桂、大枣（去核）、核桃仁。

【功能主治】　温肾健髓，益气养阴，生血止血。用于再生障碍性贫血，白细胞减少症，血小板减少症，骨髓增生异常综合征及放疗和化疗引起的骨髓损伤、白细胞减少属肾阳不足、气血两虚证者。

【不良反应】 少数患者初服本品有轻微消化道反应,减量服用数日即可耐受。

【禁　　忌】 尚不明确。

【注意事项】 忌茶水,孕妇禁用。

【用法用量】 每次 7～9 丸,每日 3 次,饭后即服。

【剂型规格】 丸剂(小蜜丸):每丸 0.2g。

【贮存条件】 密封。

【类　　别】 药典品种、处方药。

臌 症 丸

【药物组成】 皂矾(醋制)、甘遂、大枣(去核炒)、木香等。

【功能主治】 利水消肿,除湿健脾。用于臌症,胸腹胀满,四肢水肿,大便秘结,小便短赤。

【不良反应】 尚不明确。

【禁　　忌】 尚不明确。

【注意事项】 不可与甘草同服,忌食盐及荞麦面。

【用法用量】 饭前服,每次 10 粒,每日 3 次;儿童酌减。

【剂型规格】 丸剂(水丸):每 10 粒 1.3g。

【贮存条件】 密封,防潮。

【类　　别】 处方药。

健康补脾丸

【药物组成】 黄芪、龙骨(煅)、党参、牡蛎(煅)、白术(麸炒)、肉豆蔻(煨)、茯苓、黄柏、车前子(炒)、茵陈、苍术(炒)。

【功能主治】 健脾利湿。用于臌症后期脾胃虚弱,食欲缺乏,湿热黄疸,小便不利。

【不良反应】 尚不明确。

【禁　　忌】 忌食盐。

【注意事项】 忌食盐。

【用法用量】 饭前服用,每次 6g,每日 2 次;儿童酌减。

【剂型规格】 丸剂:每 100 粒 6g。

【贮存条件】 密封。

【类　　别】 处方药。

抗癌平丸

【药物组成】 珍珠菜、半枝莲、白花蛇舌草、蛇莓、藤梨根、蟾蜍、香茶菜、肿节风、兰香草、石上柏。

【功能主治】 清热解毒,散瘀止痛。用于热毒瘀血壅滞而致的胃癌,食管癌,贲门癌、直肠癌,胆囊癌,胰腺癌等消化系统肿瘤。

【不良反应】 尚不明确。

【禁　　忌】 尚不明确。

【注意事项】 初服时可由少到多,逐步增加,如胃部有发胀感,可酌情减少;服药期间忌食真菌类食物。

【用法用量】 口服,每次 0.5～1g,每日 3 次,饭后半小时服,或遵医嘱。

【剂型规格】 丸剂:每瓶 1g;每袋 1g。

【贮存条件】 密封。

【类　　别】 处方药。

清肺散结丸

【药物组成】 绞股蓝浸膏、三七、苦玄参浸膏、川贝母、白果、法半夏、灵芝、冬虫夏草、珍珠、阿胶、人工牛黄。

【功能主治】 清肺散结,活血止痛,解毒化痰。用于肺癌的辅助治疗。

【不良反应】 尚不明确。

【禁　　忌】　尚不明确。

【注意事项】　服药后如有口干现象,宜多饮水。

【用法用量】　口服,每次 3g,每日 2 次,或遵医嘱,60 日为 1 个疗程。

【剂型规格】　丸剂:每瓶 3g(每 100 丸 0.45g)。

【贮存条件】　密封。

【类　　别】　处方药。

五海瘿瘤丸

【药物组成】　海带、海藻、海螵蛸、蛤壳、昆布、白芷、木香、海螺、夏枯草、川芎。

【功能主治】　软坚散结,化核破瘀,化痰,消肿。用于瘿瘤、乳中结核等。

【不良反应】　尚不明确。

【禁　　忌】　孕妇禁用。

【注意事项】　忌食生冷、油腻、辛辣。

【用法用量】　口服,成人每次 1 丸,每日 3 次;小儿减量。

【剂型规格】　丸剂(大蜜丸):每丸 9g。

【贮存条件】　密封。

【类　　别】　处方药。

西　黄　丸

【药物组成】　体外培育牛黄、人工麝香、乳香(醋制)、没药(醋制)。

【功能主治】　清热解毒,和营消肿。用于痈疽疔毒,瘰疬,流注,癌瘤等。

【不良反应】　尚不明确。

【禁　　忌】　孕妇禁用。

【注意事项】 尚不明确。

【用法用量】 口服,每次 3 克,每日 2 次。

【剂型规格】 丸剂:每 20 粒 1g。

【贮存条件】 密闭,防潮。

【类　　别】 处方药。

消癌平滴丸

【药物组成】 乌骨藤。

【功能主治】 抗癌,消炎,平喘。

【不良反应】 尚不明确。

【禁　　忌】 孕妇禁用。

【注意事项】 尚不明确。

【用法用量】 口服:每次 5 片(大片),每日 3 次;小儿每次 2～3 片(小片),每日 3 次。

【剂型规格】 滴丸剂:每丸 0.35g。

【贮存条件】 密封。

【类　　别】 处方药。

(六)注射剂

艾迪注射液

【药物组成】 斑蝥、人参、黄芪、刺五加。

【功能主治】 清热解毒,消瘀散结。用于原发性肝癌,肺癌,直肠癌,恶性淋巴瘤,妇科恶性肿瘤等。

【不良反应】 首次应用该品,偶有患者出现面红、荨麻疹、发热等反应,极个别患者有心悸、胸闷、恶心等反应。

【禁　　忌】 对本药过敏者禁用。孕妇及哺乳期妇女禁用。

【注意事项】

（1）首次用药应在医师指导下，给药速度开始 15 滴/分钟，30 分钟后如无不良反应，给药速度控制 50 滴/分钟。

（2）如有不良反应发生应停药并做相应处理。再次应用时，艾迪注射液用量从 20～30ml 开始，加入 0.9％氯化钠注射液或 5％～10％葡萄糖注射液 400～450ml，同时可加入地塞米松注射液 5～10mg。

（3）因本品含有微量斑蝥素，外周静脉给药时注射部位静脉有一定刺激，可在静脉滴注本品前后给予 2％利多卡因 5ml 加入 0.9％氯化钠注射液 100ml 静脉滴注。

（4）本品药性温热，阴虚火旺者慎用。本品含有斑蝥，有出血倾向者慎用。

（5）服药期间饮食宜清淡，忌食辛辣燥热之品。

（6）本品含有的斑蝥有毒，易损害肝肾功能，应在医生指导下使用。

（7）本品不宜与其他药物同时滴注，以免发生不良反应。

【用法用量】　静脉滴注，成人每次 50～100ml，加入 0.9％氯化钠注射液或 5％～10％葡萄糖注射液 400～450ml 中，每日 1 次。与放、化疗合用时，疗程与放、化疗同步。手术前后使用本品 10 日为 1 个疗程；介入治疗 10 日为 1 个疗程；单独使用 15 日为 1 个周期，间隔 3 日，2 周期为 1 个疗程；晚期恶病质病人，连用 30 日为 1 个疗程，或视病情而定。

【剂型规格】　注射剂：每支 10ml。

【贮存条件】　密封，避光，置阴凉处。

【类　　别】　处方药。

白花蛇舌草注射液

【药物组成】　白花蛇舌草提取物。

【功能主治】　清热解毒。用于上呼吸道感染,扁桃体炎,肺炎,胆囊炎,阑尾炎。

【不良反应】　尚不明确。

【禁　　忌】　对本品过敏者禁用。

【注意事项】

(1)本品出现浑浊、沉淀、变色、漏气、有异物,或瓶身细微破裂均不得使用。

(2)用药前应仔细询问过敏史,对过敏体质者应慎用。

(3)谨慎联合用药。如确需联合使用其他药品时,应谨慎考虑与中药注射剂的间隔时间,以及药物相互作用等问题。

(4)对老年人、儿童、肝肾功能异常患者等特殊人群和初次使用中药注射剂的患者应慎重使用,加强监测。对长期使用的在每疗程间要有一定的时间间隔。

(5)加强用药监护,用药过程中应密切观察用药反应,发现异常立即停药,采用积极救治措施。

【用法用量】　肌内注射:常用量每次2～4ml,每日1～2次。

【剂型规格】　注射剂:每支2ml。

【贮存条件】　密封。

【类　　别】　处方药。

得力生注射液

【药物组成】　红参、黄芪、蟾蜍、斑蝥。

【功能主治】　益气扶正,消症散结。用于中、晚期原发性肝癌气虚瘀滞证,症见右肋腹积块、疼痛不移、腹胀食少、倦怠乏力。

【不良反应】　本品可能引起肝肾损害,可见恶心、呕吐、腹胀、血尿和蛋白尿等症状,亦可引起尿频、尿急等泌尿系统刺激症状。

【禁　　忌】

(1)本品禁止直接静脉推注。

(2)本品不得与其他药品混合静脉滴注。

(3)本品严禁不经稀释直接使用。

(4)本品不得加入滴壶中滴入。

【注意事项】

(1)用药期间应注意检测肝、肾功能。

(2)如果出现泌尿系统不良反应,应停药。再用药时,将本品20～30ml用500ml 5％葡萄糖注射液或0.9％氯化钠注射液稀释后使用;或减慢滴速,以每分钟不超过40滴为宜;或多饮水。

(3)如出现胸闷、心悸、气短等反应,需立即停药,并做相应处理。

【用法用量】　静脉滴注。将本品40～60ml用500ml 5％葡萄糖注射液或0.9％氯化钠注射液稀释后使用,滴速以不超过每分钟60滴为宜,每日1次。每疗程首次用量减半,用500ml 5％葡萄糖注射液或0.9％氯化钠注射液稀释后使用,缓慢滴注,滴速为每分钟不超过15滴,如无不良反应,半小时后可逐渐增加滴速,以不超过每分钟60滴为宜。45日为1个疗程,停药1周后可进行下1个疗程的治疗,或遵医嘱。

【剂型规格】　注射剂:每支10ml。

【贮存条件】　熔封,避光。

【类　　别】　处方药。

复方苦参注射液

【药物组成】　白土苓、苦参。

【功能主治】　清热利湿,凉血解毒,散结止痛。用于癌症疼痛的止血。

【不良反应】　耐受性好。常见的有头晕、恶心、呕吐、口苦、腹泻、上腹不适或疼痛,偶见皮疹、胸闷、发热,症状一般可自行缓解。个别可出现注射部位发红。

【禁　　忌】　①对本品过敏者禁用。②肝衰竭者慎用。③孕妇不宜使用,哺乳期妇女慎用。

【注意事项】　严重肾功能不全者不建议使用本品。

【用法用量】　肌内注射:每日 1 次,每次 0.4～0.6g(2～3 支)。静脉滴注:每日 1 次,每次 0.6g(3 支),将本品加入 5％葡萄糖注射液或 0.9％氯化钠注射液 250～500ml 中静脉滴注。60 日为 1 个疗程或遵医嘱。

【剂型规格】　注射剂:2ml×5 支;2ml×10 支。

【贮存条件】　密封。

【类　　别】　处方药。

华蟾素注射液

【药物组成】　该品为干蟾皮经提取制成的灭菌水溶液。

【功能主治】　解毒,消肿,止痛。用于中、晚期肿瘤,慢性乙型肝炎等。

【不良反应】　个别病人如用量过大或两次用药间隔不足 6～8 小时,用药后 30 分钟左右,可能出现发冷、发热现象;少数患者长期静脉滴注后有局部刺激感或静脉炎,致使滴速减慢,极个别病人还可能出现荨麻疹、皮炎等。

【禁　　忌】　避免与强烈兴奋心脏药物配伍。

【注意事项】　个别病人出现不良反应时,应停止用药并做对症治疗,待反应消失后仍可正常用药。

【用法用量】　肌内注射:每次 2～4ml(2/5～4/5 支),每日 2 次。静脉滴注:每日 1 次,每次 10～20ml(2～4 支),用 5％葡萄糖注射液 500ml 稀释后缓缓滴注,用药 7 日,休息 1～2 日,4 周为 1 个疗程,或遵医嘱。

【剂型规格】　注射剂:每支 2ml;5ml;10ml。

【贮存条件】　避光,置阴凉处(不超过 20℃)。

【类　　别】　处方药。

黄芪注射液

【药物组成】　黄芪。

【功能主治】　益气养元,扶正祛邪,养心通脉,健脾利湿。用于心气虚损、血脉瘀阻之病毒性心肌炎,心功能不全,脾虚湿困之肝炎及肿瘤辅助治疗。

【不良反应】　偶见过敏反应,如发热、皮疹及过敏性休克;静脉滴注时个别患者出现静脉炎,溶血性贫血。

【禁　　忌】　过敏史者禁用;心肝热盛,脾胃湿热者禁用。

【注意事项】

(1)服药期间忌食生冷食物;忌烟酒、浓茶;宜禁食营养丰富而易消化吸收的食物,饮食有节。

(2)保持精神舒畅,劳逸适度。忌过度思虑,避免恼怒、惊恐等不良情绪。

(3)不得与其他药物混合滴注。

【用法用量】　肌内注射:每次 2～4ml,每日 1～2 次。静脉滴注:每次 10～20ml,每日 1 次,或遵医嘱。

【剂型规格】　注射剂:每支 2ml;10ml。

【贮存条件】　遮光,密封。

【类　　别】　处方药。

康艾注射液

【药物组成】　黄芪 300g,人参 100g,苦参素 10g,制成1 000ml。

【功能主治】　益气扶正,增强机体免疫功能。用于原发性肝癌、肺癌、直肠癌、恶性淋巴瘤、妇科恶性肿瘤;各种原因引起的白细胞低下及减少症,慢性乙型肝炎的治疗。

【不良反应】 本品不良反应十分罕见,在临床使用过程中罕见有过敏反应的报道。

【禁　　忌】 禁止与含有藜芦的制剂配伍使用。

【注意事项】

(1)对过敏体质的患者用药应慎重并随时进行观察。

(2)临床使用应辨证用药,严格按照药品说明书规定的功能主治使用。

(3)医护人员应严格按照药品说明书规定用法用量使用。

(4)输液速度滴速勿快,老年人、儿童以 20～40 滴/分钟为宜;成年人以 40～60 滴/分钟为宜。

(5)加强用药监护。用药过程中应密切观察用药反应,特别是开始几分钟,发现异常立即停药,并对患者采用积极救治措施。

【用法用量】 缓慢静脉注射或滴注:每日 1～2 次,每日40～60ml,30 日为 1 个疗程或遵医嘱。

【剂型规格】 注射剂:每支 5ml;10ml;20ml。

【贮存条件】 密封,避光。

【类　　别】 处方药。

康莱特注射液

【药物组成】 注射用薏苡仁油。辅料为注射用大豆磷脂、注射用甘油。

【功能主治】 益气养阴,消症散结。适用于不宜手术的气阴两虚、脾虚湿困型原发性非小细胞肺癌及原发性肝癌。配合放、化疗有一定的增效作用。对中晚期肿瘤患者具有一定的抗恶病质和止痛作用。

【不良反应】 临床偶见油脂过敏现象,如寒战、发热、轻度恶心及肝转氨酶可逆性升高,使用 3～5 日后此症状大多可自然消失而适应。偶见轻度静脉炎。

【禁　　忌】　在脂肪代谢严重失调时(急性休克、急性胰腺炎、病理性高脂血症、脂性肾病变等患者)禁用。孕妇禁用。肝功能严重异常者慎用。

【注意事项】

(1)如偶有患者出现严重油脂过敏现象可对症处理,并酌情停止使用。

(2)该品不宜加入其他药物混合使用。

(3)静脉滴注时应小心,防止渗漏血管外而引起刺激疼痛;冬季可用 30℃温水预热,以免除物理性刺激。

(4)使用该品应采用 1 次性输液器(带终端滤器)。

(5)如发现该品出现油、水分层(乳析)现象,严禁静脉使用。

(6)如有轻度静脉炎出现,可在注射该品前和后输注适量(50～100ml)0.9％氯化钠注射液或 5％葡萄糖注射液。

【用法用量】　缓慢静脉滴注 200ml,每日 1 次,21 日为 1 个疗程,间隔 3～5 日后可进行下 1 个疗程。联合放、化疗时,可酌减剂量。首次使用,滴注速度应缓慢,开始 10 分钟滴速应为 20 滴/分钟,20 分钟后可持续增加,30 分钟后可控制在 40～60 滴/分钟。

【剂型规格】　注射剂:每瓶 100ml：10g。

【类　　别】　处方药。

榄香烯注射液

【药物组成】　本品主要成分为 β-榄香烯,γ-、δ-榄香烯混合液。辅料为大豆磷脂、胆固醇、乙醇、磷酸氢二钠、磷酸二氢钠。

【功能主治】　本品合并放、化疗常规方案对肺癌、肝癌、食管癌、鼻咽癌、脑瘤、骨转移癌等恶性肿瘤可以增强疗效,降低放、化疗的不良反应;并可用于介入、腔内化疗及癌性胸腹水的治疗。

【不良反应】 部分病人用药后可有静脉炎、发热、局部疼痛、过敏反应、轻度消化道反应。

【禁　　忌】 高热病人、胸腹水合并感染的患者慎用。

【注意事项】

(1)本品对血小板减少症,或有进行性出血倾向者应慎用。

(2)部分病人初次用药后,可有轻微发热,多在 38℃ 以下,于给药之前 30 分钟口服泼尼松或解热镇痛药可预防或减轻发热。

(3)本品腔内注射时可致少数病人疼痛,使用前应根据患者的具体情况使用局麻药,可减轻或缓解疼痛,使病人能够耐受。

【用法用量】 静脉注射:每次 0.4～0.6g,每日 1 次,2～3 周为 1 个疗程。胸腹腔内注射:用于恶性胸腹水治疗,一般 200～400ng/m²,抽胸、腹水后,胸腔内或腹腔内注射,每周 1～2 次或遵医嘱。

【剂型规格】 注射剂:每支 20ml∶0.1g。

【贮存条件】 遮光,密闭,在阴凉处(不超过 20℃)保存。

【类　　别】 处方药。

参麦注射液

【药物组成】 红参、麦冬。

【功能主治】 益气固脱,养阴生津,生脉。用于治疗气阴两虚型之休克、冠心病、病毒性心肌炎、慢性肺心病、粒细胞减少症。

【不良反应】 静脉滴注(1 个疗程)15 日,偶有患者丙氨酸氨基转移酶升高。少数患者有口干、口渴、舌燥。很少见过敏反应。

【禁　　忌】 对本品有过敏反应或严重不良反应病史者禁用。

【注意事项】

(1)本品含有皂苷,不要与其他药物同时滴注。

（2）阴盛阳衰者不宜用。

（3）该药用量过大或应用不当，可引起心动过速、晕厥等症。

（4）本品是纯中药制剂，保存不当可能影响产品质量。使用前对光检查，发现药液出现浑浊、沉淀、变色或瓶身有漏气、裂纹等现象时不能使用（本品含有皂苷，晃动后产生泡沫为正常现象，并不影响疗效）。如经葡萄糖注射液稀释后，出现浑浊亦不得使用。

（5）临床应用时务必加强用药监护，并严格按照本品功能主治范围使用。

（6）抢救危急重症每日用量不宜低于 200ml，剂量太小可能影响疗效。

（7）严禁与其他药物混合配伍应用，尤其不能与抗生素类药物混合应用。参麦注射液与其他药物交互使用时应间隔 6 小时以上。

（8）静脉滴注时，剂量不宜过大，速度不宜过快。

（9）用药过程中应密切观察用药反应，特别是开始 30 分钟，发现异常立即停药。

（10）对老年人、儿童、肝肾功能异常患者等特殊人群和初次使用的患者应慎重使用，加强监测。不可长期连续用药。

【用法用量】　肌内注射，每次 2～4ml，每日 1 次。静脉滴注，每次 10～60ml（用 5% 葡萄糖注射液 250～500ml 稀释后应用）或遵医嘱。

【剂型规格】　注射剂：每支 10ml（相当于红参、麦冬各 1g）；每支 20ml（相当于红参、麦冬各 2g）；每瓶 50ml（相当于红参、麦冬各 5g）；每瓶 100ml（相当于红参、麦冬各 10g）。

【贮存条件】　密封保存。

【类　　别】　基本药物、处方药。

参芪扶正注射液

【药物组成】　党参、黄芪、氯化钠。

【功能主治】　益气扶正。用于不适宜放、化疗,表现为气虚证的晚期肺癌的辅助治疗;可与化疗配合,用于表现为气虚证肺癌、胃癌的辅助治疗。

【不良反应】　非气虚证患者用药后可能发生轻度出血。偶见口腔炎,嗜睡,感觉异常。

【禁　　忌】　有内热者忌用,以免助热动血。

【注意事项】　应认真辨证,用于气虚证者。有出血倾向者慎用。不宜与化疗药混合使用。

【用法用量】　静脉滴注:用于晚期肺癌,250ml,每日1次,21日为1个疗程;与化疗合用,在化疗前3日开始使用,每次250ml,每日1次,21日为1个疗程。

【剂型规格】　注射剂:每瓶250ml。

【贮存条件】　密封,避光,置阴凉处(不超过20℃)保存。

【类　　别】　处方药。

香菇多糖注射液

【药物组成】　主要成分为香菇多糖。

【功能主治】　本品为免疫功能增强药。具有益气健脾,补虚扶正的作用。主要用于慢性肝炎,对肿瘤也有一定疗效,配合放、化疗的辅助药。

【不良反应】　休克、皮肤偶见皮疹、发红应停药,偶见胸部压迫感、咽喉狭窄感,应密切观察。发生时应减慢给药速度,如改静脉推注为滴注或减慢滴注速度。偶见恶心、呕吐、食欲缺乏、头痛、头重、头晕、红白细胞及血红蛋白减少、发热、出汗、面部潮红等症状。

【禁　　忌】 对本品过敏患者禁用。

【注意事项】 为指定医药品和处方药品。根据医师处方或医嘱使用。

【用法用量】 肿瘤免疫治疗胸腹腔积液时腔内注射,香菇多糖注射液 20mg(5 支)胸腹腔内注射;每周 2 次香菇多糖注射液 8mg,每日 1 次,肌内注射。

【剂型规格】 注射剂:每瓶 2ml：1mg。

【贮存条件】 遮光,密闭保存。

【类　　别】 处方药。

消癌平注射液

【药物组成】 通关藤。辅料为聚山梨酯 80。

【功能主治】 清热解毒,化痰软坚。用于食管癌、胃癌、肺癌、肝癌,并可配合放疗、化疗的辅助治疗。

【不良反应】 偶见低热、皮疹、多汗、游走性肌肉关节疼痛,注射局部刺激痛等不适。

【禁　　忌】 尚不明确。

【注意事项】 个别患者在用药期间有低热,多汗,游走性肌肉、关节疼痛等不适,一般不须特殊处理。

【用法用量】 肌内注射:每次 2～4ml,每日 1～2 次;或遵医嘱。静脉滴注:用 5％或 10％葡萄糖注射液稀释后滴注,每次 20～100ml,每日 1 次;或遵医嘱。

【剂型规格】 注射剂:每支 20ml。

【贮存条件】 密封,避光。

【类　　别】 处方药。

鸦胆子油乳注射液

【药物组成】 精制鸦胆子油。辅料为精制磷脂、甘油、注射用水。

【功能主治】 抗癌药。用于肺癌、肺癌脑转移及消化道肿瘤。

【不良反应】 有少数患者用药后有油腻感,恶心、厌食等消化道不适反应。

【禁　　忌】 孕妇忌用。

【注意事项】

(1)本品外观如有分层,应停止使用。

(2)本品有毒,易损害肝肾功能,应在医生指导下使用,不可过量。

(3)过敏体质者慎用。用药期间出现过敏者应及时停药,并给予相应治疗措施。

(4)用药过程中有少数患者有油腻感,恶心,厌食等消化道不适的反应,脾胃虚寒者慎用。

(5)本品不宜与其他药物同时滴注,以免发生不良反应。

【用法用量】 静脉滴注:每次 10～30ml,每日 1 次(本品须加 0.9%氯化钠注射液 250ml,稀释后立即使用)。

【剂型规格】 注射剂:每支 10ml。

【贮存条件】 密闭、避光,在阴冷处(2℃～10℃)保存。

【类　　别】 处方药。

猪苓多糖注射液

【药物组成】 猪苓多糖。

【功能主治】 增强免疫功能,抑制肿瘤;降低转氨酶,抑制肝炎病毒复制,对肝组织损伤有修复作用。用于减轻肺癌化疗的某些不良反应,延长患者生存期。与抗肿瘤药物合用可增强疗效减轻不良反应

【不良反应】 未见明显不良反应,个别会出现局部淋巴结肿大、压痛。

【禁　　忌】　严重低钾血症、高钠血症、心力衰竭、肾衰竭的患者、妊娠妇女、新生儿、婴幼儿禁用。

【注意事项】　白血病患者为避免注射引起的出血和感染,宜使用口服片剂。注射液不可用作静脉注射。

【用法用量】　口服:白血病,每次 2g,每日 3 次。肌内注射:①一般用法。每次 20～40mg,每日 1 次。6～10 周为 1 个疗程,间隔 2 日,反复使用。②肿瘤。用于肿瘤的辅助治疗,每次 40mg,隔日 1 次,使用 2 周后进行化疗或放疗。化疗或放疗疗程结束后,每次 40mg,隔日 1 次,每月使用 2 周,60 日为 1 个疗程。

【剂型规格】　注射剂:2ml：20mg;2ml：40mg。片剂:0.1g;0.5g。

【贮存条件】　密封。

【类　　别】　处方药。

(七)膏剂

阿魏化痞膏

【药物组成】　香附、厚朴、三棱、莪术、当归、生草乌、生川乌、大蒜、使君子、白芷、穿山甲、木鳖子、蜣螂、胡黄连、大黄、蓖麻子、乳香、没药、芦荟、血竭、雄黄、肉桂、樟脑、阿魏。

【功能主治】　化痞消积。用于气滞血凝,症瘕痞块,脘腹疼痛,胸胁胀满。适用于肝、胆、胃、肺、食管、肠、膀胱、肾等诸脏腑及妇科肿瘤痞块。

【不良反应】　尚不明确。

【禁　　忌】　孕妇禁用。

【注意事项】　正虚瘀结所致积聚者慎用;忌恼怒、避风寒;用药期间,忌食生冷、油腻及不易消化之食物。本方含生川乌、生草乌、雄黄、樟脑等有毒药物,皮肤破溃及皮肤过敏者不宜贴敷。

【用法用量】 外用,加温软化,贴于脐上或患处。

【剂型规格】 膏药:每张净重 6g;12g。

【贮存条件】 密闭,置阴凉干燥处。

【类　　别】 药典品种、处方药。

蟾乌凝胶膏

【药物组成】 蟾酥、川乌、两面针、七叶一枝花、关白附、三棱、莪术、细辛、丁香、肉桂、乳香、冰片等 24 味。

【功能主治】 活血化瘀,消肿止痛。用于肺、肝、胃等多种癌症引起的疼痛。

【不良反应】 尚不明确。

【禁　　忌】 肾脏病患者、孕妇、新生儿禁用。

【注意事项】 本品含有马兜铃科植物细辛,不宜长期使用,应在医生指导下服用;定期复查肾功能。药性峻猛,注意保存,放在儿童不能触及的地方。

【用法用量】 洗净患部,揩干,将药膏揭开贴上,1～2 日换药1 次;或遵医嘱。

【剂型规格】 贴膏剂(凝胶膏剂):8cm×12cm。

【贮存条件】 密封,置阴凉处。

【类　　别】 处方药。

复方蟾酥膏

【药物组成】 由蟾酥、川乌、红花等药味加工制成的橡胶膏剂。

【功能主治】 活血化瘀,消肿止痛。用于肺、肝、胃等多种癌症引起的疼痛。

【不良反应】 尚不明确。

【禁　　忌】　尚不明确。

【注意事项】　孕妇慎用。

【用法用量】　贴患处。

【剂型规格】　贴膏剂（橡胶膏剂）：7cm×10cm（每片含生药量 1.05g）。

【贮存条件】　密封，置阴凉处。

【类　　别】　处方药。

散结乳癖膏

【药物组成】　莪术、姜黄、急性子、天葵子、木鳖子、白芷。

【功能主治】　行气活血，散结消肿。用于乳腺囊性增生病属中医气滞血瘀证，症见乳房内肿块，伴乳房疼痛、多为胀痛、窜痛或刺痛、胸胁胀满、随月经周期及情绪变化而增减。

【不良反应】　尚未明确。

【禁　　忌】　肾功能不全患者及孕妇禁用。

【注意事项】　肾功能不全患者及孕妇禁用。

【用法用量】　外用，贴于患处，每次 1 贴，每日 1 次；可连续贴敷 28 日。

【剂型规格】　贴敷剂：每贴 7g。

【贮存条件】　密封。

【类　　别】　处方药。

益肺清化膏

【药物组成】　黄芪、党参、甘草、北沙参、麦冬、仙鹤草、拳参、败酱草、白花蛇舌草、川贝母、紫菀、桔梗、苦杏仁。

【功能主治】　益气养阴，清热解毒，化痰止咳。适用于气阴两虚，阴虚内热型中、晚期肺癌的治疗，症见气短、乏力、咳嗽、咯血、胸痛等，或兼有上述症状的放化疗无效及复发者。

【不良反应】　偶见恶心,腹泻,一般不影响继续治疗。

【禁　　忌】　对本品任何成分过敏者禁用。

【注意事项】　孕妇忌服。运动员慎用。

【用法用量】　口服,每次 20g,每日 3 次,60 日为 1 个疗程;或遵医嘱。

【剂型规格】　煎膏剂(膏滋):每瓶 60g;每瓶 120g;每袋 20g。

【贮存条件】　密闭,防潮。

【类　　别】　处方药。

(八)其他

食道平散

【药物组成】　人参、西洋参、紫硇砂、珍珠、人工牛黄、熊胆粉、全蝎、蜈蚣、细辛、三七、薄荷、朱砂。

【功能主治】　益气破瘀,解毒散结。用于中、晚期食管癌而致食道狭窄梗阻,吞咽困难,疼痛,噎膈反涎等病症。

【不良反应】　药性偏寒。脾胃虚寒者用后流涎、反胃、恶心呕吐,宜小量应用,或禁用,或配合温中散寒之药。

【禁　　忌】　有出血现象及孕妇禁服。忌食葱蒜、辛辣、生冷、浓茶、海味。

【注意事项】

(1)有食管溃疡、糜烂、胃溃疡者可先以小剂量试服或含化或请遵医嘱慎服;如服药后有咳黏痰现象属正常反应,若有微痛或烧灼感,或减量或含化或饭后服,也可间歇几日再服,仍疼痛不止者停服请教医师。

(2)本品含有马兜铃科植物细辛,宜在医生指导下服药,定期复查肾功能。

【用法用量】　口服，每次 0.3～0.5g，每日 3～5 次；或遵医嘱。

【剂型规格】　散剂：每瓶 10 克。

【贮存条件】　密封。

【类　　别】　处方药。

五 苓 散

【药物组成】　茯苓、泽泻、猪苓、桂枝、白术。

【功能主治】　温阳化气，利湿行水。用于小便不利，水肿腹胀，呕逆泄泻，渴不思饮。改善全身水液代谢紊乱及调节机体水、电解质代谢的平衡等。

【不良反应】　可引起过敏反应。

【禁　　忌】　尚不明确。

【注意事项】　属于阴虚津液不足之口渴、小便不利者不宜服。

【用法用量】　口服，每次 6～9g，每日 2 次。

【剂型规格】　散剂：每袋 6g；每袋 9g。

【贮存条件】　密闭，防潮。

【类　　别】　药典品种、基本药物、处方药。

第十一章 FDA 已批准,我国未上市的抗肿瘤药物

阿巴瑞克 Abarelix

【商品名】 Plenaxis。

【成 分】 Abarelix。

【适应证】 用于不适宜接受 LHRH 激动剂治疗又拒绝手术切除,具有下述 1 种或几种情况的晚期症状前列腺癌(PCA)的姑息治疗:①由于肿瘤转移可能出现神经危害。②由于局部侵袭或转移性疾病出现输尿管或膀胱出口阻塞。③由于肿瘤骨转移而出现严重骨痛需依赖麻醉性镇痛药。

【用法用量】 推荐的用药方案为第 1、15 和 29 日给予本品 100mg 肌内注射,每 4 周为 1 个疗程。在第 29 日注射前测定血浆睾酮浓度以确定治疗效果,其后每 8 周测定 1 次。

乙酸阿比特龙酯 Abiraterone Acetate

【商品名】 Zytiga。

【成 分】 CYP17 抑制剂。

【适应证】 联合泼尼松用于曾接受含多西他赛化疗方案治疗的转移性去势抵抗性前列腺癌患者。

【用法用量】 推荐剂量 Zytiga 1 000mg 口服,每日 1 次,泼尼松 5mg 口服,每日 2 次,Zytiga 必须空腹服用,口服 Zytiga 前 2 小时和后 1 小时不能进餐。

曲妥珠单抗-Emtansine 偶联物

【商品名】　Kadcyla。

【成　分】　Ado-trastuzumab emtansine。

【适应证】　单药用于既往分开或联合使用过曲妥珠单抗和一种紫杉烷类治疗的 HER2 阳性的转移性乳腺癌患者。患者必须符合以下任何一种情况：①疾病转移后接受过治疗。②辅助治疗期间或辅助治疗后 6 个月内复发。

【用法用量】　静脉输注，推荐剂量 3.6mg/Kg/3 周（21 日为1 个疗程），持续用药直到疾病进展或不能耐受毒性。

阿法替尼　Afatinib

【商品名】　Gilotrif。

【成　分】　阿法替尼马来酸盐。

【适应证】　用于表皮生长因子受体（EGFR）外显子 19 缺失或外显子 21(L858R)突变的转移性非小细胞肺癌（NSCLC）的一线治疗。

【用法用量】　推荐剂量为每次 40mg，每日 1 次，口服。

阿仑单抗　Alemtuzumab

【商品名】　Campath。

【成　分】　CD52 定向细胞溶解抗体。

【适应证】　单药批准用于治疗 B 细胞慢性淋巴细胞白血病（B-CLL）。

【用法用量】　①静脉滴注给药超过 2 小时。②推荐剂量增加到 30mg/d，每周给药 3 次，共用 12 周。③给药之前口服抗组胺药和对乙酰氨基酚。

阿利维 A 酸　Alitretinoin

【商品名】　Panretin。

【成　分】　Alitretinoin。

【适应证】　用于治疗由艾滋病引起的卡波肉瘤的皮肤病灶。

【用法用量】　开始在卡波肉瘤的皮肤病灶每日用 2 次,然后根据个体耐受性逐渐增加至每日 3～4 次。如果发生不良反应,减少使用的次数。如果发生严重刺激,应临时停止使用几日,直到刺激症状消失。病灶用足够的药物凝胶覆盖。在用衣服盖住之前,凝胶应该干燥 3～5 分钟。因为正常的皮肤可能会受刺激,在使用凝胶时小心病灶旁边的正常皮肤。另外,不要在身体黏膜表面或病灶附近使用凝胶。使用凝胶治疗 2 周后,病灶会出现好转,但大部分患者需要使用更长时间。持续使用后能进一步获益。有些患者给药 14 周后才会好转。在临床实验中,阿利维 A 酸凝胶剂给药多达 96 周。只要患者获益,就应该持续使用阿利维 A 酸凝胶剂。阿利维 A 酸凝胶剂不能使用包扎疗法。

菊欧文菌门冬酰胺酶
Asparaginase Erwinia Chrysanthemi

【商品名】　Erwinaze。

【成　分】　asparaginase Erwinia chrysanthemi。

【适应证】　作为多种药物组成的化疗方案中的一种药物用于治疗大肠埃希菌衍生门冬酰胺酶和培门冬酶过敏的急性淋巴细胞白血病(ALL)患者。

【用法用量】　肌内注射:①代替培门冬酶。推荐剂量25 000 U/m^2,每周 3 次(1,3,5),给 6 次,为每次培门冬酶计划剂量。②代替大肠埃希菌衍生门冬酰胺酶。推荐剂量 25 000 U/m^2,肌内注射,为每次大肠埃希菌衍生门冬酰胺酶计划剂量。

阿西替尼　**Axitinib**

【商品名】　Inlyta。

【成　分】　Axitinib。

【适应证】　用于一种既往全身治疗失败后晚期肾细胞癌的治疗。

【用法用量】　①开始剂量为每次 5mg，口服，每日 2 次。可根据个体安全性和耐受性调整剂量。②应间隔 12 小时给予，有或无食物。③应用一杯水整片吞服。④如有强效 CYP3A4/5 抑制剂，减低 INLYTA 剂量大约一半。⑤对中度肝受损患者，减低开始剂量约地半。

阿扎胞苷　**Azacitidine**

【商品名】　Vidaza。

【成　分】　核苷代谢抑制药。

【适应证】　用于治疗 FAB 骨髓增生异常综合征（MDS）亚型：难治性贫血（RA）或难治性环形铁粒幼红细胞贫血（RARS）（如果伴随中性粒细胞减少或血小板减少或需要输血）、难治性有过量的原幼细胞贫血（RAEB）、难治性有过量的正在转化的原幼细胞贫血（RAEB-T）和慢性髓性单核细胞白血病（CMMOL）。

【用法用量】　①忽视所有病人的血液学基线值，第 1 个治疗周期的开始推荐剂量每日 75mg/m²，用 7 日，皮下（SC）或静脉（IV）注射。对恶心和呕吐进行预防用药。②每 4 周为 1 个疗程，重复使用。2 个疗程后，如果没有出现获益和除了恶心呕吐外没有出现其他不良反应，增加剂量 100mg/m²。患者至少治疗 4～6 个疗程。完全缓解或部分缓解需要追加治疗疗程。③持续治疗使患者获益时间足够长。④监测患者的血液学不良反应和肾毒性，必要时延迟给药或减量。

盐酸苯达莫司汀　Bendamustine hydrochloride

【商品名】　Treanda。

【成　　分】　烷基化药物。

【适应证】　①慢性淋巴细胞白血病(CLL)。②含利妥昔单抗方案治疗 6 个月内进展的惰性 B 细胞非霍奇金淋巴瘤(NHL)。

【用法用量】

(1)CLL 的用法：①100mg/m^2，静脉注射 30 分钟，第 1、2 日给药，28 日为 1 个疗程，共用 6 个疗程。②血液学毒性的剂量调整。3 度及以上毒性，每疗程第 1、2 日给药剂量减少到 50mg/m^2；如果再发生 3 度及以上毒性，每疗程第 1、2 日给药剂量减少到 25mg/m^2。③非血液学毒性的剂量调整。发生 3 度及以上毒性，每疗程第 1、2 日给药剂量减少到 50mg/m^2。

(2)NHL 的用法：①120mg/m^2，静脉注射 60 分钟，第 1、2 日给药，21 日为 1 个疗程，共用 8 个疗程。②血液学毒性的剂量调整。4 度毒性，每个疗程第 1、2 日给药剂量减少到 90mg/m^2；如果再发生 4 度毒性，每个疗程第 1、2 日给药剂量减少到 60mg/m^2。③非血液学毒性的剂量调整。发生 3 度及以上毒性，每个疗程第 1、2 日给药剂量减少到 90mg/m^2。如果再发生 3 度及以上毒性，每个疗程第 1、2 日给药剂量减少到 60mg/m^2。

(3)一般剂量注意事项：A、发生 4 度血液学毒性或临床重要的≥2 度非血液学毒性，推迟治疗。B、TREANDA 注射剂在输注前必须重新溶解配成原来浓度再进一步稀释。

蓓萨罗丁胶囊　Bexarotene

【商品名】　Targretin(capsules)。

【成　　分】　Bexarotene。

【适应证】　Targretin 胶囊批准用于治疗至少做过 1 次系统

治疗的难治性皮肤 T 细胞淋巴瘤的皮肤症状。

【用法用量】

(1)推荐初始剂量每日 $300mg/m^2$(见下表)。每日 1 次,用餐时口服给药。

蓓萨罗丁初始剂量表

Initial Dose Level ($300mg/m^2/d$)		Number of 75mg Targretin Capsules
Body Surface Area (m^2)	Total Daily Dose (mg/d)	
0.88~1.12	300	4
1.13~1.37	375	5
1.38~1.62	450	6
1.63~1.87	525	7
1.88~2.12	600	8
2.13~2.37	675	9
2.38~2.62	750	10

(2)剂量调整指南:如果发生不良反应,剂量可以由每日 $300mg/m^2$ 减到 $200mg/m^2$,然后再到 $100mg/m^2$ 或暂停。当不良反应被控制住,剂量可以谨慎增加。如果治疗 8 周后,肿瘤无应答和初始剂量每日 $300mg/m^2$ 能耐受,剂量可以调高到每日 $400mg/m^2$,同时加强监测。

(3)治疗持续时间:在 CTCL 的临床实验,Targretin 胶囊给药多达 97 周。只要患者获益,就要一直使用。

蓓萨罗丁凝胶　Bexarotene

【商品名】　Targretin(gel 1%)。

【成　分】　Bexarotene。

【适应证】　蓓萨罗丁凝胶批准用于局部治疗其他治疗失败或不能耐受的难治性或顽固性 IA 和 IB 皮肤 T 细胞淋巴瘤（CTCL）的皮肤病灶。

【用法用量】　开始第 1 周每隔 1 日用 1 次。然后用药频率可以根据个体病灶耐受性每隔一周增加到每日 1 次、每日 2 次、每日 3 次和每日 4 次。一般患者要维持每日 2～4 次的用药剂量频率。每日 2 次以上的用药频率能观察到好转。如果用药部位发生不良反应，要减少用药频率。如果发生严重刺激，暂时停用几日直到症状消失。病灶用足够的药物凝胶覆盖。在用衣服盖住之前，凝胶应该干燥。因为正常的皮肤可能会受刺激，在使用凝胶时不要涂到病灶旁边的正常皮肤。另外，不要在身体黏膜表面或其附近使用凝胶。使用凝胶治疗 4 周后，病灶会出现好转，但大部分患者需要使用更长时间。持续使用后，能进一步获益。基于 CAILS 多中心临床研究，最长出现好转的初始时间是 392 日。在临床实验中，倍萨罗丁凝胶给药多达 172 周。只要患者获益，就应该持续使用。不能使用包扎疗法。

波舒替尼　Bosutinib

【商品名】　Bosulif。

【成　分】　Bosutinib。

【适应证】　用于治疗耐药或不能耐受一线治疗慢性期、加速期或暴发期成人费城染色体阳性（Ph＋）慢性粒细胞白血病（CML）患者。

【用法用量】　①推荐剂量 500mg，每日 1 次，与食物同时口服。②治疗 8 周后没有达到完全血液学反应或 12 周后达到完全血液学反应但没有 3 度或 3 度以上的不良反应，患者的用药剂量递增到每日 600mg。③根据血液学和非血液学毒性调整剂量。④

肝损伤(基线),降低剂量到每日 200mg。

Brentuximab Vedotin

【商品名】　Adcetris。

【成　分】　为 CD30 导向抗体药物结合物。

【适应证】　①治疗用自身干细胞移植(ASCT)失败后或至少 2 次多药化疗方案失败后不适合 ASCT 的霍奇金淋巴瘤患者。②治疗至少 1 次多药化疗方案失败后的系统性间变性大细胞淋巴瘤患者。

【用法用量】　①推荐剂量是 1.8mg/kg,30 分钟静脉输注,每 3 周 1 次。②持续治疗直至最多 16 个疗程、疾病进展或不可接受的毒性。

Buffered Intrathecal Electrolyte/Dextrose

【商品名】　Elliotts B Solution。

【成　分】　Electrolyte/Dextrose。

【适应证】　批准作为鞘内注射甲氨蝶呤钠和阿糖胞苷的稀释液用于预防和治疗脑膜白血病或淋巴细胞性淋巴瘤。

【用法用量】　Elliotts B Solution 只用来鞘内注射。Elliotts B Solution 进入脑脊液不能有抗菌防腐剂和引入污物,这些会引起非常严重后果。因而完成配制后要立即使用。从安瓿中吸出内容物要使用无菌过滤针。鞘内药物给药前应该检查可见的悬浮微粒和污点。

卡巴他赛　Cabazitaxel

【商品名】　Jevtana。

【成　分】　为微管抑制剂。

【适应证】　联合泼尼松用于曾接受含多西他赛化疗方案治

疗的激素难治性转移性前列腺癌患者。

【用法用量】 推荐剂量 JEVTANA 25mg/m²，1 小时静脉滴注完，每 3 周 1 次，泼尼松每日口服 10mg，持续用药直到治疗结束。

卡博替尼　Cabozantinib

【商品名】 Cometriq。

【成　分】 Cabozantinib。

【适应证】 用于进行性转移性甲状腺髓样癌(MTC)。

【用法用量】 每日 140mg，持续使用直到疾病进展或不能耐受毒性。

卡非佐米　Carfilzomib

【商品名】 Kyprolis。

【成　分】 Carfilzomib。

【适应证】 用于治疗经过包括硼替佐米和免疫调节剂在内的至少两种方法治疗仍然进展的多发性骨髓瘤患者。

【用法用量】 ①每周连续 2 日历时 2～10 分钟静脉滴注给药，共 3 周(第 1,2,8,9,15 和 16 日)，然后休息 12 日(第 17～28 日)。②推荐 1 个疗程剂量为每日 20mg/m²，如果能耐受第 2 个疗程和后续疗程剂量增加至 27mg/m²。③给药前后水化。④在第 1 疗程剂量递增期如果发生或再次出现输注反应症状时，在所有第 1 疗程给药前使用地塞米松。⑤根据毒性修改给药剂量。

胆碱 C11　Choline C11

【商品名】 Choline C11。

【成　分】 Choline C11。

【适应证】 用于正电子发射断层扫描(PET)检测前列腺癌

是否复发的显像剂,用于无信息骨闪烁显像、MRI 和 CT。

【用法用量】　静脉推注,推荐剂量 370～740mBq（10～20mCi）。

盐酸西那卡塞　Cinacalcet Hydrochloride

【商品名】　Sensipar。

【成　分】　钙感觉受体激动剂。

【适应证】　有慢性肾病(CKD)正做透析的继发性甲状旁腺功能亢进(HPT)患者。甲状旁腺癌患者的高钙血症。不能做甲状旁腺切除术的原发性甲状旁腺功能亢进(HPT)患者的严重高钙血症。

【用法用量】　对于所有的适应证,Sensipar 要和食物同时服用或在饭后迅速服用,同时要整片吞服,不能分开。①有慢性肾病(CKD)正做透析的继发性甲状旁腺功能亢进(HPT)。开始剂量为每次 30mg,每日 1 次。为了达到目标全段甲状旁腺激素(iPTH)水平,滴注剂量不要比每 2～4 周每日按顺序给药 30、60、90、120 和 180mg 更频繁。iPTH 水平在最近每次给药 12 小时后测量。②甲状旁腺癌患者的高钙血症或原发性甲状旁腺功能亢进(HPT)患者的严重高钙血症。开始剂量为每次 30mg,每日 2 次。滴注剂量为 2～4 周,每日按顺序给药每次 30mg,每日 2 次;每次 60mg,每日 2 次;每次 90mg,每日 2 次,以及每次 90mg,每日 3～4 次,直到达到正常血钙水平。

氯法拉滨　Clofarabine

【商品名】　Clolar。

【成　分】　嘌呤核苷代谢抑制剂。

【适应证】　用于治疗复发或难治性的至少使用两种以上治疗方式无效后的 1～21 岁急性淋巴细胞白血病患者。

【用法用量】 ①每日 52mg/m^2,静脉滴注 2 小时,连续给药 5 日,28 日为 1 个疗程。每 2～6 周重复使用。②提供支持性护理,如静脉输注液体、抗高尿酸血症治疗和输注 Clolar 过程中碱化尿液减低肿瘤细胞溶解的风险和其他不良反应。③输注 Clolar 过程中出现低血压停止使用。④如果患者肾损伤,减低剂量。⑤发生不良反应,调整剂量。

达拉非尼 Dabrafenib

【商品名】 Tafinlar。

【成 分】 甲磺酸盐。

【适应证】 不可切除或已经转移的 BRAF V600E 基因突变型黑色素瘤,不适用于 BRAF 野生型黑色素瘤。

【用法用量】 每次 150mg,推荐剂量为每日 2 次。

地加瑞克 Degarelix

【商品名】 Firmagon。

【成 分】 是促性腺激素释放激素 GnRH 受体拮抗剂。

【适应证】 用于进展期前列腺癌。

【用法用量】 ①Firmagon 只能用在皮下注射。②治疗开始剂量 240mg,给 2 针 120mg。③开始维持剂量 80mg,给 1 针,28 日 1 次。

地尼白介素 2 Denileukin Diftitox

【商品名】 Ontak。

【成 分】 CD25 定向细胞毒素。

【适应证】 批准用于治疗难治或复发的恶性细胞表达由 CD25 组成的 IL-2 受体的皮肤 T 细胞淋巴瘤。

【用法用量】 每次用药之前使用抗组胺药和对乙酰氨基酚。

推荐每日 9 或 18 mcg/g,静脉输注 30～60 分钟,连续输注 5 日,
21 日为 1 个疗程,共用 8 个疗程。

狄诺塞麦 Denosumab

【商品名】　Xgeva。

【成　分】　Denosumab。

【适应证】　用于有实体瘤骨转移患者中骨骼相关事件的预
防,不适用于在多发性骨髓瘤患者中为预防骨骼相关事件。

【用法用量】　每 4 周 1 次给予 120mg,额外在开始治疗的第
8、15 日给予 120mg,在上臂、大腿或腹部皮下注射。当需要治疗
或预防低钙血症给予钙和维生素 D。

恩扎鲁胺 Enzalutamide

【商品名】　Xtandi。

【成　分】　Enzalutamide。

【适应证】　用于曾接受多西他赛治疗的转移性去势抵抗性
前列腺癌患者。

【用法用量】　口服,每日 160mg,每日 1 次。

甲磺酸艾日布林　Eribulin mesylate

【商品名】　Halaven。

【成　分】　微管抑制剂。

【适应证】　治疗至少接受过 2 种化疗方案(含蒽环类和紫杉
类化疗药物)的转移性乳腺癌患者。

【用法用量】　①推荐剂量为每次 $1.4mg/m^2$,静脉注射 2～5
分钟,第 1,8 日给药,21 日为 1 个疗程。②肝损伤和中度肾损伤
要降低剂量。③不要与其他药物混合,或用葡萄糖溶剂溶解。

谷卡匹酶　Glucarpidase

【商品名】　Voraxaze。

【成　分】　Glucarpidase。

【适应证】　用于由于肾功能受损延迟甲氨蝶呤清除而产生中毒性血浆甲氨蝶呤(Methotrexate)浓度($>$1 μmole/L)的治疗。

【用法用量】　推荐剂量单次静脉注射 50 单位/kg。

替伊莫单抗 Ibritumomab Tiuxetan

【商品名】　Zevalin。

【成　分】　CD20 定向放射治疗抗体。

【适应证】　①复发或难治的低级或滤泡 B 细胞非霍奇金淋巴瘤(NHL)。②一线化疗部分缓解或完全缓解的初治滤泡 B 细胞非霍奇金淋巴瘤(NHL)。

【用法用量】　①第 1 日。利妥昔 250mg/m^2,静脉注射给药。②第 7,8,9 日。利妥昔 250mg/m^2,静脉注射给药。如果血小板 $\geqslant$ 150 000/mm^3:输完利妥昔 4 小时后,静脉给药 0.4 mCi/kg(14.8 MBq per kg)Y-90 Zevalin。对于复发或难治性患者,如果血小板$\geqslant$100 000 但$\leqslant$149 000/mm^3:输完利妥昔 4 小时后,静脉给药 0.3 mCi/kg (11.1 MBq per kg)Y-90 Zevalin。

依鲁替尼　Ibrutinib

【商品名】　Imbruvica。

【成　分】　Ibrutinib。

【适应证】　用于至少接受过每次治疗的套细胞淋巴瘤。

【用法用量】　推荐剂量为每次 560mg,每日 1 次,口服。胶囊用一杯水服用,不要掰开、弄破或嚼碎。

易普利姆玛　Ipilimumab

【商品名】　Yervoy。

【成　分】　是一种人类的细胞毒性 T 淋巴细胞抗原 4 (CTLA-4)-阻断抗体。

【适应证】　用于治疗不可切除或转移性黑色素瘤。

【用法用量】　推荐剂量为每次 3mg/kg,90 分钟静脉输注,每 3 周 1 次,连续使用 4 个疗程,有严重不良反应停止使用。

伊沙匹隆　Ixabepilone

【商品名】　Ixempra。

【成　分】　微管抑制剂。

【适应证】　①联合卡培他滨用于治疗蒽环类药物和紫杉烷无效的转移性或局部晚期乳腺癌。②单药用于治疗蒽环类药物、紫杉烷和卡培他滨无效的转移性或局部晚期乳腺癌。

【用法用量】　①推荐剂量每次 40mg/m² ,静脉注射 3 小时,每 3 周 1 次。②一些 AST、ALT 或胆红素升高的患者需要减低剂量。③本品注射剂必须是配好的稀释液,使用时配成的溶液浓度是 2mg/ml。配成的溶液必须用其中一种规定的液体稀释,最后注射用的溶液浓度是 0.2～ 0.6mg/ml,还有最后溶液必须在使用前 6 小时内制备。

米托坦　Mitotane

【商品名】　Lysodren。

【成　分】　Mitotane。

【适应证】　批准用于无法手术的、功能性和非功能性肾上腺皮质癌、肾上腺皮质增生,以及肿瘤所致的皮质醇增多症。

【用法用量】

(1)剂量:对于 18 岁以下的儿童,此药的疗效及安全性尚未完全确定,医生会视乎患者的体重或体表面积来决定每日服用的剂量。成人每日剂量为 1～6g(可分 3～4 次口服),然后可逐步递增至每日 8～10g。一般建议每日最高剂量为 18g。

(2)用药禁忌:对此药有过敏反应者不宜服用。

(3)用药注意:对于轻微至中等程度的肝脏或肾脏受损的患者,剂量可能需要根据药物的血液浓度相应下调。对于严重的肝脏或肾脏受损的患者则不建议服用此药。此药乃化疗药物,在处理及弃置药物时须小心谨慎。接触药物时最好佩戴可弃置的手套,孕妇避免处理药物。饱腹服用此药可增加吸收。此药可抑制中枢神经系统,引致嗜睡、眩晕等,故在服药期间尽量避免驾驶或操作机械等需要高度精力集中的活动。服药期间可能出现肾上腺皮质功能不全,需要时医生会为个别病人处方适当剂量的皮质激素作补充。服药者如出现感染、创伤或其他疾病,应立即找医生诊治,以避免出现急性肾上腺皮质功能不全。

奈拉滨　Nelarabine

【商品名】 Arranon。

【成　分】 核苷代谢抑制剂。

【适应证】 用于治疗至少对两种以上化疗方案无应答或复发的急性 T 淋巴细胞白血病和 T 淋巴母细胞性淋巴瘤患者。

【用法用量】 ①成年人剂量,推荐剂量为 1 500mg/m²,静脉滴注超过 2 小时,第 1,3,5 日给药,21 日为 1 个周期。②儿童剂量,推荐剂量为每次 650mg/m²,每日静脉滴注超过 1 小时,连续 5 日,21 日为 1 个周期。③发生≥2 度神经不良反应中止治疗。④发生血液学不良反应可延迟给药。⑤采取措施预防高尿酸血症。

99-锝标记抗癌单抗　Nofetumomab

【商品名】　Verluma。

【成　分】　Nofetumomab。

【适应证】　批准用于检测活检证实的、初治的小细胞肺癌(SCLC)是否在广泛阶段。

【用法用量】　推荐静脉注射给药剂量 5 ～ 10mg Nofetumomab Merpentan,用 15～20ml 0.9％氯化钠注射液溶解的 1 110mBq(30mCi) Technetium Tc 99m 进行示踪。用 20ml 防护注射器静脉注射 3 ～ 5 分钟。最后至少准备给药 550mBq (30mCi),确保有足够的放射性标记的抗体剂量,从而注射后14～17 小时可获得满意的图像。

Obinutuzumab

【商品名】　Gazyva。

【成　分】　Obinutuzumab。

【适应证】　联合苯丁酸氮芥(Chlorambucil)化疗,用于既往未经治疗的慢性淋巴细胞白血病(CLL)患者。

【用法用量】　静脉注射,第 1 个疗程,第 1 日 100mg,第 2 日 900mg,第 8 日 1 000mg,第 15 日 1 000mg,28 日为 1 个疗程。第 2～6 个疗程,第 1 日 1 000mg。

奥法木单抗　Ofatumumab

【商品名】　Arzerra。

【成　分】　全人源化靶向抗 CD20 单克隆抗体。

【适应证】　用于氟达拉滨和阿仑珠单抗治疗无效的慢性淋巴细胞白血病(CLL)。

【用法用量】　稀释后静脉输注,不要静脉推注。推荐剂量,共 12 次,用法如下:①首次剂量 300mg,1 周后。②每次 2 000 mg,每周 1 次,给 7 次,4 周后。③2 000mg/次,每 4 周 1 次,给 4 次。治疗前口服对乙酰氨基酚、口服或静脉注射组胺和静脉注射类固醇。

美琥他辛　Omacetaxine Mepesuccinate

【商品名】 Synribo。

【成　分】 Cabozantinib。

【适应证】 用于治疗对至少两种酪氨酸激酶抑制剂耐药或不能耐受的成人慢性期或加速期慢性粒细胞白血病(CML)患者。

【用法用量】 皮下注射。①诱导剂量。$1.25mg/m^2$,每日 2 次,连续给药 14 日,28 日为 1 个疗程。②维持剂量。$1.25mg/m^2$,每日 2 次,连续给药 7 日,28 日为 1 个疗程。

帕尼单抗　Panitumumab

【商品名】 Vectibix。

【成　分】 表皮生长因子受体抑制剂。

【适应证】 ①单药。用于治疗进展的转移性结直肠癌(mCRC)或在氟尿嘧啶、奥沙利铂和伊立替康化疗后使用。②限制使用。Vectibix 不推荐用于治疗 mCRC KRAS 突变阳性或未知的患者。

【用法用量】 ①用法。给予 6mg/kg,每 2 周 1 次,静脉注射超过 60 分钟(≤1 000mg)或 90 分钟(>1 000mg)。②输液反应。发生轻微不良反应减慢输液速率 50%。发生严重输液反应应停止输液,不能再用 Vectibix。③皮肤不良反应。发生严重或不能耐受不良反应停止用药,如果毒性改善后,再次使用 50%的剂量。

帕唑帕尼　Pazopanib

【商品名】　Votrient。

【成　分】　激酶抑制剂。

【适应证】　用于晚期肾细胞癌患者,以及既往接受化疗的晚期软组织肉瘤患者。

【用法用量】　①口服 800mg,每日 1 次,不和食物一起服药(至少在进餐前 1 小时或后 2 小时)。②每次口服 200mg,每日 1 次。基线中度肝损伤,严重肝损伤患者不建议使用。

培加酶　Pegademase Bovine

【商品名】　Adagen。

【成　分】　Pegademase Bovine。

【适应证】　推荐用于骨髓移植不适合或失败的重症综合性免疫缺陷(SCID)同时腺苷脱氨酶(ADA)缺乏患者酶替代疗法。

【用法用量】　肌内注射。推荐每 7 日给药,剂量个体化。推荐剂量:首次剂量 10 U/kg,第 2 次剂量 15 U/kg,第 3 次剂量 20 U/kg。每周的维持剂量为 20 U/kg。如果有必要增加 5 U/kg/w,不过单次最大剂量不要超过 30 U/kg。个别患者 Adagen 血药浓度超过 2 倍上限 35 $\mu mol/h/ml$,特别是一个每周接受 2 次给药(每次剂量 20 U/kg)的患者这种情况维持了数周。

喷司他汀　Pentostatin

【商品名】　Nipent。

【成　分】　Pentostatin。

【适应证】　干细胞白血病、慢性淋巴细胞白血病、蕈样真菌病。

【用法用量】　喷司他汀可以用 0.9%氯化钠注射液或 5%葡

萄糖注射液配制,溶液浓度应≥0.05mg/ml,最大为2mg/ml。建议 HCL 患者用量为4mg/m^2,隔周1次。肾衰竭患者的剂量应根据肌酐清除率调整,如出现严重的皮疹、感染、神经中毒的迹象应减少剂量或停药。静脉注射喷司他汀之前,建议先给予患者5%葡萄糖溶液500～1000ml进行水化。化疗之后,再给予患者5%的葡萄糖溶液或等量其他液体500ml。

帕妥珠单抗　Pertuzumab

【商品名】　Perjeta。

【成　分】　Pertuzumab。

【适应证】　联合曲妥珠单抗和多西他赛用于没有接受过抗HER2 治疗或化疗的 HER2 阳性转移性乳腺癌患者。

【用法用量】　推荐剂量840mg,1 小时静脉滴注完,然后每3周静脉滴注420mg,30～60 分钟输完。

泊马度胺　Pomalidomide

【商品名】　Pomalyst。

【成　分】　Pomalidomide。

【适应证】　用于治疗接受过两次其他药物(如来那度胺、硼替佐米)治疗无效的多发性骨髓瘤。

【用法用量】　每日4mg,1～21 日给药,休7 日,28 日为1 个疗程,持续用药直到疾病进展。

帕纳替尼　Ponatinib

【商品名】　Iclusig。

【成　分】　Ponatinib。

【适应证】　用于耐药或不能耐受酪氨酸酶抑制剂的成人慢性期、加速期或爆发期慢性粒细胞白血病(CML)或费城染色体阳性急性淋巴细胞白血病(Ph＋ALL)患者。

【用法用量】　口服，每日 45mg，每日 1 次，持续使用直到疾病进展或不能耐受毒性。

卟吩姆钠　Porfimer Sodium

【商品名】　Photofrin。

【成　分】　Porfimer sodium 是光动力治疗药物。

【适应证】　批准用于：① 食管癌。② 非小细胞肺癌(NSCLC)支气管癌。③高度增生的巴雷特食管。

【用法用量】　2mg/kg，静脉注射。

普拉曲沙　Pralatrexate

【商品名】　Folotyn。

【成　分】　叶酸类似物代谢抑制剂。

【适应证】　用于复发或难治的外周 T 细胞淋巴瘤(PTCL)。

【用法用量】　①推荐剂量 $30mg/m^2$，3～5 分钟静脉推注，每周 1 次，用 6 周，休 1 周为 1 个疗程。②给 Folotyn 之前，患者每8～10 周肌内注射维生素 B_{12} 1mg，同时每日口服叶酸 1～1.25mg。③为了控制不良反应，应停药或把剂量减至 $20mg/m^2$。

氯化镭-223 Radium Ra 223 Dichloride

【商品名】　Xofigo。

【成　分】　氯化镭-223，分子式 $^{223}RaCl_2$，半衰期 11.4 日。

【适应证】　用于治疗去势抵抗性前列腺癌，并伴有骨转移症状和未知原因内脏转移性疾病的患者。

【用法用量】　推荐剂量为 50kBq/kg(1.35 microcurie/kg)，每 4 周注射 6 次。

拉布立酶　Rasburicase

【商品名】　Elitek。

【成　分】　重组尿酸氧化酶。

【适应证】　用于治疗儿童和成年白血病、淋巴瘤患者的高尿酸血症,也用于实体恶性肿瘤化疗引起肿瘤溶解的高尿酸血症患者。

【用法用量】　推荐剂量为每日 0.2mg/kg,静脉滴注超过 30 分钟,用 5 日。不要静脉推注给药。

瑞格非尼　Regorafenib

【商品名】　Stivarga。

【成　分】　Regorafenib。

【适应证】　①用于接受过氟尿嘧啶、奥沙利铂和伊立替康为基础的化疗、anti-VEGF、anti-EGFR(KRAS 野生型)等治疗无效的转移性结直肠癌(CRC)。②用于接受过伊马替尼或舒尼替尼治疗无效的局部进展、不能切除或转移性胃肠间质瘤(GIST)。

【用法用量】　推荐剂量每日 160mg,第 1～21 日给药,28 日为 1 个疗程,持续用药直到疾病进展或不能耐受毒性。

罗米地辛　Romidepsin

【商品名】　Istodax。

【成　分】　组蛋白去乙酰化酶 HDAC 抑制剂。

【适应证】　治疗至少接受过 1 次系统治疗的皮肤 T 细胞淋巴瘤(CTCL)。

【用法用量】　①推荐剂量 14mg/m²,静脉滴注 4 小时,第 1、8、15 给药,28 日为 1 个疗程。如果病人能获益和耐受药物,持续治疗。②治疗停止或中断,剂量有或没有减少到 10mg/m²,都需要注意药物不良反应。

胰泌素　Secretin

【商品名】　SecreFlo。

【成　　分】　Secretin。

【适应证】　用于促胰液素刺激检测：①刺激胰腺分泌物，包括碳酸氢盐，帮助诊断胰腺外分泌失常。②刺激胃泌激素分泌物帮助诊断胃泌素瘤。

【用法用量】　①刺激胰腺分泌物，包括碳酸氢盐，帮助诊断胰腺外分泌失常：0.2 mcg/kg，静脉注射超过 1 分钟。②刺激胃泌激素分泌物帮助诊断胃泌素瘤：0.4 mcg/kg，静脉注射超过 1 分钟。

无菌滑石粉　Sterile Talc Powder

【商品名】　Sclerosol。

【成　　分】　Sterile talc powder。

【适应证】　Sclerosol 胸内气雾剂在胸腔镜检查或开放胸廓切开术喷雾给药，用于预防有症状的恶性胸腔积液患者复发。

【用法用量】　胸腔积液排掉后给予 Sclerosol 胸内气雾剂，建议胸膜固定术后完全排掉胸腔积液，同时肺脏完全再膨胀，可以促进胸膜表面愈合。一般单次剂量为 4～8g，胸内喷雾给药，1.2g/s。

链佐星　Streptozocin

【商品名】　Zanosar。

【成　　分】　Streptozocin。

【适应证】　主要用于恶性胰岛细胞瘤。对转移性类癌、霍奇金病、胰腺癌和大肠癌也有效。

【用法用量】 有 2 种用法:①$1g/m^2$ 静脉注射,每周 1 次,连用 4 周。②$500mg/m^2$ 静脉注射,每周 1 次,连用 5 周,每 6 周重复。

Tbo-filgrastim

【商品名】 Granix。

【成　分】 Tbo-filgrastim。

【适应证】 用于缩短非骨髓恶性肿瘤化疗患者严重中性粒细胞减少的持续时间。

【用法用量】 皮下注射,每日 5 mcg/kg,首次在做完化疗 24 小时后使用。

Technetium Tc 99m tilmanocept

【商品名】 Lymphoseek。

【成　分】 Technetium Tc 99m tilmanocept。

【适应证】 用于乳腺癌和黑色素瘤患者定位淋巴结,辅佐手术切除肿瘤引流淋巴结。

【用法用量】 在手术清扫淋巴结前 15 分钟开始注射给药,推荐 18.5MBq (0.5mCi)为放射剂量,50mcg 为总剂量。每个患者推荐注射体积为单个注射器给药 0.1ml,单个注射器或多个注射器(0.1~0.25ml each)给药 0.5ml,多个注射器(0.2~0.5ml each)给药 1ml。

替西罗莫司 Temsirolimus

【商品名】 Torisel。

【成　分】 激酶抑制剂。

【适应证】 治疗晚期肾细胞癌。

【用法用量】 静脉滴注:①推荐剂量 25mg,30~60 分钟滴注完,每周 1 次,持续治疗至疾病进展或不能耐受毒性。②推荐用抗组胺药预处理。③中度肝损伤患者需要减低剂量。④Torisel 注射剂瓶里成分在用 250ml 0.9%氯化钠注射液稀释之前要在封闭条件下稀释。

曲美替尼　　Trametinib

【商品名】　Mekinist。

【成　分】　二甲基亚砜合物。

【适应证】　不可切除或已经转移的 BRAF V600E 或 V600K 基因突变型黑色素瘤,不适用于之前已经接受过 BRAF 抑制剂治疗的患者。

【用法用量】　推荐剂量为每日 1 次,每次 2mg,持续用药直到疾病进展或不能耐受。

戊柔比星　　Valrubicin

【商品名】　Valstar。

【成　分】　Valrubicin。

【适应证】　批准用于膀胱灌注治疗 BCG(卡介苗)难治的膀胱原位癌(CIS)患者(如果这些患者马上做膀胱切除术会发生不能接受的病状或死亡)。

【用法用量】　推荐剂量 800mg,静脉给药,每周 1 次,共给药 6 周。经尿道切除术和(或)电灼疗法后,推迟至少 2 周给药。每次灌注 4 支(200mg/5ml/瓶),缓慢升温到室温,但不能加热。4 支去掉 20ml 用 55ml 0.9%氯化钠溶液稀释,美国药典(USP)建议用 75ml 稀释的 Vslstar 溶液。导尿管在无菌条件下插入患者的膀胱,然后膀胱排水,75ml 稀释的 Vslstar 溶液几分钟内慢慢灌注进入。灌完后撤掉导尿管。在排掉前,药物要在患者体内停留 2 小时。2 小时后,所有患者都要排空(有些患者不能让药物停留 2 小时),治疗后患者要做水化。要密切监测接受治疗患者疾病的复发或进展。推荐的检查包括每 3 个月做膀胱镜检查、活检和尿液细胞学检查。

凡德他尼　Vandetanib

【商品名】　Vandetanib。

【成　分】　激酶抑制剂。

【适应证】　用于治疗有症状的或进展的不能切除的局部进展期或转移性髓质型甲状腺癌。

【用法用量】　口服,300mg 每日 1 次,空腹或餐后均可服用。发生严重毒性或 QTc 间隔延长需要减量;中度到重度肾损伤初始剂量需要减到 200mg。

维罗非尼　Vemurafenib

【商品名】　Zelboraf。

【成　分】　一种激酶抑制剂。

【适应证】　用于治疗不可切除或转移性 BRAFV600E 突变黑色素瘤患者

【用法用量】　口服。推荐剂量:每次 960mg,每日 2 次。大约间隔 12 小时给予 Zelboraf,有或无进餐。应用一杯水完整吞服 Zelboraf。不应咀嚼或压碎 Zelboraf。有不良药物反应的处理可能需要减低剂量,中断治疗,或终止 Zelboraf 治疗。不建议剂量低于 480mg。

维莫德吉　Vismodegib

【商品名】　Erivedge。

【成　分】　Vismodegib。

【适应证】　用于治疗转移性基底细胞癌成人患者,术后复发或不适合手术者,以及不能放疗的局部晚期基底细胞癌成人患者。

【用法用量】 口服。推荐剂量每次 150mg,每日 1 次。

伏立诺他 Vorinostat

【商品名】 Zolinza。

【成　分】 组蛋白脱乙酰化酶 HDAC 抑制剂。

【适应证】 用于治疗 2 次系统治疗后仍然进展的、持续的或复发的皮肤 T 细胞淋巴瘤患者的皮肤临床表现。

【用法用量】 口服,每次 400mg,每日 1 次,与食物一起服用。如果病人无法耐受治疗,剂量减到每次 300mg,每日 1 次,与食物一起服用。如果有必要,剂量进一步减到每次 300mg,每日 1 次,每周连续用 5 日,与食物一起服用。

阿柏西普 Ziv-aflibercept

【商品名】 Zaltrap。

【成　分】 Ziv-aflibercept。

【适应证】 联合 FOLFIRI 方案(5-氟尿嘧啶、亚叶酸钙、伊立替康)治疗对含奥沙利铂化疗方案耐药或进展的转移性结直肠癌患者。

【用法用量】 推荐剂量每次 4mg/kg,静脉输注,超过 1 小时输完,每 2 周用 1 次,如果和 FOLFIRI 组成药物在同一日输注,则最先输完,持续使用直到疾病进展或不能耐受毒性。